全彩图说珍藏版

养好肺年轻20岁

人活一口气　养生先养肺

杨力　编

中国首席中医养生专家　中央电视台《百家讲坛》特邀专家
中国中医科学院教授、博士生导师

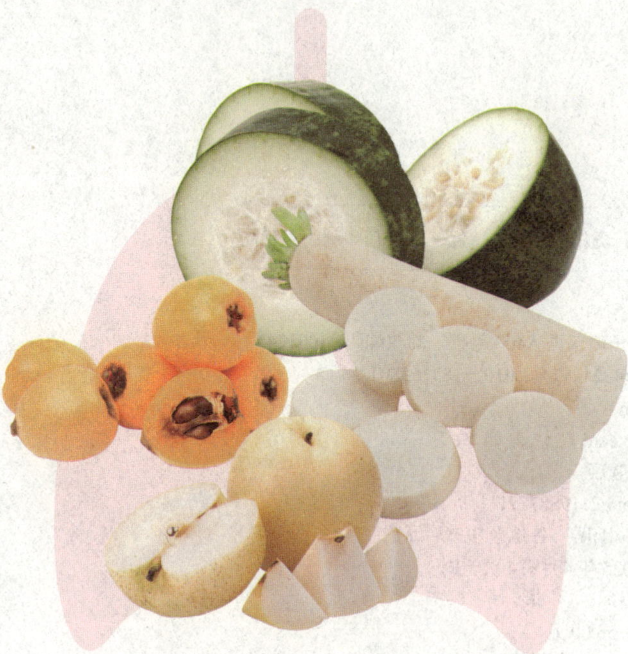

中国纺织出版社

图书在版编目（CIP）数据

养好肺 年轻20岁 / 杨力编 .- 北京：中国纺织出版社，2017.5（2025.4重印）

ISBN 978-7-5180-3118-4

Ⅰ. ①养… Ⅱ. ①杨… Ⅲ. ①润肺－基本知识 ②补肺－基本知识 Ⅳ. ①R256.1

中国版本图书馆 CIP 数据核字 (2016) 第 296875 号

主　编 杨 力
编委会 杨 力 石艳芳 张 伟 石 沛 张金华 戴俊益 李明杰 霍春霞 高婷婷 赵永利 余 梅 李 迪 杨 丹

策划编辑：樊雅莉　责任校对：高 涵　责任印制：王艳丽

中国纺织出版社出版发行
地址：北京市朝阳区百子湾东里 A407 号楼　邮政编码：100124
销售电话：010 － 67004422　传真：010 － 87155801
http://www.c-textilep.com
E-mail:faxing@c-textilep.com
中国纺织出版社天猫旗舰店
官方微博 http://weibo.com/2119887771
三河市人民印务有限公司印刷　各地新华书店经销
2017 年 5 月第 1 版　2025 年 4 月第 4 次印刷
开本：710×1000　1/16　印张：16
字数：213 千字　定价：58.00 元

Preface

序

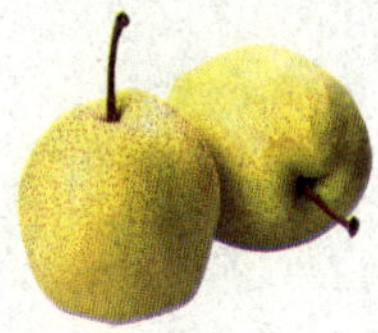

人活一口气，养生当养肺

人活一口气，气足则生命强，气衰百病生，气绝则身亡，足见气与生死攸关。人的这一口气便是来自肺，肺主气，司呼吸，肺与生命息息相关，所以养生必养肺。

肺不仅司呼吸，还与五脏共同完成人体的生命活动。其中，心主血，肺主气，肺朝百脉，肺与心一起完成气血的供应，正是心为君主之官，肺为相傅之官也。肺与肝一升一降共同构成生命的气机升降功能，更有肺肾同源、金水相生，一起维系人的水液运化及呼吸吐纳，而肺与脾是母子关系，影响着人的气化输布。尤其肺与大肠相表里，决定着大肠的传导功能，而肺主皮毛，更是关乎着人皮肤的美容……肺的作用实在太大了，难怪《黄帝内经》称之为宰相。

肺的功能如此之大，然而肺却是一个“娇脏”，最易受伤和生病。所以一定要加强对肺的保护。那么，怎样才能增强肺的功能，怎样才能养好肺脏，使我们不生病，让我们既有肺的魄力，又健康长寿呢？那就请好好阅读此书，书中备有全方位的养肺方案，它将一一给予我们完美的回答，将为我们广大读者带来健康的福音。

最后，祝全中国 13 亿同胞健康长寿 100 岁！

杨力

2016.9.12 于北京

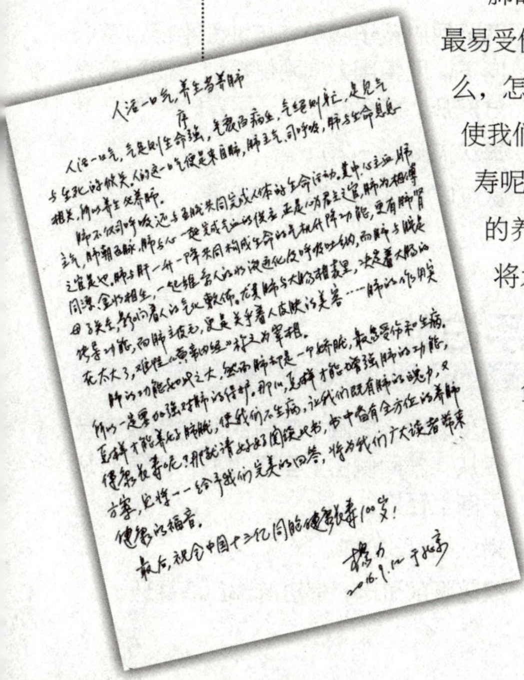

人活一口气，养生当养肺

序

人活一口气，气足则生命强，气衰百病生，气绝则身亡，足见气与生死攸关。人的这一口气便是来自肺，肺主气，司呼吸，肺与生命息息相关，所以养生必养肺。

肺不仅司呼吸，还与五脏共同完成人体的生命活动。其中心主血，肺主气，肺朝百脉，肺与心一起完成气血的供应，正是心为君主之官，肺为相傅之官也。肺与肝一升一降共同构成生命的气机升降功能，更有肺肾同源、金水相生，一起维系人的水液运化及呼吸吐纳，而肺与脾是母子关系，影响着人的气化输布。尤其肺与大肠相表里，决定着大肠的传导功能，而肺主皮毛，更是关乎着人皮肤的美容……肺的作用实在太大了，难怪《黄帝内经》称之为宰相。

肺的功能如此之大，然而肺却是一个娇脏，最易受伤和生病，所以一定要加强对肺的保护。那么，怎样才能增强肺的功能，怎样才能养好肺脏，使我们不生病，让我们既有肺的魄力，又健康长寿呢？那就请好好阅读此书，书中备有全方位的养肺方案，它将一一给予我们完美的回答，将为我们广大读者带来健康的福音。

最后，祝全中国十三亿同胞健康长寿100岁！

杨力

2016.9.12 于北京

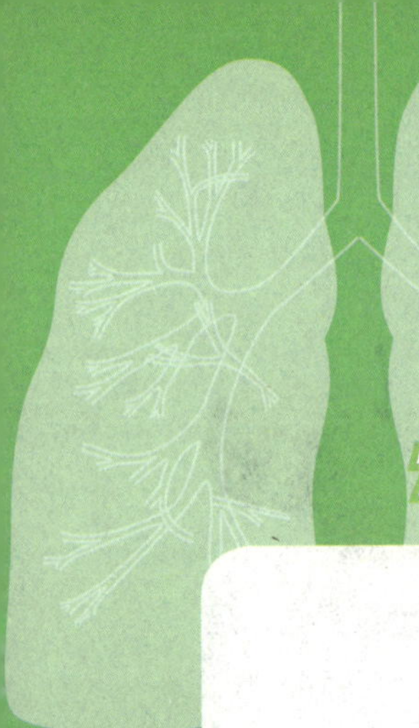

每天3分钟让肺变年轻

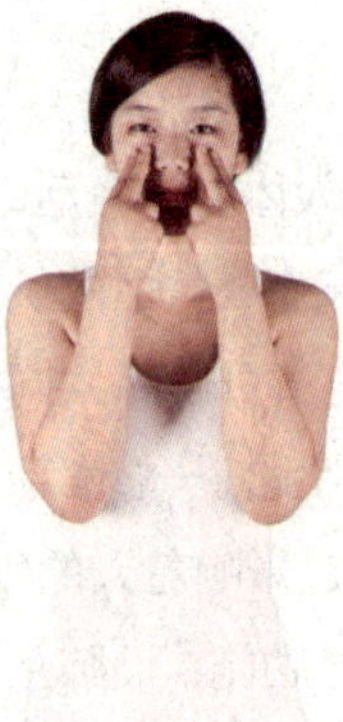

1 按摩鼻翼

清洁鼻腔，防雾霾

动作要领　用两手的食指或者右手拇指、食指分别放在鼻子两侧搓擦。

时间/次数　每次按摩1～3分钟。

功　　效　中医认为“鼻为肺之窍”，按摩鼻可阻挡病菌通过鼻腔进入肺部。

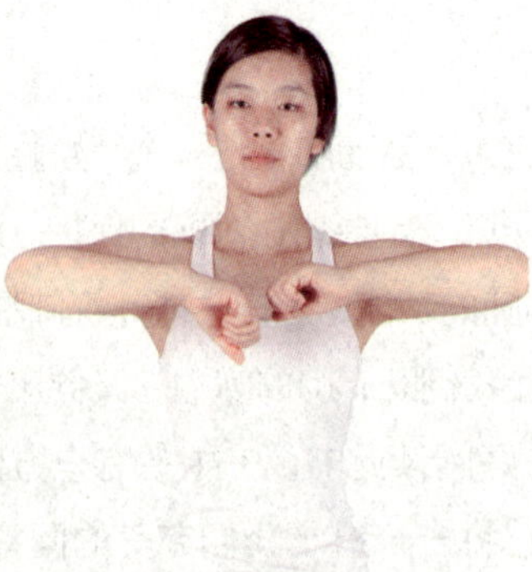

2 扩胸运动

增加肺活量，生命有活力

动作要领　两臂屈肘置于胸前，与地面平行，掌心向下。两臂用力向两侧摆臂，使胸部充分扩开。扩胸时吸气，屈臂时呼气。

时间/次数　每次扩胸15～20下。

功　　效　锻炼呼吸系统，增加肺容量。

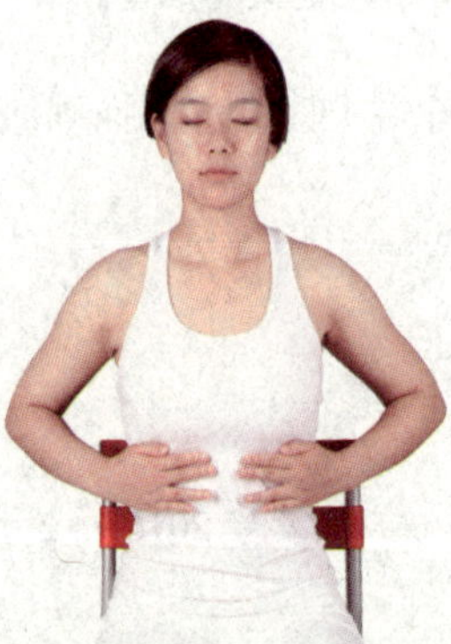

3 双手拍肺

畅通气血，呼吸顺畅

动作要领　端坐闭目，向胸中吸气的同时用双手手掌从胸部两侧由上至下轻拍；呼气时从下向上轻拍。

时间/次数　持续拍打3分钟。

功　　效　改善胸部肌肉，促进肺部血液循环。

6个特效护肺小动作

4 捶胸顿足

宣通肺气，少咳喘

动作要领　双拳轮番击打对侧胸、背部，交替着做下蹲动作。

时间/次数　轮番击打胸背部各2次，穿插下蹲2次。

功　　效　补肺气，畅通呼吸。

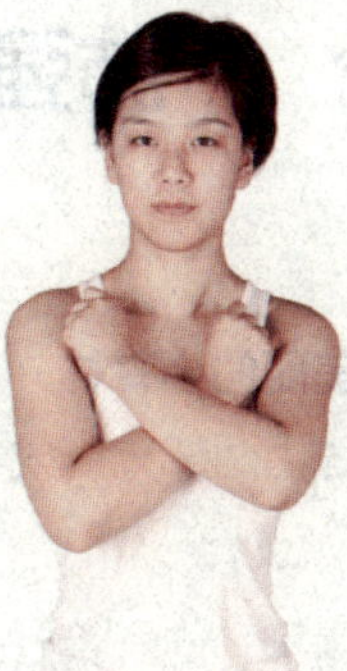

5 摩喉

利咽喉，止咳喘

动作要领　上身端直，坐立均可，仰头，颈部伸直，用手沿咽喉部向下按摩，直到胸部。

时间/次数　双手交替按摩1～3分钟。

功　　效　清利咽喉，止咳化痰。

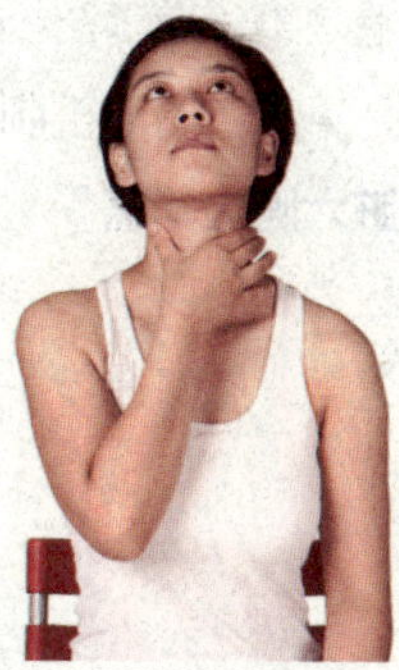

6 捶背

鼓舞肺气，促进睡眠

动作要领　端坐，腰背自然直立，双目微闭，放松，两手握空拳，捶脊背中央及两侧。

时间/次数　各捶30次。

功　　效　畅胸中之气，通脊背经脉，同时有健肺养肺的功效。

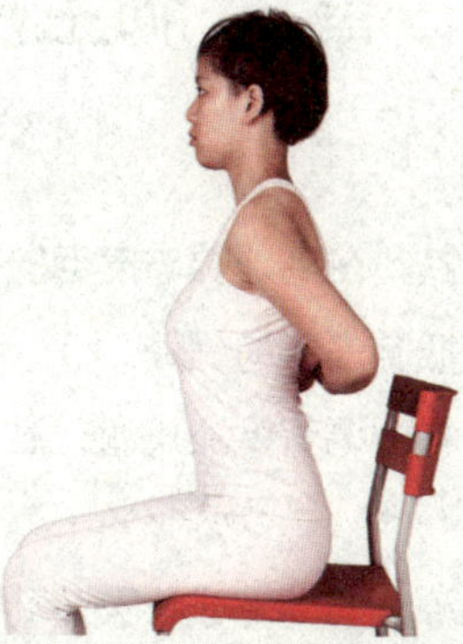

目录

绪论　肺强一倍，人活百岁

第一章　肺主皮毛，肺养好气色好、颜值高

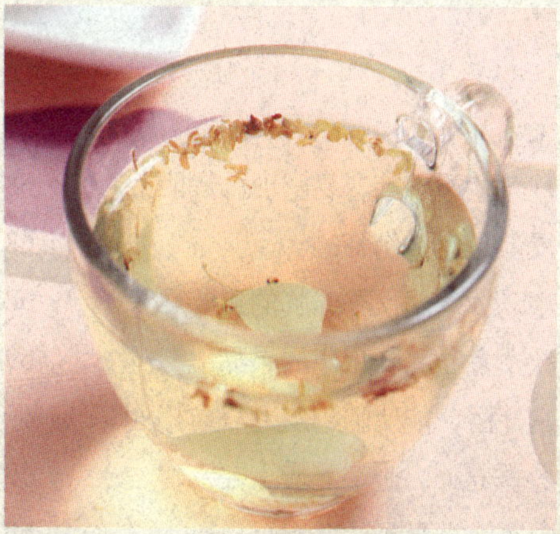

第二章　肺最娇嫩，肺受伤人就老得快

第三章　肺喜湿畏燥寒，秋冬护肺添精神

第四章　人活一口气，肺养好呼吸畅、不感冒、咳喘少

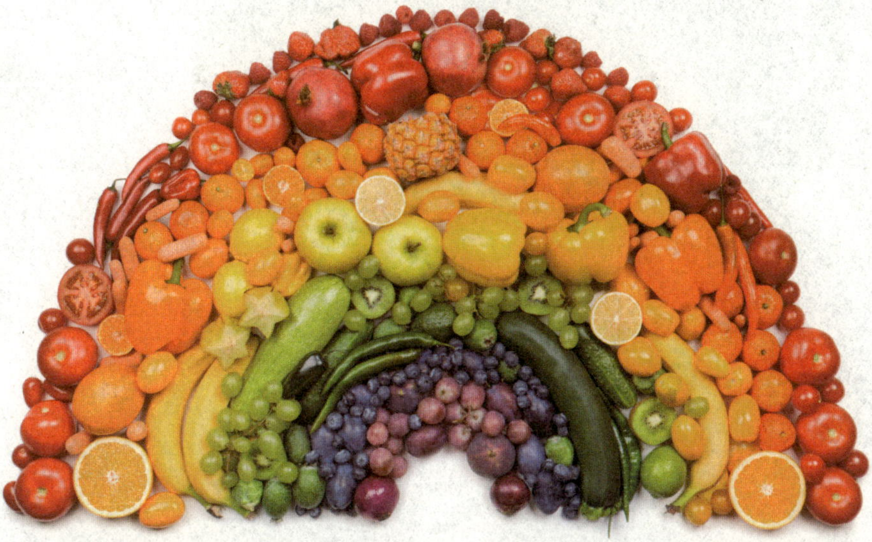

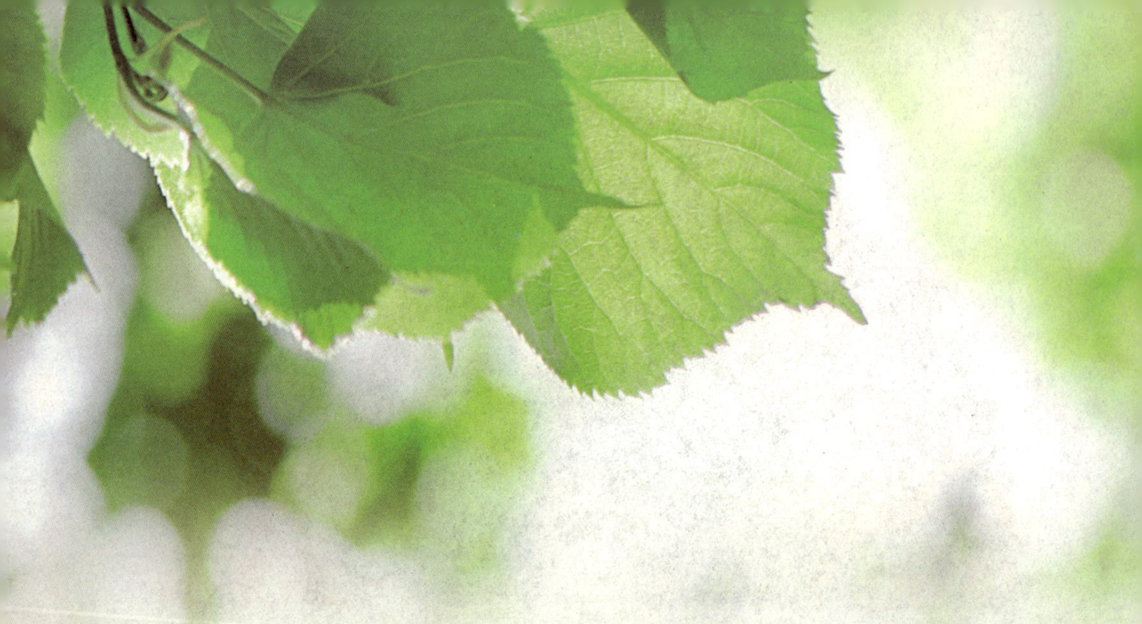

第五章　雾霾天，别让肺成为藏污纳垢之地

第六章　20 种养肺驻颜特效食材

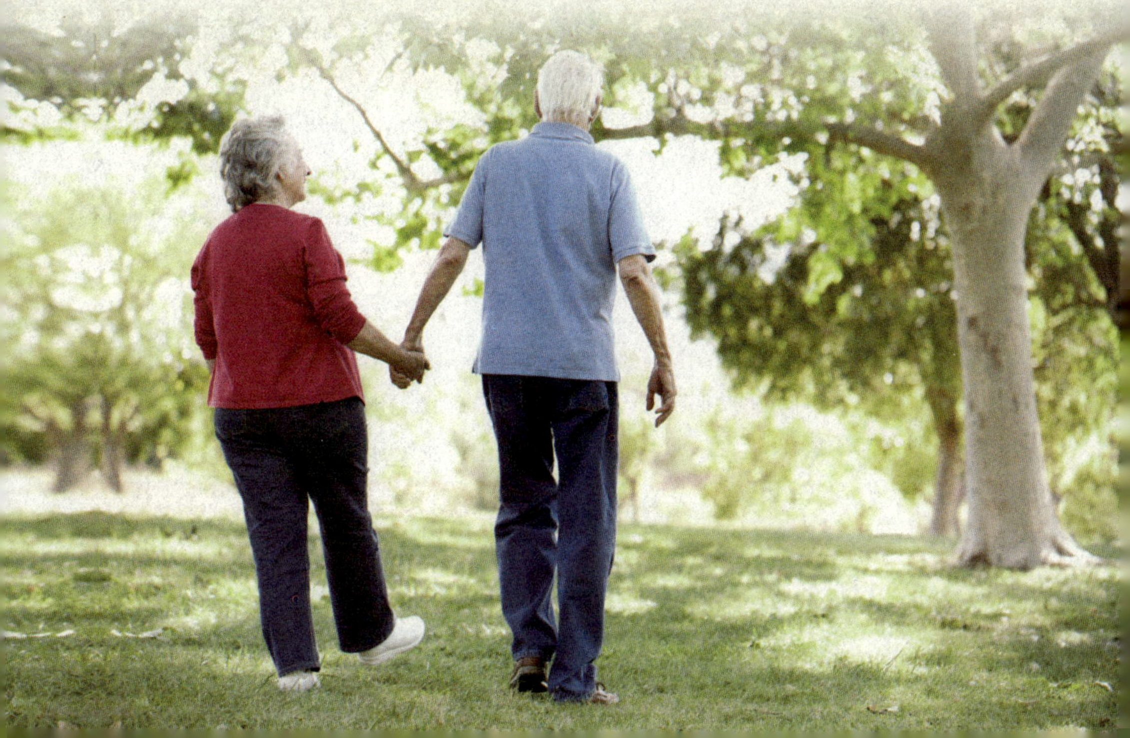

第七章 忧愁伤肺人显老，养肺需要好心情

第八章 动动身子骨，强健的肺才有生命力

第九章 经络和穴位养肺，不花一分钱 让肺变年轻

第十章 为家庭成员量身定制养肺“套餐”

第十一章 养肺除病保平安：9种常见肺病对症调理

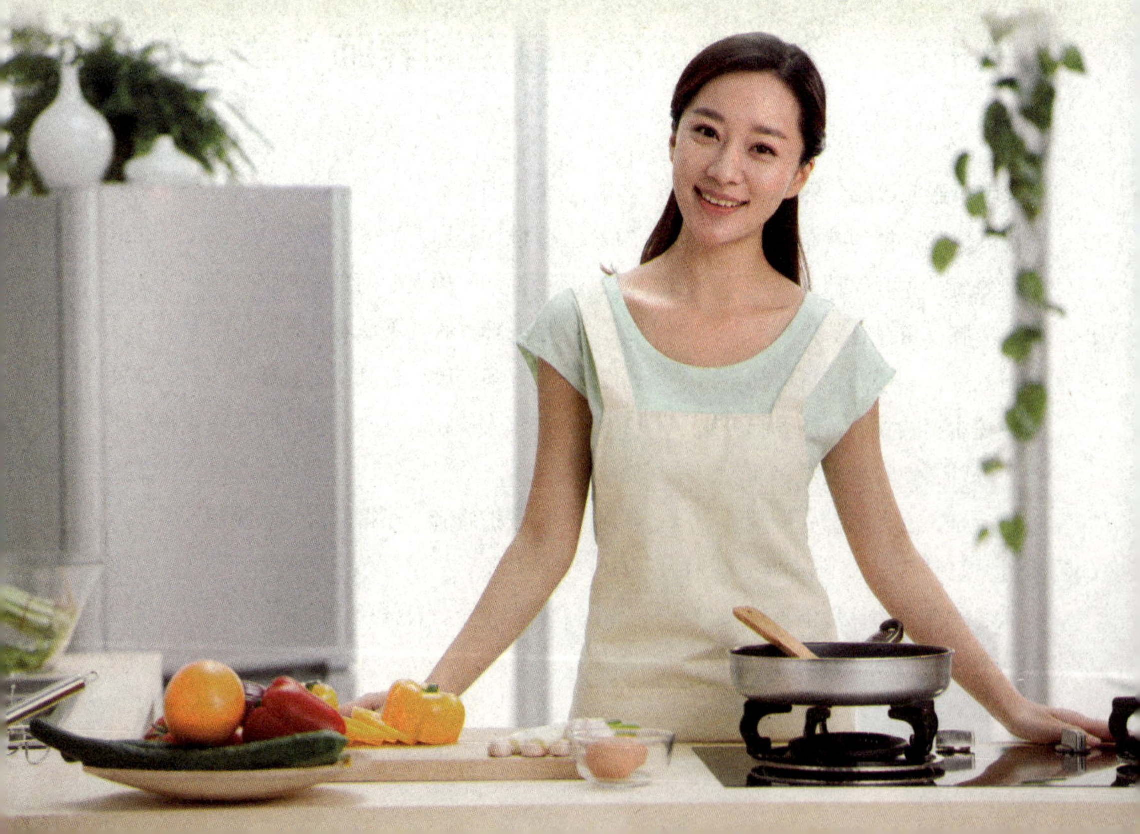

绪论

肺强一倍，人活百岁

肺，身体里美丽的小森林

人体呼吸系统由两部分组成：呼吸道和肺

人体的呼吸系统由传送气体的呼吸道和进行气体交换的肺两部分组成。呼吸道包括鼻腔、咽、喉、气管和各级支气管。临床上把喉以上的呼吸道称为上呼吸道，包括鼻腔、咽、喉；喉以下的呼吸道称为下呼吸道，包括气管、支气管。

呼吸系统

- **组成**：呼吸道、肺

- **上呼吸道**：
  鼻腔、咽、喉

- **下呼吸道**：
  气管、各级支气管

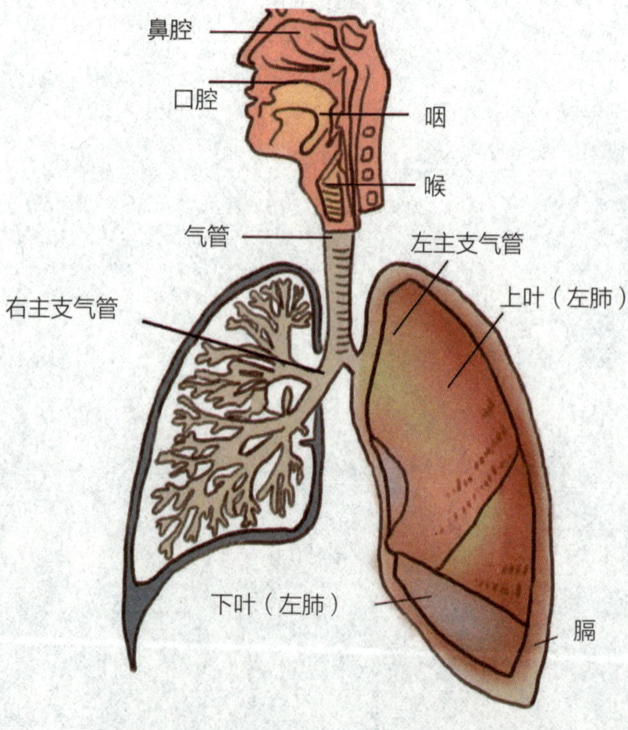

气管如果是树干，支气管就是树枝儿

大家知道，肺内有气管、支气管，而支气管往下又分出许多小支气管，小支气管再分出许多细支气管，枝枝杈杈，就如同一棵倒置的树，树干是气管，树枝就是支气管、小支气管和细支气管。

“主通风道”——气管

口腔和鼻子是空气进入人体的门户，空气从这里进入人体的“主通风管”——气管。之后，大致在乳头平面的位置，气管分为两条支路，将空气分开输送到左右两边的肺中，称为左、右支气管。随后，这些“通风管”就像树枝一样，由两条分为四条，四条分为八条，最后形成成百上千的“小通风管”通向肺部，这些被称为细支气管。

气管和支气管的功能

气管和支气管是呼吸系统的重要组成部分，其最重要的功能就是运送气体。除此之外，还有一些其他的功能：

第一，气管、支气管的管壁上有腺体分布，能分泌黏液滋润气管、支气管黏膜，加湿气体。

第二，气管具有自身清洁功能。气管和支气管纤毛运动呈波浪式，方向朝外，这种运动能将灰尘和异物向上推送至咽喉，使之便于咳出。

第三，可产生咳嗽反射。咳嗽反射属于防御性呼吸反射，其作用是排出呼吸道内的异物和过多的分泌物，有清洁、保护和维持呼吸道畅通的作用。但长期而频繁的咳嗽则对机体不利。

第四，气管、支气管还能分泌溶菌酶、超氧化物歧化酶等，起到化学防御的作用。当各种原因引起防御功能下降或外界的刺激太强时均可引起呼吸系统的损伤及病变。

小贴士

肺癌最多见的是长在支气管上

我国目前肺癌的发病率逐年上升，居全部恶性肿瘤发病率的第一位。肺癌最多见的是长在支气管上，少数长在肺泡上。一般的咳嗽一两周就好了，长期咳嗽，久治不愈，尤其是没有感冒，没有任何其他不适感觉，总是不明原因、经常性、不剧烈地呛咳，应该提高警惕。

肺泡好比树上的“小葡萄”

在细支气管上挂着许许多多的“小葡萄”，它们就是肺泡。肺泡是人体与外界环境息息相通的“气体交换站”。一个正常成年人的肺内约有 3 亿～ 4 亿个肺泡，每个肺泡里面都是空的，犹如小口袋，其开口就在细支气管内。如果你从“树干”向里吸气，所有的口袋就会鼓起来；如果向外呼气，口袋就会瘪下去。

肺泡是气体交换的功能结构

肺主要由反复分支的支气管及其最小分支末端膨大形成的肺泡共同构成，中间是一个大气管，两边分左右支气管，然后再一级一级地分，一共要分 23 级，就像树枝一样，经过 23 级分枝，到了肺的最末端就是一个肺泡，它小得只有在光学显微镜下才能被看清容貌。

肺泡是人体与外界不断进行气体交换的场所。吸气时，外界的空气通过气管—支气管—小支气管—细支气管直接到达肺泡内。同样地，通过呼气，肺泡中的二氧化碳就由细支气管—小支气管—支气管—气管呼出体外，完成气体交换过程。

肺泡与毛细血管之间的气体交换

在肺泡上还附有许多毛细血管，里面流淌着血液。气体进入肺泡内，在此与肺泡周围的毛细血管内的血液进行气体交换。

由于肺泡壁和毛细血管壁都十分薄，可供氧气和二氧化碳分子自由通过（通常肺泡内氧分压为 102 毫米汞柱，二氧化碳分压为 40 毫米汞柱）。来自肺动脉的血液含高二氧化碳，二氧化碳进入肺泡，呼出体外；而吸入肺泡的新鲜氧气进入血液被红细胞的血红蛋白“抓住”，带到左心房，完成肺循环。再由左心房进到左心室，开始了体循环。周而复始，生生不息。

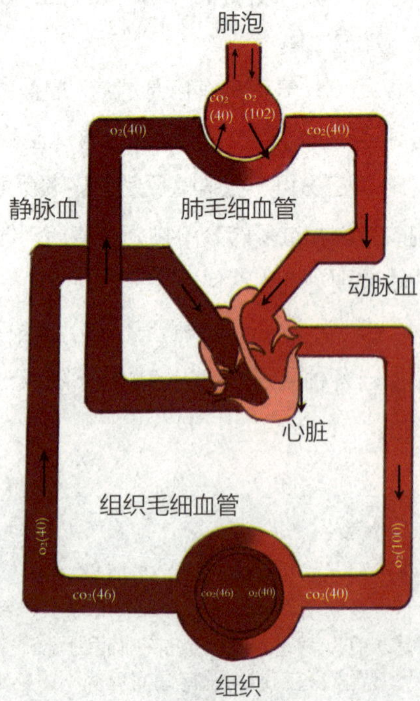

人体气体交换图

细细的纤毛是第一道清洁机制

正常人每天吸入的空气直接进入肺部，这些空气中含有大量的有害物质，但都可以被及时清除干净，这是因为呼吸系统具有黏液——纤毛排送系统，保持支气管和肺里面干净。人们的支气管内壁就跟小毛刷子似的长满了细细的纤毛，看上去好像滚滚麦浪，纤毛是从下往上摆动的，任何进来的东西粘到这个纤毛上，就会从深部一直传递到咽喉部，然后你就有感觉了，咳嗽一下就吐出去了，这就是痰。这是呼吸系统的第一道清洁机制，主要靠这些小纤毛。

肺——最易脏、最脆弱的器官

肺的构造就像一个空气过滤器，把大气中的氧提炼出来输入血液，并将体内的二氧化碳排出去。

与身体的其他脏器相比，肺是唯一的一个直接与外部环境相通的脏器。汽车尾气、烟尘污染、尘埃扬灰……不经阻拦都直接进入了肺部。肺是所有器官中最易脏的一个！

中医将肺称为“娇脏”——娇嫩的脏器。在所有器官中，肺的自我保护能力最差。尤其是年纪大、体弱、久病的人以及儿童，他们免疫功能较差，极易被细菌、病毒侵犯，所以更应注意保护肺。从西医角度来说，肺部感染是导致老年人死亡的重要原因之一，就连季节性流感也有可能导致老年人死亡；而 5 岁以下儿童的死亡原因中，肺炎也榜上有名。

小小纤毛作用大

空气中弥漫着数不清的灰尘和细菌，而肺的表面包裹着黏液，很容易附着灰尘和细菌。要清除这些灰尘和细菌，就要靠生长在气管壁上的上百万根细小绒毛，即纤毛。纤毛的作用像小扫帚，将附在黏液上的杂物统统扫走。它们清扫的动作很快，像高速的车窗雨刷，不断地前后摆动，清除掉肺部的废物，为每一次呼吸扫清障碍。

小贴士

第一道清洁机制清除不了自由基

如果把肺比作一件脏衣服，那么一般的灰尘、细菌可通过肺叶上排列的细小纤毛清除，就像清水洗去衣服上的浮尘一样。但是吸烟和日常生活造成的自由基，就像是油污，已经浸透入这件脏衣服的纤维之中了，不用特别的“去污剂”是没办法清洗干净的。自由基会损伤及破坏肺组织，导致肺气肿。

巨噬细胞是第二道清洁机制

第二道清洁机制，是在肺泡里“打扫卫生”的巨噬细胞（属于一种大吞噬细胞，也是一种免疫细胞），它们把肺泡里的垃圾清理以后，垃圾被“小刷子”纤毛又刷到人的喉部，通过咳嗽排出体外。

打喷嚏、咳嗽、排痰：“清扫”有害物

肺具备一定的自洁能力，“清扫”有害物一是靠呼出，比如打喷嚏，鼻子有纤毛，一些异常物质如果进到鼻子里，会通过喷嚏打出来；还有一个就是咳嗽，能排出呼吸道内的异物或分泌物；再就是排痰，通过肺脏的分泌物，将有害物质包裹住（如吸入的粉尘），排出体外。如果我们一天都在外面参加聚会或集会，第二天痰是灰色的，这是健康的运载功能，说明把有害的东西排出来了。

肺内的巨噬细胞能杀灭病菌

空气中有很多粉尘、漂浮物以及 PM2.5 等可吸入颗粒物，PM2.5 会直接进入肺泡细胞并永远留在那里，进而引起肺部病变。其他直径大于 10 微米的可吸入颗粒物，被吸入体内后不会主动进入肺泡，可能会被人体以咳痰等方式排出去；然而排不出去的有害细菌、微生物也会被肺泡里的巨噬细胞吞噬，进入肺泡和细胞内部。

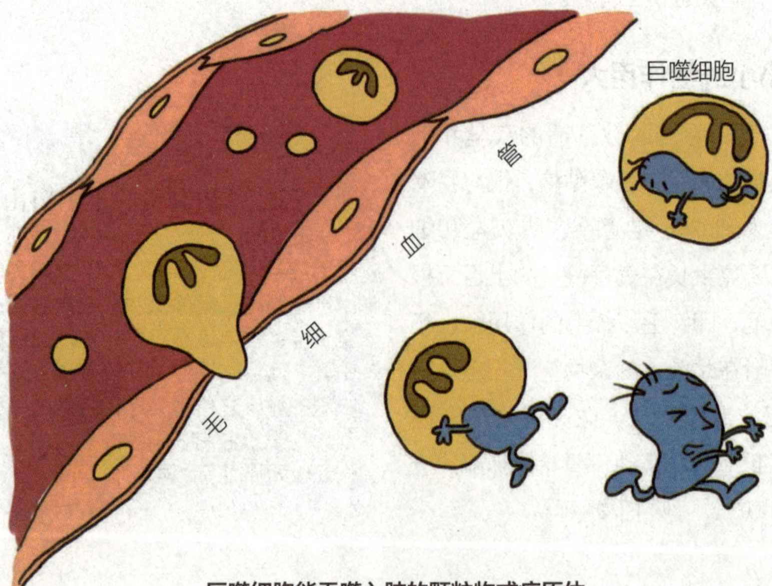

巨噬细胞能吞噬入肺的颗粒物或病原体

肺为“五脏六腑之华盖”

肺为什么称为“华盖”

中医将肺称为“华盖”。盖，即伞；所谓“华盖”，原指古代帝王的车盖。肺在五脏六腑之中，位置最高，犹如伞盖保护着位居其下的脏腑、抵御外邪，因此有这个称呼。

肺居于五脏的最高位置

肺位于胸腔，居于五脏的最高位置，有覆盖诸脏的作用，肺又主一身之表，为脏腑之外卫，故称肺为华盖。肺为华盖是对肺在五脏中位居最高和保护脏腑、抵御外邪、统领一身之气作用的高度概括。

肺的生理功能最易受外界环境影响

肺通过气管、喉、鼻直接与外界相通，因此，肺的生理功能最易受外界环境的影响。自然界的风、寒、暑、湿、燥、火（中医称为“六淫”）之邪侵袭人体，尤其是风寒邪气，多首先入肺而导致感冒、咳嗽等病变。由于肺与皮毛相合，肺能输布津液给皮毛，使皮肤润泽，使抵御外邪的能力增强，这是大多数爱美女士的追求。如果肺气不能宣散精微至皮毛，人不但不会美丽，还会使抵抗力降低。

肺为“娇脏”

中医称肺为“娇脏”，娇是“娇嫩”的意思，是指肺脏清虚娇嫩而易受邪侵的特性。肺为清虚之体，且居高位，朝百脉（濡养人体经脉），外合皮毛（肺的好坏直接影响皮肤质量），开窍于鼻（保护鼻腔，预防鼻炎鼻塞），与天气直接相通。六淫外邪侵犯人体，不论是从口鼻而入，还是侵犯皮毛，都易犯肺而致病。

> **小贴士**
>
> **主动咳嗽就能使肺变得强大**
>
> 医学认为，主动咳嗽有利于肺部扩张，并能够清肺。所以，想要肺变得强大，每天可以有意识地主动咳嗽几声，每天以3~5次为宜。

肺主一身之气，肺好命就长

经常听到有人说“人活一口气”！中医也经常说“养生就是养气”。这说的是生命就在一呼一吸之间。如果一口气提不上来，那人也就一命呜呼了。

人体的气来自哪里

人体的气，首先来自于父母的先天精气；再者需要食物营养的补充，当然更需要从外界清气中吸入，并在肾、脾和肺等脏腑的生理功能综合作用下完成对人体的滋养和推动。

一呼一吸，均离不开肺

所谓“呼吸”，既是人体从自然界中纳入清气的方式，也是将体内浊气吐出、与外界进行清浊之气交换的方式。不过，口鼻和咽喉只是气体出入的一个外在关口。真正能够有节律地一呼一吸，能够维持生命活动的是体内的肺。

肺是人体的“吸尘器”“中央空调”

中医认为“肺为主气之枢”，具有主气、司呼吸的功能。肺主气主要表现在两方面：一是将外界的清气纳入以供生命活动所需；二是同时将体内浊气吐出，以实现体内之气的新陈代谢，来维持一种相对平衡稳定的状态。换句话说，肺就像人体的“吸尘器”“中央空调”，是气机出入、清浊交换的主要场所，有吐故纳新的作用。

肺是怎样呼吸的

明代名医张景岳在《类经图翼》一书中说肺“虚如蜂巢，下无透窍，吸之则满，呼之则虚。一呼一吸，消息自然，司清浊之运化”。具体地说，肺就像蜂巢一样，底不通透，吸气时蜂孔中就会充满气体，当气呼出去时，它们就会变得空虚。就是在这样自然的一呼一吸间，完成了气机升清降浊的过程。

快速测试肺气情况小妙招

点燃一根火柴，尽力去吹。如果火柴距离嘴 15 厘米远却吹不灭，说明测试者的肺功能有问题；如果火柴距离嘴 5 厘米还吹不灭，说明测试者的肺气不足。

小贴士

身体有哪些表现说明肺气不足？

经常感到气短乏力；和别人爬同样层数的楼，刚上几层就气喘，只得停下来歇歇；平时说话声低弱，感觉气不够用；容易出汗，体力劳动强度大一些就感觉累；防御能力下降，容易感冒，发病后难以痊愈。

肺主行水，是灌溉人体的“水之上源”

处于五脏最高位置的肺，除了有主气、司呼吸的功能之外，还有“主行水”的功能，而且它就像人体水运系统中的一个大型“中转站”一样，与脾肾二脏一同完成人体的水液代谢工作，在灌溉人体组织中起着重要的作用。

肺“通调水道”功能，主要靠宣发、肃降作用来完成

《黄帝内经》中说：“肺通调水道，下输膀胱”。“通”即疏通；“调”即调节；“水道”即水液运行排泄的通道。可见，肺是人体水液代谢的重要器官。那么，肺是怎样完成“通调水道”功能的？这一功能主要是靠宣发、肃降作用完成的。肺之宣发，能将水液散布全身，这些水液代谢后变成汗液，经皮毛排出体外；肺之肃降，可将水液输布于下焦膀胱，代谢后变成尿液排出体外。

人为什么会出现水肿、小便不利

人体水液排泄功能由肺和肾两个脏器共同完成。肺和肾就好比马桶水循环管线的进水管道和排水管道，如果作为进水管道的肺不通了，就冲不了马桶；如果作为排水管道的肾被堵塞，身体中的水液也会在体内滞留无法排出，此时人体就会出现水肿、小便不利等症状。

宣肺补肾，调理肺功能差导致的水肿、小便不通

在调治因肺脏功能差而导致的水肿、小便不通时，最常用的方法是宣肺补肾，即中医治疗常说的“开鬼门”。所谓的“鬼门”，指皮表的汗孔，“开鬼门”就是让皮肤发汗，即通过发汗的方法，使皮下郁积的水液排出体外，这样不仅可以消除水肿，侵入体内的外邪也能随汗液散发。随着肺脏通调水道功能的恢复，水液也会被下输至膀胱，这样小便排泄也会通畅。

车前子橘皮茶，调理水肿、小便不利

将车前子 10～15 克微炒黄，8 克橘皮切细。两者用纱布包好，放入保温瓶中，以沸水适量冲泡，加盖闷约 15 分钟；去渣取汁，加 15～20 克蜂蜜调味。代茶频饮，每日 1～2 剂。此茶有宣肺、化痰止咳、清热利尿的功效。

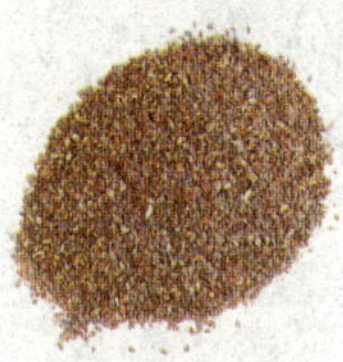
车前子

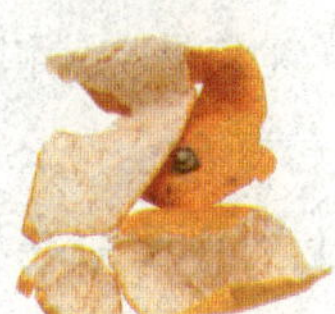
橘皮

肺是治理百脉气血的“相傅之官”

在人体器官中，心排在第一把交椅。肺在人体脏腑中的地位仅次于心，可以排在第二把交椅。所以，《黄帝内经》称心为“主君”，而肺为“相傅”。

肺是人体的“丞相”

《素问·灵兰秘典论》中说：“肺者，相傅之官，治节出焉。”意思是说，肺就像丞相，主要负责辅佐君王和协调各器官调治全身。肺脏掌控全身气血运行，它就像一个“大管家”，统管着全身气血的分配。如果肺脏稍有闪失，就会使机体气血运行不畅，直接影响到五脏六腑的正常工作。

肺朝百脉

《黄帝内经》中说“肺朝百脉”。“脉”，在这里主要是指经脉。也就是说，肺不仅协助心脏将血液输送到血管，而且还将血液输送到全身各处，濡养着人体经脉。

肺主治节

“节”就像竹子的节，具有一定的节奏，也就是说肺管理着我们身体的节奏。正因为肺的“治节”之功，人体的呼吸才会一呼一吸，平和均匀。如果我们呼吸不均匀，肺脏推动经脉输布的力量就会很弱，不利于经脉输布对营养物质的输送；相反，如果呼吸均匀有力，肺脏推动经脉输布的力量就会增加，这样就会有汗液从身体排出。许多养生方法，比如打坐、瑜伽都以调节人体的呼吸节奏为主，从而使身体的气血运行更有力。

盘腿打坐，调呼吸、补气血

盘腿打坐能够改善腿部、踝部、髋部的柔韧性，有益于防治关节疼痛。久练盘腿打坐，还能够减少并放慢下半身的血液循环，这就相当于增加了上半身（尤其是胸腔和脑部）的血液循环，对改善肺功能有很好的效果。同时，该姿势能让呼吸系统不受阻，对畅通呼吸很有帮助。

小贴士

五脏“为官”各有道

中医把人体比作一个国家，五脏分别比作管辖国家的君主或官吏。其中：心为君主之官，是人体精神、意识、思维活动，乃至生命的主宰；肝为将军之官，负责统血和谋虑决断；脾为仓廪之官，为身体提供充足的营养和水分；肺为相傅之官，人体的各种生理调节代偿功能，都属于肺的职责范围；肾为作强之官，肾是精力的源泉，由于有了它，智慧和技巧才能够发挥。

肺有四怕：怕寒，怕燥，怕热，怕脏

《黄帝内经》说：“肺者，气之本。”肺时刻不停地呼吸，才能维持人的生命活动。可是日常生活中，肺也有自己最怕的敌人，只有知己知彼，才能高效护肺。

肺怕寒

肺位于胸腔，经络与喉、鼻相连。寒邪最容易经口鼻犯肺，使肺气不得发散，津液凝结，从而诱发感冒等呼吸道疾病。反反复复可使人体免疫力下降，或引发慢性鼻炎。

温肺御寒食材

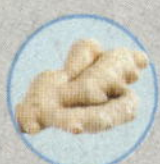

生姜：发汗解表，温中散寒，温肺化痰

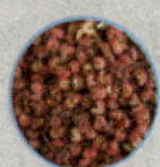

花椒：温中止痛，治肺寒咳喘

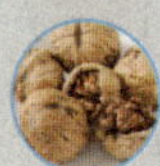

核桃：温肺定喘，补肾固精

肺怕燥

肺在五行中属金，与秋气相通。秋天气候干燥，容易耗伤津液，所以秋季常见口鼻干燥、干咳无痰、皮肤干裂等病症。秋季养生应固护肺阴，少吃辛辣之品，以免加重秋燥对人体的危害。

滋阴润肺食材

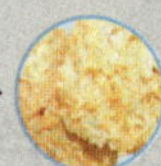

银耳：滋阴润肺，止咳嗽

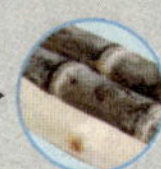

甘蔗：清肺润喉，缓解咽喉肿痛

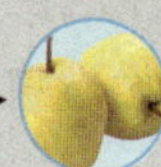

梨：润肺，止咳，化痰

肺怕热

肺受热后容易出现咳、喘（气管炎、肺炎）等症状。如果肺胃热盛，还可能导致面部起痘、酒渣鼻等，从而降低颜值。

清肺热食材

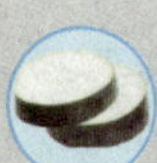

冬瓜：润肺清热，止咳化痰

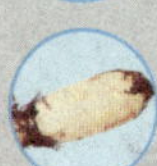

莲藕：除热清肺，治肺热咳嗽

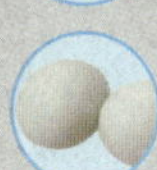

鸭蛋：清肺火

肺怕脏

肺对环境的要求很高，清新的空气是它的最爱。在尾气密集、烟味弥漫的环境内待太长时间，肺就会提出抗议，甚至“中毒”。当肺脏有毒素时会表现为：皮肤晦暗、便秘、多愁善感。

清肺毒食材

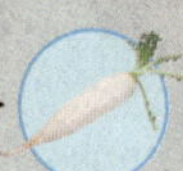

白萝卜：抗霾排毒

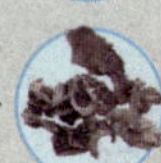

黑木耳：养肺气，清肺毒

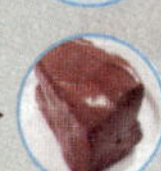

猪血：清除肺中尘埃

五脏是兄弟，肺好脏腑安

肺与心：相互为用

生活中，心和肺的密切关系，常常挂在人们嘴上，比如“没心没肺”“撕心裂肺”，由此可见心和肺的特殊关系。中医讲，心主血，肺主气，二者实际上是气和血相互依存、相互作用的关系。

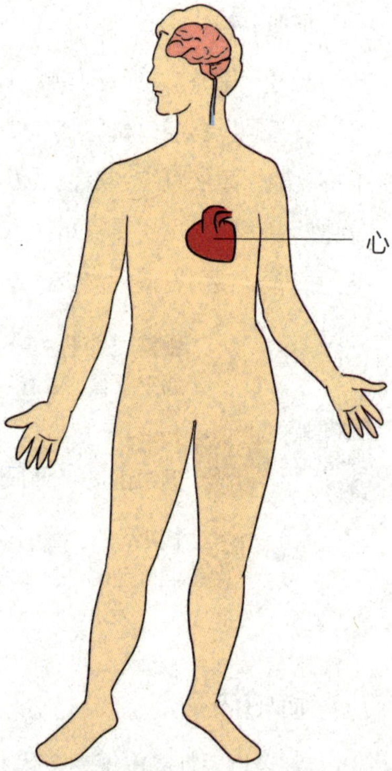

补肺气、养心血，脸色红润、颜值高

肺气与心血相互为用，在补气的同时也在补血，两者是互通的。中医在补益肺气时经常搭配补益心血的药物，如当归、红枣等，这是因为血能旺气。同样，心血亏耗日久，也会导致肺气亏虚，所以在治疗心血不足的病症时，在补益心血的同时还会加上补益肺气的药物，如太子参、黄芪等。

养肺又养心的食物

蔬菜	水果	谷类	肉类	水产	其他
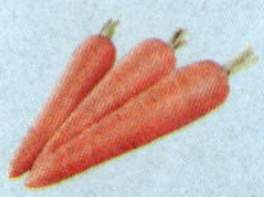 胡萝卜	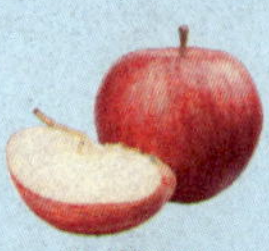 红苹果	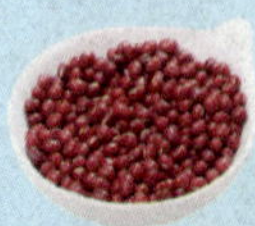 红豆	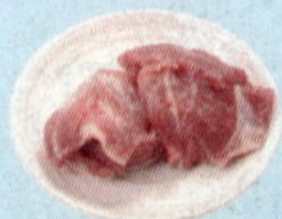 猪瘦肉	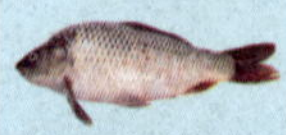 鲤鱼	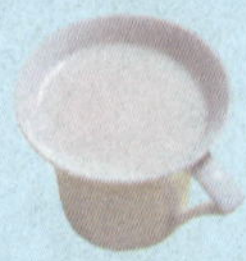 豆浆
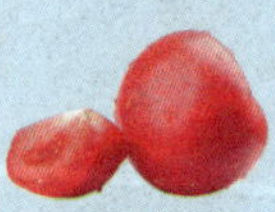 番茄	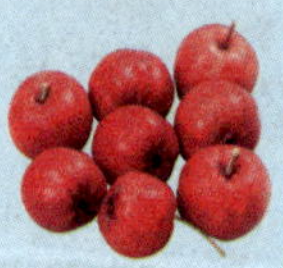 山楂	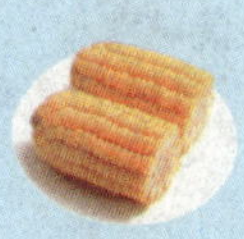 玉米	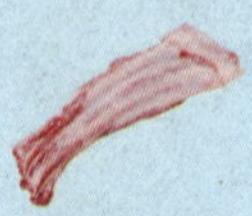 羊排	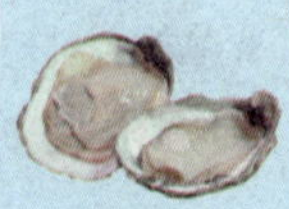 牡蛎	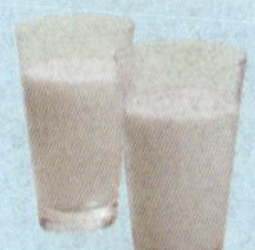 牛奶

肺与肝：金木相克

从中医五行的关系讲，肝属木，肺属金，金木为相克关系。肝火会犯肺，这是肝肺相克的一个表现。

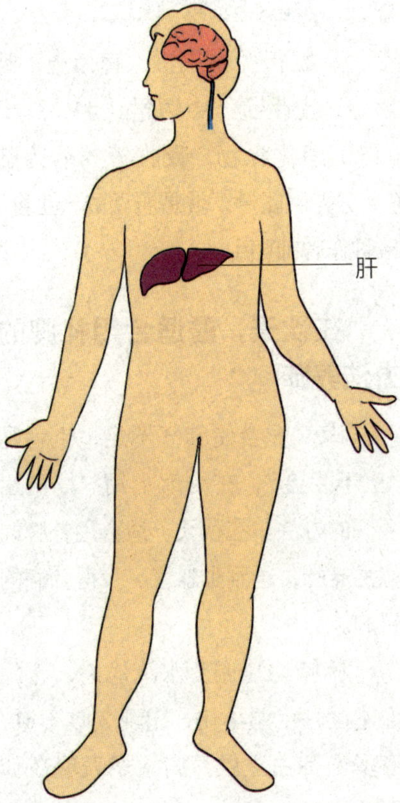

肝火犯肺有哪些表现

肝火犯肺多会造成咳嗽、咯血。肝火主要来自哪里呢？中医认为，肝火主要来源于不良情绪。所以，控制情绪是最重要的。除了情绪，还要注意休息，防止过度疲劳，因为身体劳累，也会使人情绪不稳而易怒。平时，少吃辛辣、煎炸、过酸过腻的食品。

肝和肺，共同维持全身气机升降平衡

肝主升，肺主降，两者一升一降，相互协调，共同维持全身气机的升降平衡。有升有降才能动态平衡，肝肺气机的升降运动对全身的气机活动、气血循环起着重要的调节作用。

补肺养肝的食物

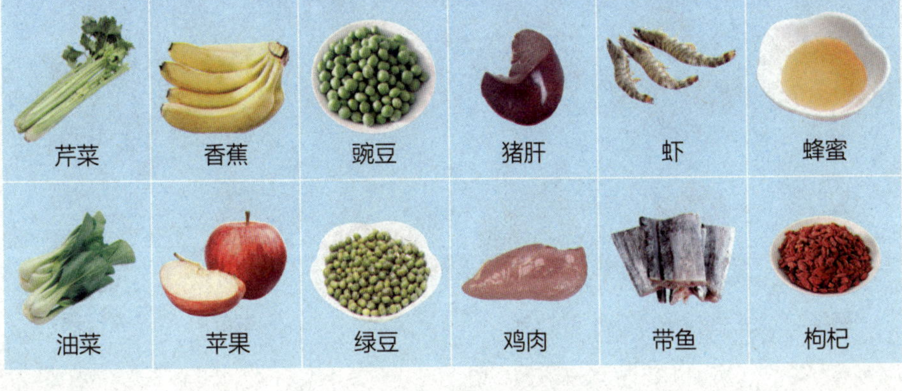

蔬菜	水果	谷类	肉类	水产	其他
芹菜	香蕉	豌豆	猪肝	虾	蜂蜜
油菜	苹果	绿豆	鸡肉	带鱼	枸杞

肺与脾：母子相生

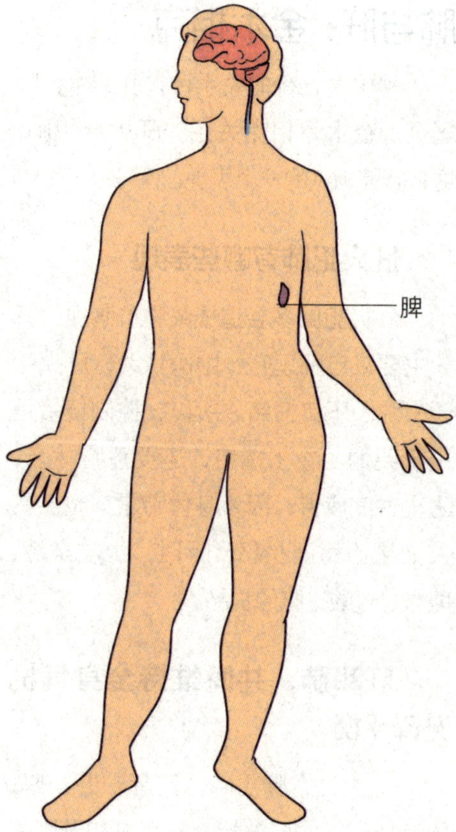

从五行关系来讲，脾为土，肺为金，土生金。中医学认为，脾土（胃）消化食物，吸收营养后为肺（金）提供能量，就是所谓的土生金，又称作脾肺相生。

在秋天，最适合用补脾的办法养肺

脾气虚会使肺气不足，也就是“土不生金”，在治疗上用“培土生金”的办法。在秋天，适合用补脾的办法养肺，达到少感冒、少得肺病的目的。

脾肺均能调节水液代谢，若脾虚不运，水湿不化，出现久咳不愈、痰多而稀白之候，病象多表现在肺而病本却在于脾。所以，临床上治疗痰饮咳嗽，以健脾燥湿与肃肺化痰同用。

补肺健脾的食物

蔬菜	水果	谷类	肉类	水产	其他
韭菜	柠檬	黄豆	牛肉	黄鱼	山药
菠菜	橘子	小米	鸡肉	鲢鱼	大枣

肺与肾：金水相生

从五行的关系讲，肺属金，肾属水，金能生水，水为金子，又称为肺肾相生。肺吸入的自然界清气是后天之气的主要组成部分，肾精所化生的元气是先天之气的主要成分。后天之气可以培养先天，先天之气可以促后天，一先一后，相互滋养，可以通过补益肾气达到补肺气的目的。

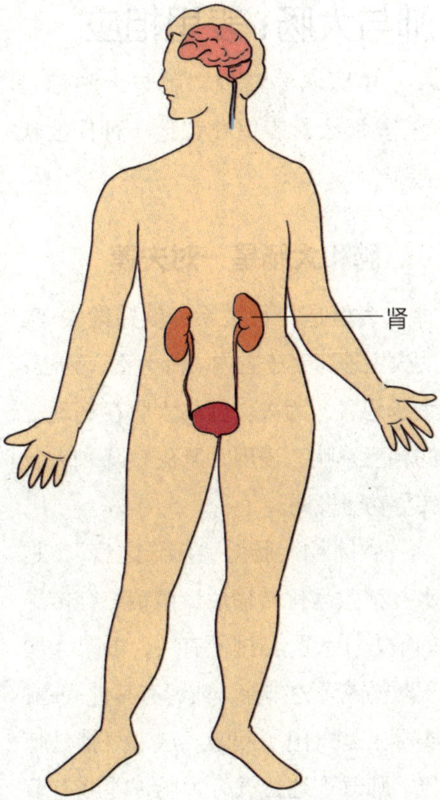

肾为气之根，肺为气之主

中医认为肾为气之根，肺为气之主。肾精充摄，有利于肺的肃降；肺气的肃降也利于肾的纳气。如果肺肾呼吸功能受到影响，可以出现气喘、气短等。肺肾两脏同主水液代谢，两者必须相互配合，才能共同完成这一功能。

润肺又补肾的食物

蔬菜	水果	谷类	肉类	水产	其他
黑木耳	葡萄	薏米	鸭肉	墨鱼	芝麻
银耳	白果	玉米	乌鸡	海参	枸杞子
西葫芦	木瓜	小米	鸽肉	虾	冬虫夏草

肺与大肠：表里相应

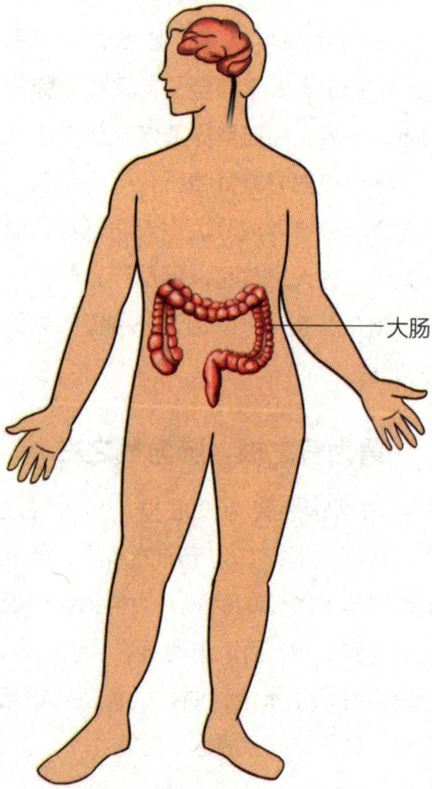

中医学经常说“肺与大肠相表里”。那么，表里究竟是一种什么状态呢？

肺和大肠是一对夫妻

表里是一种关系，就好像夫妻。丈夫主外，妻子主内。肺为里，为妻；大肠为表，为夫。肺与大肠在病理上的相互影响，表现为肺失宣降和大肠传导功能失调。

中医称大肠为“传导之官”，是水谷精微运化转输后，糟粕贮存传导的地方。大肠与排便有关，如果大便不顺畅或无力排除，或者有其他问题，实际上是气出了问题。这个气就是肺气，肺气下达，气行大肠，能够有节奏地推动糟粕沿着大肠管道向下传导。所以，有一些咳嗽、哮喘、胸痛等肺部不适的人，中医常用通大便的方法调理。

补肺又润肠的食物

蔬菜	水果	谷类	肉类	水产	其他
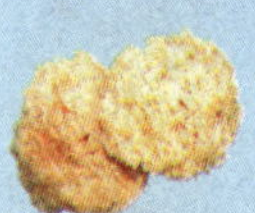 银耳	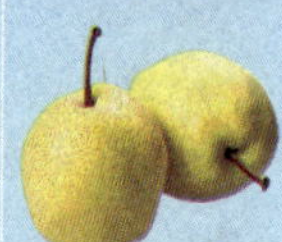 梨	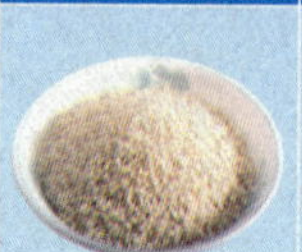 白芝麻	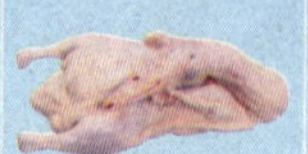 鸭肉	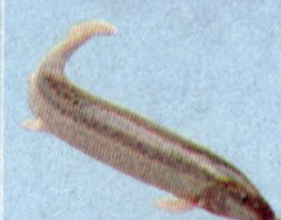 泥鳅	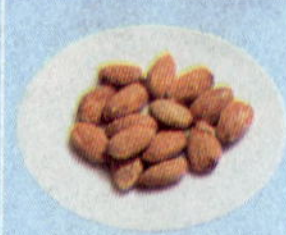 杏仁
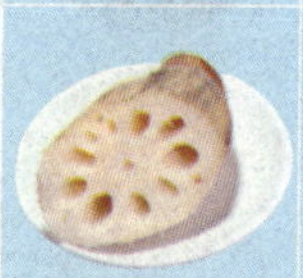 莲藕	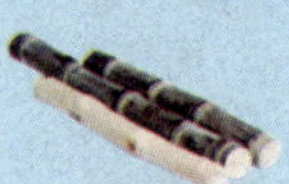 甘蔗	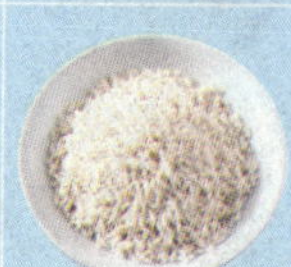 糯米	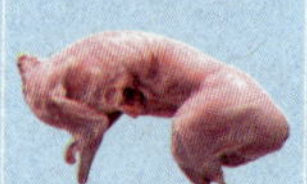 兔肉	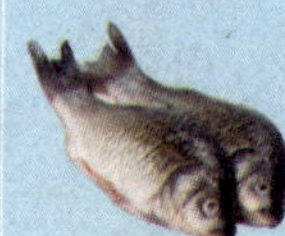 鲫鱼	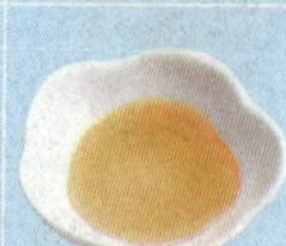 蜂蜜

第一章

肺主皮毛，肺养好气色好、颜值高

肺者，其华在毛：肺与皮毛的关系

中医古籍《黄帝内经》中记载："肝主筋，肾主骨，脾主肉，心主脉，肺主皮毛。"精辟形象地说明五脏分管人体各个部位的健康。筋的问题，治肝；骨的问题，治肾；肌肉的问题，治脾胃；血脉的问题，治心；皮肤毛发的问题，治肺。

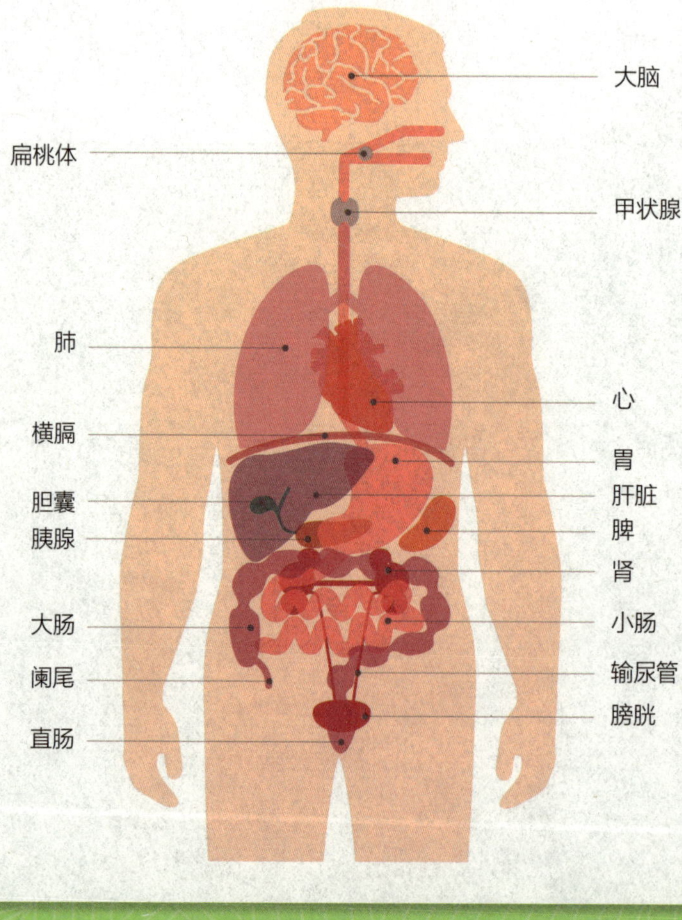

皮毛是抵御外邪的屏障

具体到“肺主皮毛”，皮毛指一身之表，是人体最浅的一层组织，包括皮肤、汗孔、毛发等，是抵抗外邪的屏障。肺气充足，人们的皮肤就会变得润泽光滑，反之就会变得黯黄无光。

肺皮合和，调节体液代谢，滋养皮毛肌肉

体液代谢是人体重要的机能活动之一。津液源自饮食水谷，在其输布、代谢过程中，肺的宣发肃降、通调水道作用很重要。肺功能正常，水液之精微才能输布全身，充养五脏，润泽皮毛，所以说“肺为水之上源”。

肺皮同源，共同完成呼吸运动

肺是人体与外界环境进行气体交换的器官和场所。人体通过肺，吸入自然界的清气，呼出体内的浊气，实现体内外气体的不断交换。与肺相合，皮肤也有散气以调节呼吸的作用。肺与皮肤相互协调，共主呼吸。

皮肤调节体液的主要方式是排泄汗液。正常情形下，肺气充足，宣降得当；皮肤得精津营卫所养，则排汗功能正常，体液代谢也会保持平衡。肺与皮肤协同呼应，共同参与了体液代谢的调节。

皮肤与肺共同调节体温

体温的相对恒定，是通过对体内产热和散热过程的调节来实现的。散热的主要部位是皮肤，人体散热的第二大器官即为肺脏。肺散热的主要方式为蒸发散热和呼气散热。人体散热过程正常与否，取决于皮肤和肺的功能状态。体温的相对稳定，在很大程度上取决于皮肤和肺功能是否正常。

好皮肤肺作主

培补肺气，让皮肤变得光滑细腻

中医认为，肺与皮毛紧密相连，凡肺之生理功能正常者，其皮肤致密，毫毛光泽，抵御外邪侵袭的能力就会变强；而肺气虚者，皮毛无光泽，多汗而易感冒，容易得皮肤疾患和肺系疾病。

使肺气充足的两位“功臣”：手太阴肺经、足太阴脾经

手太阴肺经和足太阴脾经是人体中的两条经脉。太阴是阴气的一种状态，阴气从小到老要经历 3 个阶段，即少阴、太阴、厥阴。如果拿人来比喻，太阴就像家庭主妇，家庭主妇的责任是把饭菜做好供全家人食用，太阴的作用就是把气血或水谷精微散发到全身。脾能够把精微供应到肌肉，脾气健旺的人多肌肉丰满；肺的位置比脾要高，也可以说比较表浅，所以它供应的部位也表浅，可以供应到皮毛，肺气充足的人，皮肤润泽光滑。

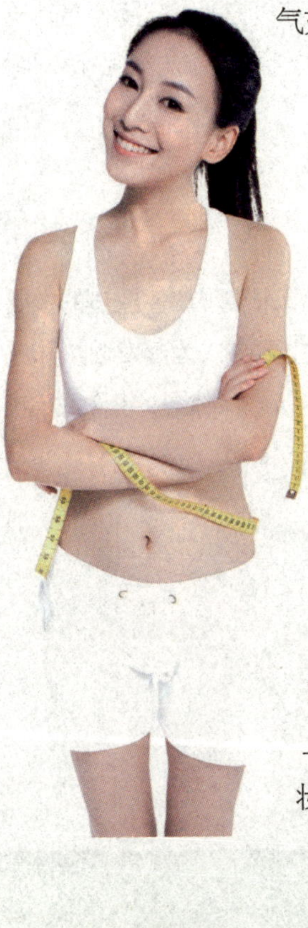

肺和皮毛患病时常不约而同

因为肺主皮毛，两者在患病时经常相互牵扯。体表的表皮受寒邪侵袭，就会影响肺气的宣发肃降功能，从而导致咳嗽、咯痰；同样，肺气亏虚也会导致皮毛抵抗外邪的能力下降，表现为自汗、害怕风寒、易患感冒等。有些女性脸色苍白，或萎黄憔悴没有光泽，或色素沉着、早生皱纹等，就是由肺气虚、津血不能滋润充养肌肤导致的。如果人的肺气足，皮肤就滋润光滑、有弹性。

皮肤不好的人，调补肺气比买化妆品更重要

知道了皮肤和肺的关系，皮肤不好、枯黄又无光泽的人，就不能仅做表面文章，把精力都用在挑选化妆品上。如果肺气不充足，皮肤得不到滋养，涂抹再高级的化妆品也是徒劳。

补肺气应该吃的食物和中药

皮肤不好的人可以适当多吃一些甘淡质脆的食物，如百合、鲜藕、白萝卜等；也可以在做粥时加入一些清肺养阴的中药，如麦门冬、天门冬、沙参、玉竹等。

皮肤不好宜吃食物			
百合 润肺止咳，美容养颜 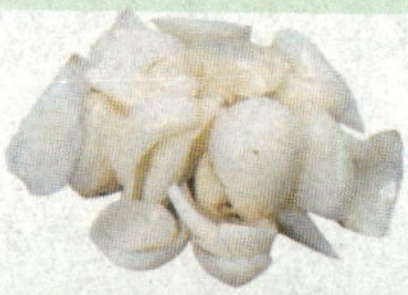	鲜藕 清热润肺 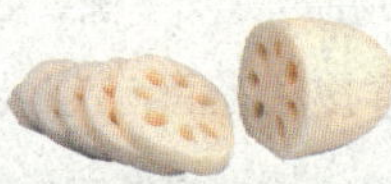	白萝卜 清除肺胃积热 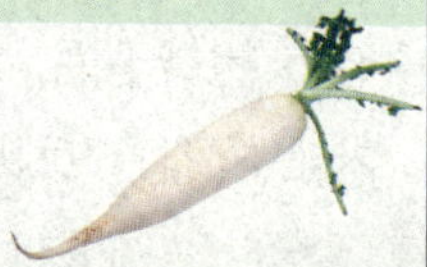	白梨 润肺抗燥 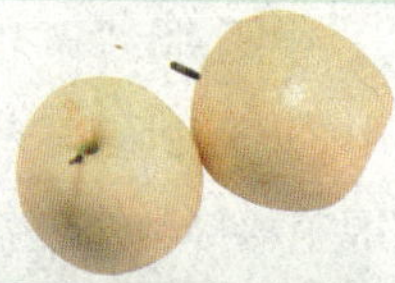

皮肤不好宜选中药			
麦门冬 养阴润肺，清心养胃 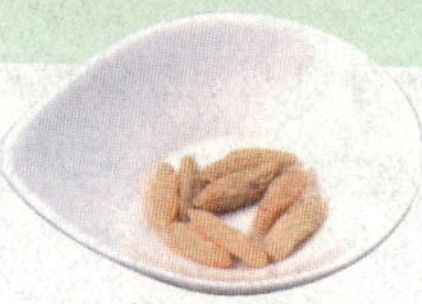	天门冬 滋阴润燥，清热止咳 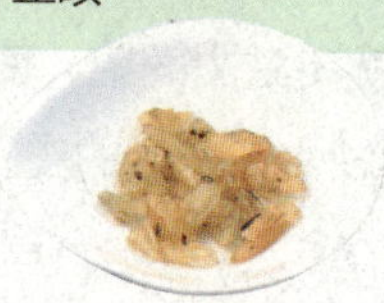	沙参 滋阴生津 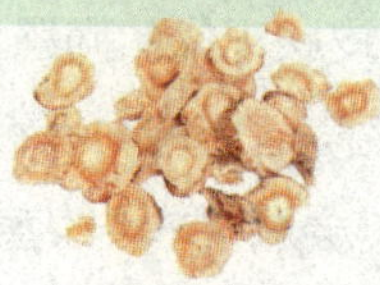	玉竹 养阴清热，润肺止咳 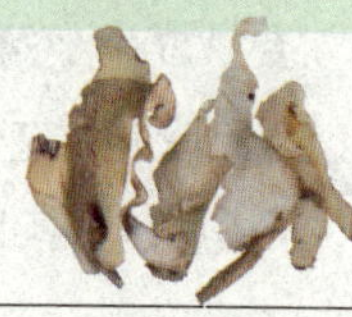

健脾胃以补肺

肺和脾都属于太阴，两者是密切相关的，通过补脾的经典方（如四君子汤、参苓白术散等）可以使肺气充足，就是中医常说的“培土生金法”。

积极乐观的心态很重要

养肺气，要保持积极乐观的心情，因为肺主悲忧，如果心情过于悲观，可以导致肺气郁滞，进一步伤害肺脏的正气，从而引起肺气不足，导致皮肤失去光泽。

小贴士

使肺气充分打开的小动作：面部按摩

先用两手拇指外侧相互摩擦，有热感时用两拇指外侧沿鼻翼两侧上下摩擦60次左右，每天1～2遍，有培补肺气、增强肺功能的作用。

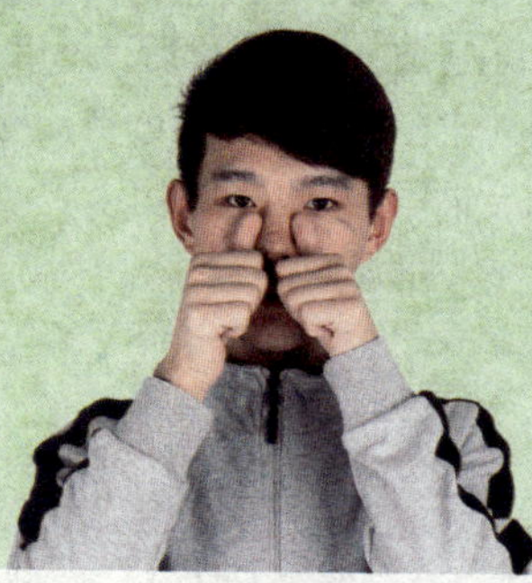

要皮肤保持柔美，少不了滋阴润肺

俗话说女人是水做的，女人都希望自己的肌肤充满“水分”，都希望自己皮肤嫩白。但现实生活中，皮肤干燥是光洁水嫩肌肤的“杀手”。皮肤干燥除了会让皮肤老化、易长皱纹、导致脱皮而破坏肌肤的美感外，还会导致发痒。要想皮肤好，不是用一些护肤品就能实现的，滋阴润肺才是根本的美颜方法。

肺脏的阴阳平衡，直接决定我们皮肤、毛发的状态

中医讲，“肺主皮毛”。也就是说，肺脏的阴阳平衡，直接决定我们皮肤、毛发的状态。当肺脏有火、内热不清时，反映在皮肤表面，就是干燥和出油。肺脏和皮肤都是直接接触外部空气环境的，它们以对抗外部环境作为自身调节的原则。秋冬季节开始变冷，但恰恰是肺脏“上火”的季节。干燥的环境，使肺脏的黏膜供水能力吃紧，人会变得容易感冒、咳嗽，而反映在皮肤上，就是干燥、脱皮、毛孔粗大等问题。

滋阴润肺，解决皮肤干燥等问题

要从根本上解决皮肤干燥的问题，就要滋阴润肺，使肺脏有更充足的体液滋润。当肺脏得到充分滋养，肺泡黏膜不再缺水，我们的皮肤就会滋润起来，毛孔粗大、干燥脱皮等问题就会从根本上改善。

银耳枸杞羹

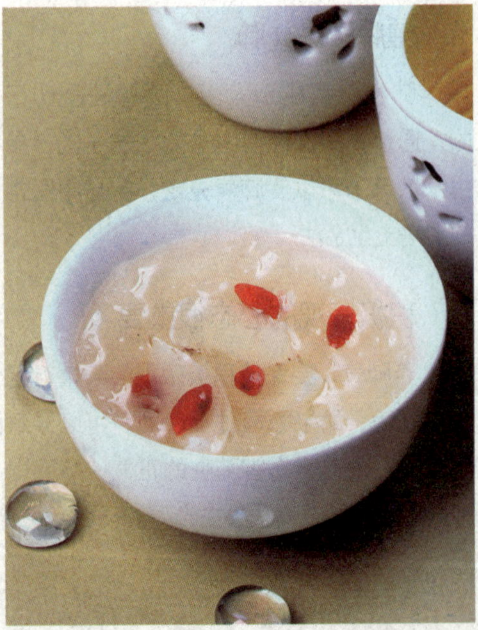

材料 银耳5克，冰糖50克，枸杞子6克。

做法

❶ 将银耳放入盆内，用温水浸泡 30 分钟，待其发透后将蒂头摘去，将杂质拣去。

❷ 将银耳撕成片状，放入洁净的锅内，加水适量，武火煮沸后，再用文火煎熬 1 小时，然后加入冰糖、枸杞子，直至银耳炖烂即可。

功效 滋阴润燥，润泽肌肤。

脸色好不好看，肺说了算

自古以来，文人墨客常用“面如桃花”形容女性的娇美。桃花一样的面容，除了要拥有白皙、细腻的特点之外，还必须有红润的颜色。

面色苍白、黯黄，不能排除肺虚的因素

无论是健身还是美容都讲究“内调外养”，如果要远离面色苍白、黯黄等烦恼，那就要先把五脏调养好。从中医角度来说，面色苍白、黯黄多是肝肾功能差，气血不足所致，而且不能排除肺虚的因素。因为五行养生学认为，白色入肺，肺又有主皮毛的功能，面色苍白多与肺功能变差有关。所以，那些面色苍白或黯黄的人，除了补血外，还要加强补气养肺。

吃白色食物补肺养颜

在饮食调养方面，补肺的食物首选白色，按照中医理论，白色入肺，比如白木耳、白豆、山药等；此外，还有一些清肺补肺的食物，比如百合、鲜藕、猪肺、海蜇、枇杷、无花果等。有条件的还可以适当用些药膳，或者用怀山、北沙参、麦冬、五味子煲汤，再加蜂蜜水调和，常喝有益于补肺气。

莲子红枣美颜粥

材料 莲子15克，红枣、桂圆各5个，百合5克，大米50~100克。

做法

❶ 百合用少许冷水泡发，红枣、莲子、桂圆和大米一起淘洗干净。

❷ 将上述处理好的食材一起入锅，加水800 ~ 1000毫升，大火烧开后转小火熬煮至成粥即可。

功效 健脾补肾，补气养血，滋阴养肺，红润皮肤。

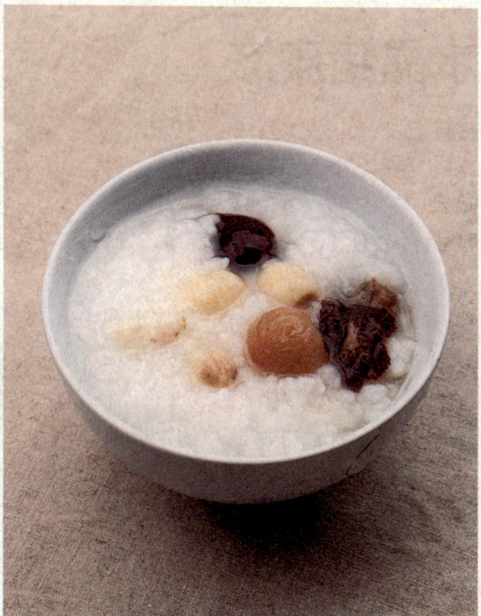

要使皮肤丰满无皱，吃“猪皮冻”养肺

人们都说“岁月无情催人老”，一般情形下，无论是男还是女，只要经历了岁月的风雨，或是到了一定年纪，身体表面就会出现一道道皱纹，仿佛是岁月这把无形的刀在不知不觉中刻下的一样，所以人们习惯将皮肤上的皱纹称为“岁月的痕迹”。除非保养有术，否则眼角、面容及脖颈等部位皮肤上的皱纹会将你的实际年龄暴露无疑。

把肺养好，你也能像明星一样有“不老的容颜”

我们在电视上经常看到明星们那一张张“不老的容颜”，总觉得她们身后有一笔笔高额的保养费。其实学会保养并不需要花费多少资金，在我们的身边也有很多“不老神话”，而且他们的保养方法经济且实惠，方法就是把肺养好。养好肺，增强它主行水、主皮毛的功能，身体肌肤得到充足营养，喝饱了水分，自然饱满有弹性，不容易长皱纹。即使到了中年甚至老年，都要比身边的人年轻许多。

润肤去皱，猪皮比很多高级去皱面霜还好

早在我国古代就已经有人用猪皮来治病、美容了。汉代医圣张仲景在《伤寒论》中指出猪皮具有“和血脉、润肌肤”的功能。猪皮味甘、性凉，可清热滋阴、生津止渴、滋润肌肤、减少皱纹、延缓衰老。

水晶猪皮冻

材料 猪皮500克，干百合40克，红枣10～15个。

做法

1. 将百合泡发，红枣去核洗净；先将猪皮去毛洗净，切作小块。
2. 将上述处理好的食材一起放进锅中，添水500～600毫升。熬煮成浓汁，冷却后放置在冰箱中保存。
3. 食用时，将它切成薄片，佐酱油、醋等蘸料食用。

功效 滋阴补肺，润肤去皱，美容养颜。

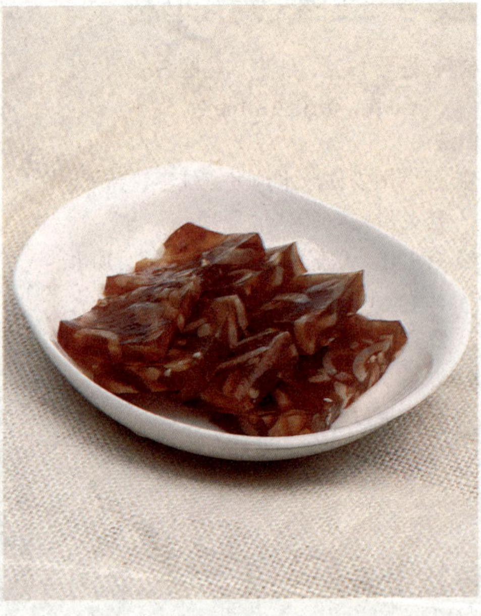

皮肤变差，都是肺“惹的祸”

脸上长痘痘，肺热在作怪

脸上长痘痘是年轻女孩子最烦心、苦恼的事情，应该找出原因尽量避免。脸上长痘痘有多种原因，通常来说，右脸颊长痘痘是肺中有热及肺部有炎症的反映。如果肺火上升，经常喉咙干燥、痰多咳嗽，右脸颊时常会长痘痘。

肺热型痘痘，应该忌食易敏感食物

肺热型痘痘是丘疹状的，就是一个一个的小痘，平时容易口干、心烦，舌苔很黄，这是典型的上火症状。这种情况下，要注意饮食和情绪调理，应该停止吃海鲜和酒类食物等，因为这类食物会让你的气管、支气管、肺部更加不适。

祛痘润肺应该怎样做

肺热型痘痘通常在秋天出现，而且多伴有咳嗽、咽痒、咽痛、有痰的症状。这种情况下，降火可以滋补润肺为主。

白芷祛痘法

材料 白芷3克，蜂蜜一匙，清水少量。

用法 先将白芷磨成粉，再用清水或蜂蜜调和，然后涂在脸颊两侧长痘痘的部位。

功效 消炎祛痘，美白肌肤。

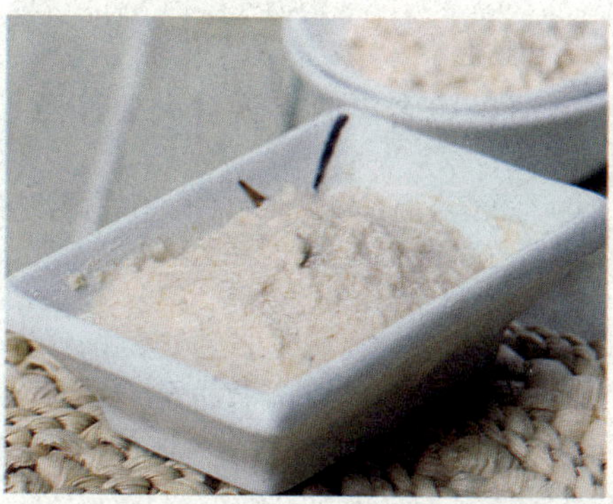

枸杞祛痘法

材料 新鲜枸杞子几颗。

用法 将新鲜枸杞子打烂后涂在面部，像平时涂面霜一样涂在脸颊两侧，每天涂1～2次。

功效 清肺火，去痘痘。

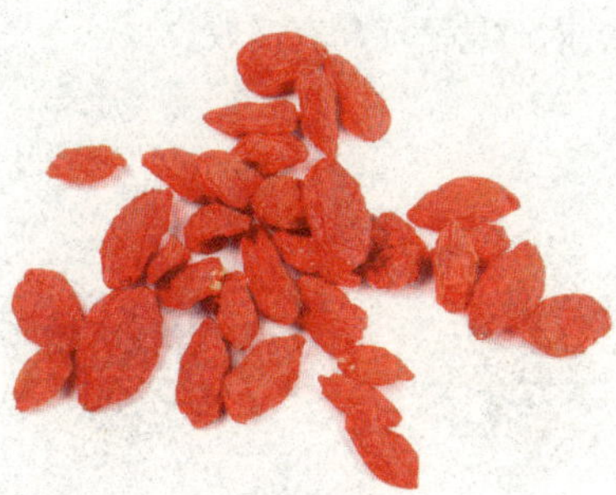

酒渣鼻，肺热的煎熬

酒渣鼻，又称红鼻子、酒糟鼻。主要特征是鼻部发生黯红色斑片，其上有毛细血管扩张和丘疹脓疱。一旦被这种病症缠身，不仅影响形象美观，而且瘙痒难忍。最令人烦恼的是这种病反复发作，经久不愈。

酒渣鼻的病根在于肺热

酒渣鼻是什么原因引起的？确切地说，酒渣鼻是因血管舒缩神经机能失调而出现的慢性皮肤病。中医认为，这种病与我们身体中的热毒有关。鼻子与肺相通，一个人的鼻子里有热毒，说明他的肺里有热，所以说酒渣鼻的病根在于肺热。肺胃有热、肝气郁结，肺热就容易上蕴于面部。所以，调治酒渣鼻的首要任务就是清肺热。

青叶菊花清热茶，调理肺热引起的酒渣鼻

板蓝根15克，大青叶15克，菊花10克，金银花10克，冰糖适量。将板蓝根、大青叶、菊花、金银花清洗干净，放进茶杯中，以1200毫升沸水冲泡，放置10分钟，去渣取汁，加入适量冰糖饮用。该茶可清热解毒、润肺凉血，对改善酒渣鼻有良效。

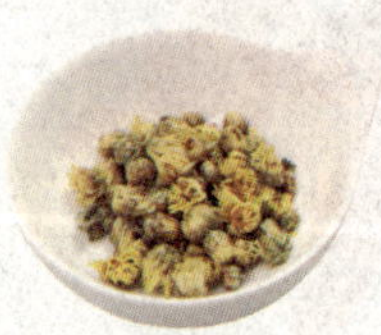

菊花

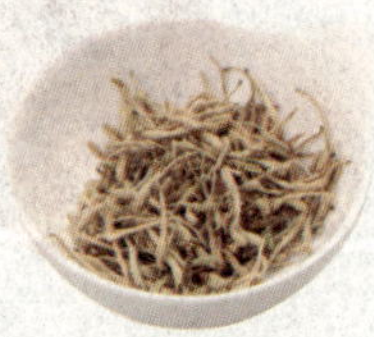

金银花

调理酒渣鼻的小妙招

茭白涂抹：

将茭白捣烂，每天晚上休息前涂抹在患处，早上洗去。

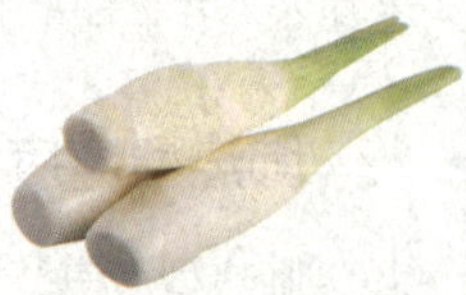

橘核＋核桃：

将橘核3克微炒至黄，晒干，研成末；核桃1个也研成末，一起用温酒调和，敷在鼻部。

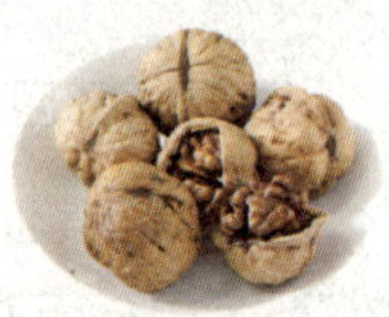

白果涂擦：

将白果3枚去外壳，加酒精少许，捣烂如泥状，夜晚涂擦患部，晨起洗掉。

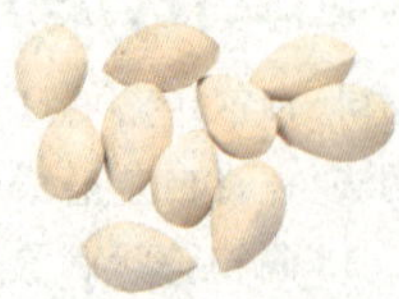

小贴士

酒渣鼻患者平时在饮食上要注意什么？

酒渣鼻患者应及时调治肺胃疾病，饮食方面要避免进食能使面部皮肤发红的食物，比如辣椒、生姜、芥末、酒、咖啡等刺激性食物；少吃油腻食物，比如动物油、肥肉、油炸食品等，从而减少皮脂分泌。

头发焦黄没光泽，肺失荣养所致

现实生活中，很多人都有头发干燥像枯草的问题。这不仅仅是肝肾不足的问题，还与肺虚有关系。

肺宣发功能差，头发就会干枯

中医常说，“发为血之余”，头发需要肝肾精血的滋养，但它也离不开肺气的呵护。肺与毛发的关系密切，肺输送精津于皮毛，对其发挥温养、润泽的作用。肺主气，肺强健则气血通畅，使毛发润泽。肺气不足时，气血运行无力或寒邪侵袭，会使气血运行不畅，不能充足地供给皮肤毛发，则毛发就会显得干燥无光泽或灰黄枯焦，甚至脱落。

每日按摩头皮，可促进头皮血液循环

每日睡觉前和次日起床后，将双手十指插入发内，从前额经头顶到后脑揉搓头皮，力度适中，每次 2~4 分钟。能调节皮脂分泌，促进头皮血液循环。

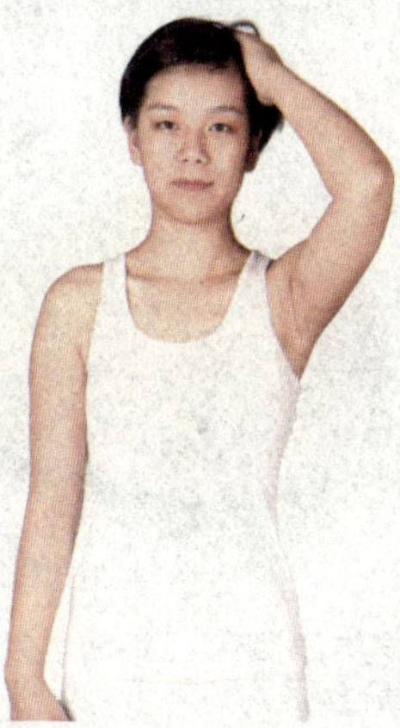

秋冬两季吃滋阴润肺的食物，可防止毛发枯燥、脱发

肺喜湿厌燥，秋冬季节降雨量少，空气干燥，干燥容易伤津犯肺，导致肺燥。秋冬季节吃滋阴润肺的食物，对防止毛发枯燥、脱发有重要作用。

银耳: 具有润肺、滋阴、养胃、益气的作用，为补肺佳品。另外，银耳富有天然特性胶质，再加上它的滋阴效果，长期服用能够润肤，并能祛除脸部黄褐斑、雀斑。

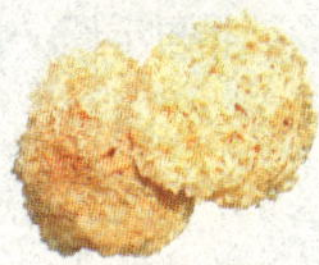

燕窝: 清补肺虚的佳品，有养阴润肺、益气补虚的功效。

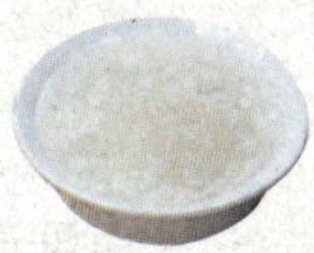

莲藕: 养阴清热、润燥、清心安神。

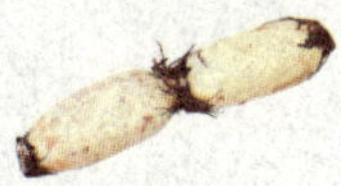

> **小贴士**
>
> **不用尼龙梳子和头刷梳头，可保护头发**
>
> 使用尼龙梳子和头刷容易产生静电，会给头发和头皮带来不良刺激。可选用木梳和牛角梳，既可以去除头屑，增加头发光泽，又可以按摩头皮，促进局部血液循环。

“草莓鼻”，清肺解毒有疗效

“草莓鼻”指的是鼻头上出现很多小黑点。因为这些黑点的出现，以至于整个鼻头看起来像一个布满小黑点的草莓果一样，因而得名“草莓鼻”。鼻子长在脸上最正中的地方，而鼻头又最吸引人的视线，如果它常是一片油光，又布满芝麻样的小黑点，会使人的美丽大打折扣。

鼻子上出现黑点，肺有很大责任

中医认为，“草莓鼻”的发病机理在于脏腑功能失常，以至于内分泌失调而形成。肺开窍于鼻，肺与鼻的关系最“铁”，所以说鼻子上之所以会出现黑点，肺有很大原因。另外，从临床表现看，爱长“草莓鼻”的人大多伴有口臭等多种上火症状，而口臭又与胃热有直接关系。可见，鼻上黑点多是湿热蕴于肺胃所致，尤其与肺中有热关系最大。所以调理时，除了清除胃中之热，还需要以清泄肺热和解毒为主要手段。

芒果汁，帮你喝掉“草莓鼻”

芒果性凉，味甘、酸，归肺、脾、胃三经，具有生津清热、利尿解毒、和胃益肺等多种功效。芒果不仅可以美白，还能有效清除令人烦恼的“草莓鼻”。

芒果2~3个去皮，去核后切成小块放入榨汁机中，加入凉开水（没过果肉2~3厘米）。开动机器，打成果汁，倒入杯中，饮用前调入适量柠檬水和蜂蜜即可。

鸡蛋清芒果泥外敷，去除“草莓鼻”

取一个鸡蛋清加上少许的芒果泥及2~3滴柠檬汁混匀，洁面后，涂在有黑点的鼻子上，等15~20分钟后洗净。这个方法对祛除鼻部黑点有很好的功效。但如果皮肤容易过敏，那就最好不要加芒果泥。

小贴士

喝芒果汁，要避开这些食物

一是酒和大蒜等辛辣食物，因为经常把它们混在一起食用对肾的健康不利；二是海鲜和菠萝等容易导致过敏的食物，因为芒果本身也容易引起过敏，若同时食用，会导致皮肤瘙痒、发红以及口舌、四肢发麻等过敏症状。

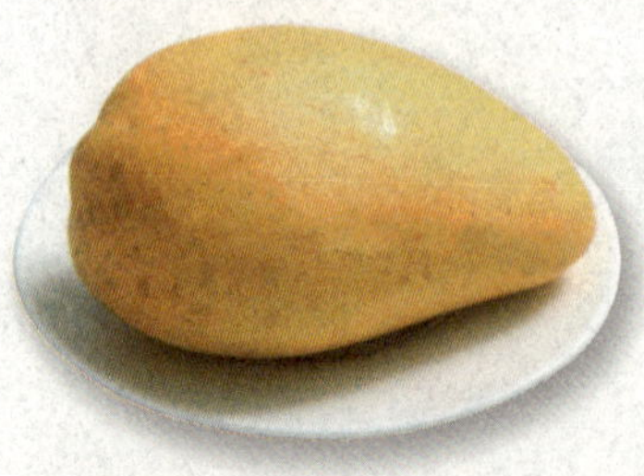

芒果生津清热，和胃益肺，去除“草莓鼻”

肺脏排毒养颜小妙招

每天 8 杯“养肺水”

由于快节奏的生活，大多数人的饮水量明显不够，很多人常常是口渴了才喝上一杯水，以至于很多人都有口干舌燥、嘴唇干裂的情况，这其实是肺已受伤的表现。中医认为，肺主呼吸，而要保持呼吸顺畅，则需要充足的水分来濡养肺脏。

成人每天应该喝多少水，才能养好肺脏?

科学研究告诉我们，成人每天应该喝 2000 ～ 3000 毫升水，相当于 8 杯左右，才能达到很好的养肺效果。每天 8 杯水，听起来很简单，但坚持下来也不是件容易事。现在为大家推荐一个“喝水时间表”，帮你轻松达到“饮水指标”：

饮水时间	注意事项
6：30	经过一夜的睡眠，身体已经缺水了，起床前先喝 250 毫升水，不仅能补给肺脏充足的水分，还可以帮助肾脏及肝脏解毒
8：30	清晨从起床到办公室的过程，身体就会出现脱水现象，所以到了办公室后，先喝一杯至少 250 毫升的水
11：00	工作一段时间后，再喝下第 3 杯水，以补充流失的水分，放松紧张的工作情绪
12：50	用完午餐半小时后，再喝一些水，能够加强身体的消化功能
15：00	喝 1 杯水，可以提神醒脑
17：30	下班前，再喝 1 杯水，缓解一下全天的紧张工作，使肺的呼吸保持均匀
22：00	睡前喝上 1 杯水，不过别一口气喝太多，以免夜晚上洗手间次数多而影响睡眠质量

喝水超量也会损伤肺脏

另外，需要注意的是，喝水超量也会损伤肺脏。中医认为，“肺居五脏六腑之巅，形如华盖，其气以下行为顺”。如果超量饮水，就会超出肺的肃降和宣发功能，导致水液积聚，肺气降不下来，这样肺的功能就会受损。所以，一天喝 8 杯水就够了。

寅时休息好，气色才美丽

寅时为凌晨3点到5点，这正是夜晚与白天交替的时候，也是肺经值班的时候。中医认为，经脉起始于肺，人体气机也始于肺经，全身的气血都要经过肺调配至全身。

寅时（3~5时），气血流注于肺经

寅时气血流注于肺经，肺经正旺。肺朝百脉，所有的组织器官都由它来供血，主宣发与肃降，将肝贮藏的新鲜血液输送给身体百脉。

寅时应该是熟睡的状态

对健康的人来说，寅时应该是熟睡状态。可以通过深度睡眠来完成生命由静而动的转化过程，向全身各组织器官输送气血能量物质。如果寅时没有进入深度睡眠，则精气虚耗得厉害，就会加快衰老。又因为肺位于五脏的最高处，所以，气血运行的趋势总的来说是向下的。所以，在这个时候熬夜的人，头部气血不充足，会感觉十分困乏，难熬得很。可见，熬夜是违背人体自然规律，是强迫阳气下行的过程。就算是身体强健的人，经常熬夜也会损害健康。所以，应该避免经常熬夜。

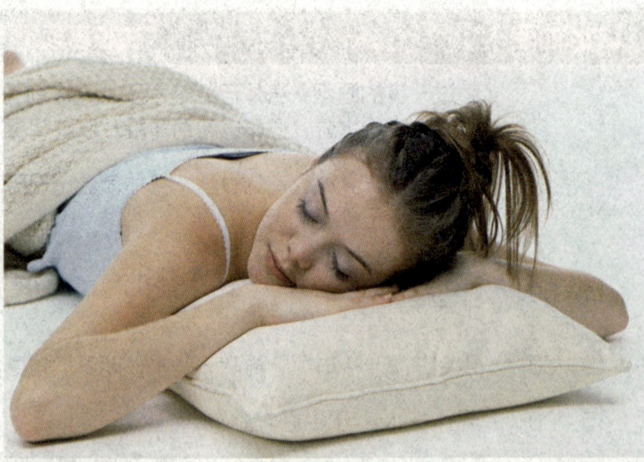

寅时睡好觉：养肺经的最好方法

寅时一定要睡好觉，这样才能让肺充分工作。现代医学研究也表明，这个时辰的睡眠有利于生长素、褪黑素等激素的分泌。

睡觉前少吃伤肺阴的食物

睡觉前少吃燥热、辛散之品，以及油炸、肥腻食物，这些食物容易伤肺阴，尤其是在秋季更要注意。

笑一笑，十年少：微笑养颜排毒法

常言道：“笑一笑，十年少；愁一愁，白了头。”笑使人健康长寿的作用是从养肺开始的。养肺的方法有许多，“笑”是最“廉价”、最有效的一种。对呼吸系统来说，大笑可以使胸部扩张，人在大笑中还能够不自觉地做深呼吸，调节人体的气机升降，清理呼吸道，使呼吸顺畅，还能够使肺活量扩大，改善肺功能。

笑能宣泄气机，消除紧张气氛

中医认为“长笑宣肺”。笑不但能使人心情舒畅，还能保持心火不旺，让人心平气和，对肺很有好处。因为心属火，肺属金，火克金，所以火旺对肺脏很不利，心脏不好自然也会影响肺功能。笑能够使气机宣泄，使紧张的气氛消失，抑制悲哀的情绪。

笑能消除疲劳，祛除抑郁

笑能够消除疲劳，祛除抑郁，缓解胸闷，使体力恢复。发自肺腑的微笑，能使肺气散布全身，使面部、胸部及四肢肌群得到放松。特别是清晨做锻炼的时候，如果能够开怀大笑，能使肺吸入足够的清气，将浊气呼出，加速血液循环，从而达到调和心肺气血、稳定情绪的作用。

笑对人生，就可保持肺部健康

要保持肺部健康，就要学会笑对人生，可以多看喜剧片，收听相声、小品，多读笑话，使自己笑口常开，健康无忧。

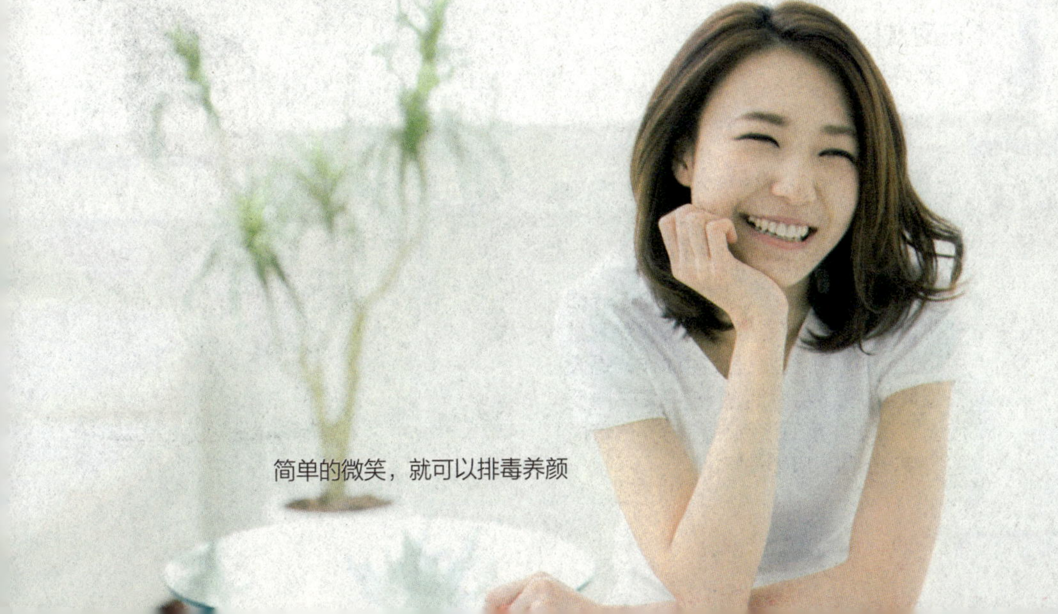

简单的微笑，就可以排毒养颜

主动咳嗽，清扫肺脏垃圾

肺是人体重要的呼吸器官，五脏之中肺最娇嫩。肺最容易受大气污染、居室有毒气体以及不良生活习惯所损伤。为了不让肺脏成为“藏污纳垢”之处，我们可以采用一种简单易行的护肺养肺方法——主动咳嗽。咳嗽是人体的一种保护性反射动作，能够让呼吸道内的异物或痰液顺利排出。

主动咳嗽可以“清扫”肺脏

灰尘等进入肺脏，既损害肺脏，又通过血液循环而“株连”全身，借助主动咳嗽可以“清扫”肺脏。每天到室外空气清新处做深呼吸运动，深吸气时缓慢抬起双臂，然后主动咳嗽，使气流从口、鼻中喷出，咳出痰液。

简便易行的“主动咳嗽法”

晨起、午休或临睡前，在空气清新处做深呼吸运动，深吸气时缓慢抬起双臂，然后主动咳嗽，使气流从口、鼻中喷出，再双臂下垂。如此反复 10~12 遍，可尽量将呼吸道内的分泌物排出。

先喝一杯温开水，可使咳嗽更有效

为使咳嗽更有效，可以先喝一杯温开水，能够稀释痰液。需要注意的是，每次间歇期做几次正常呼吸，可以防止过度换气。

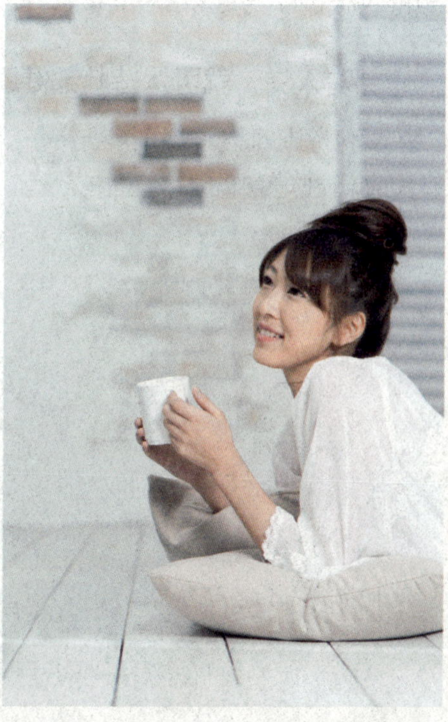

小贴士

咳嗽不一定都是疾病的征兆

谈到咳嗽，很多人将其视为疾病的征兆。其实，咳嗽是呼吸道黏膜受刺激引起的一种防御性生理反射动作，是人在患呼吸系统疾病后的一种保护性反应。咳嗽能够及时清除气管与支气管内的痰液，保障呼吸道通畅。

唱歌可以宣通肺气

欢歌笑语不仅是治疗百病的“良药”，也是促进体内器官年轻的“灵丹”，对肺很有益。

唱歌时，伸展胸肌，扩张胸廓，使肺活量增加，能促进肺内气体交换，从而消除疲劳、解除抑郁、去掉烦恼，帮助恢复体力和精力。

唱歌会使人的呼吸有节奏

唱歌的时候，基本呼吸方法是腹式呼吸法，腹部的肌肉得以充分利用，能够促进新陈代谢，同时也可以锻炼腹部肌肉。另外，使用腹式呼吸法的时候，横膈膜的活动能够调节空气的吸入和呼出量，肺容量增加，脂肪分解时所需的氧气便可以被充分吸收，有助脂肪的燃烧。同时，我们在唱歌的时候，呼吸会加快，有节奏地呼吸，这是由歌曲的节拍决定的。

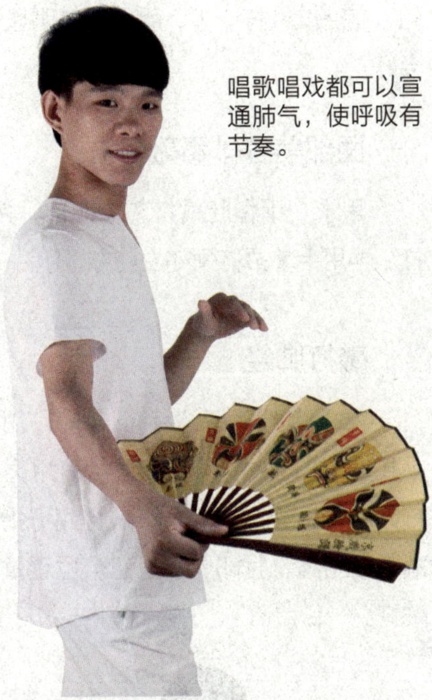

唱歌唱戏都可以宣通肺气，使呼吸有节奏。

古人如何用肺的呼吸来判断经络之气的运行

《难经》说:“人一呼，脉行三寸（1寸约 3.3 厘米），一吸，脉行三寸；呼吸定息，脉行六寸。”古人很早就用肺的呼吸来判定经络之气的运行。经络就是组织液流动的一种通道，肺的呼吸，是推动组织液流动的动力。也就是说，如果想加快经络之气的运行，需要从肺这方面考虑。这就是唱歌能养肺的道理。

唱哪些歌对肺有好处

《黄帝内经》中说“肺属金，在音为商”。商音，相当于简谱中的“2”。商调式的风格铿锵有力，高亢悲壮，遒劲嘹亮，具有“金”的特性，可入肺。听商调音乐，可以缓解自己的悲愁情绪、改善心情。

平时多听、多唱一些商调式歌曲（乐曲），可以释放心中郁闷、振作精神。代表歌曲有:《春江花月夜》《思乡曲》《信天游》《山丹丹花开红艳艳》等。

敲敲打打，就能排毒养颜

肺与大肠互为表里，肺经与大肠经是一个小的圆，两条经络一起敲打，既能够通便，又可以排毒养颜。

早晨 5 ～ 7 点气血流注大肠经，这通常是人们起床的时间，所以，起床后要喝一杯淡盐水或者蜂蜜水。然后，再敲打肺经和大肠经两条经络，敲打这两条经络可以治疗感冒。鼻塞、打喷嚏、流鼻涕、头痛这些感冒症状一般都是呼吸系统出了问题，有空就敲打一下，手臂会有明显酸痛感，然后再按摩酸痛点，不知不觉感冒就会好了。

面部美容排毒敲打法

用十个手指肚敲打整个面部，按照额头、眉骨、鼻子、颧骨、下巴的顺序拍打。再用手掌拍打颈部左前方，手法一定要轻。

敲打肺经

左手自然下垂，手心向前，用右手握空拳，自左肩窝的位置稍用力敲打，沿着手臂偏外侧一直敲打到拇指指端，在肩窝、肘部、掌根三个位置重点敲打。

敲打大肠经

左手自然下垂，右手攥空拳敲打左臂大肠经，自食指外侧沿着手臂偏内的路线一直向上敲打到三角肌的位置，要点与肺经相同。

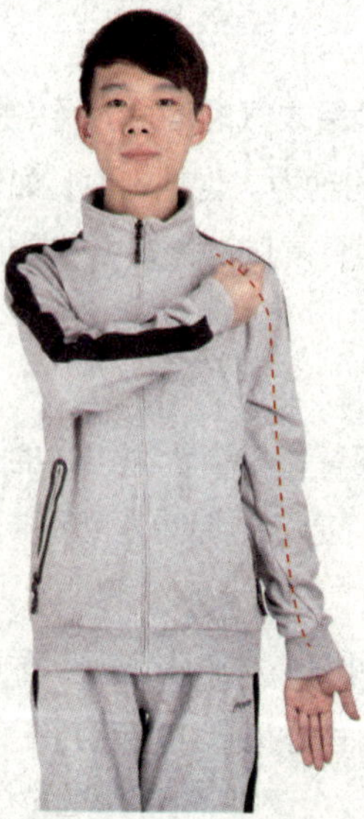

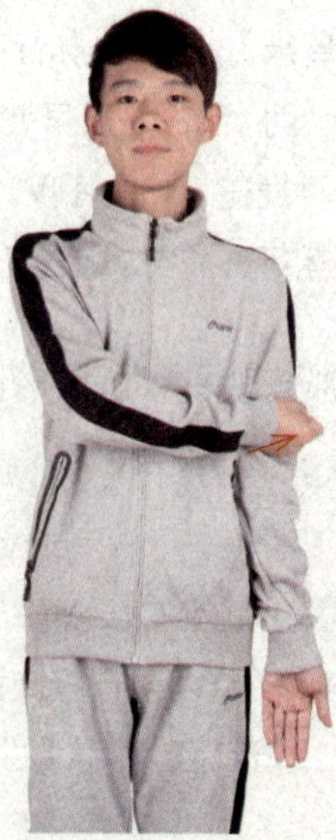

专题 养肺花草茶，喝出好气色

银耳红枣茶 清热滋阴，补气血

银耳是常用的滋补食材，具有清肺热、益脾胃、润肌肤的功效；红枣则可补气养血、健脾益胃。

材料 银耳干品15克，红枣5枚，冰糖适量。

冲泡 将银耳泡发，与红枣、冰糖一起放入锅中，倒入适量清水煎煮约20分钟，取汤汁饮用。

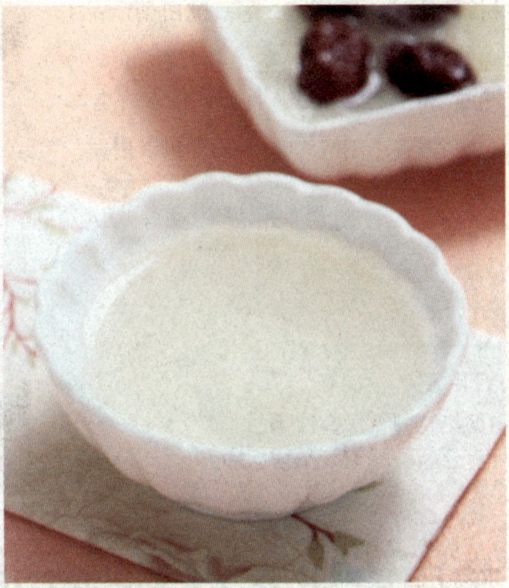

TIPS

一般人群均可饮用。
糖尿病患者及体质燥热者咳嗽痰多时不宜饮用。

杏仁桂花茶 止咳化痰，滋养肌肤

南杏仁有润燥补肺、镇咳化痰、滋养肌肤的作用；桂花不仅可以散寒破结、化痰止咳，还可以润脾醒胃、增进食欲、通宿便。

材料 南杏仁10克，桂花干品6克。

冲泡 将南杏仁、桂花一起放入杯中，倒入沸水，盖盖子闷泡约10分钟后即可饮用。

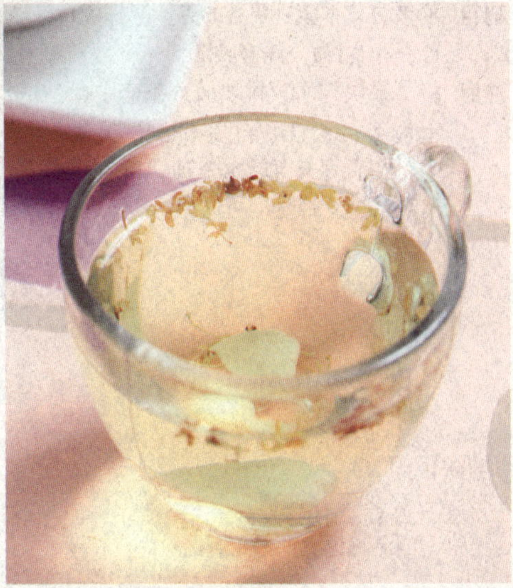

TIPS

咳喘痰多者适宜饮用。
阴虚咳嗽者不宜饮用。

桑菊茶 清肺利咽，明目

桑叶、杭白菊均具有疏散风热、清肺润燥、清肝明目的功效；玉竹具有养阴润燥、生津止渴的功效；山楂可以消食除积，调理脾胃。

材料 桑叶、玉竹各2克，杭白菊干品4朵，山楂干品3克。

冲泡 将上述材料放入杯中，倒入沸水，盖盖子闷泡约8分钟后即可饮用。

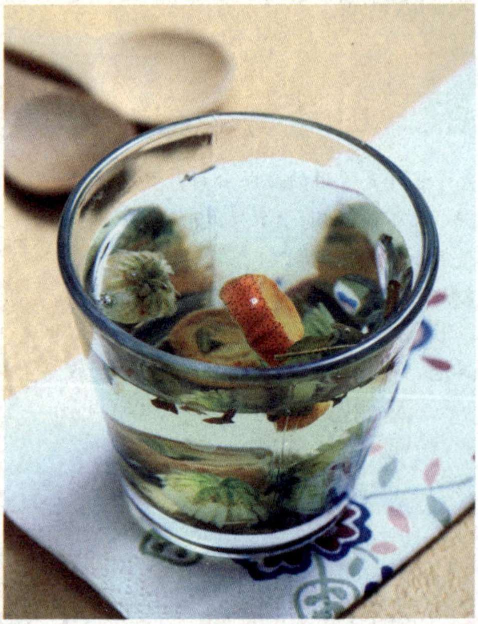

TIPS

风热感冒者适宜饮用。
外感风寒感冒者不宜饮用。

苹果蜜桃茶 润肺燥，去火

这款茶可以清热去火、润肺化燥、生津止渴。

材料 苹果块、水蜜桃块各25克，鲜柠檬1片，红茶1包，蜂蜜适量。

冲泡 将苹果块与水蜜桃块放入茶壶中，再放入柠檬片、红茶包，倒入沸水，盖盖子闷泡约8分钟，待茶水温热后调入蜂蜜即可饮用。

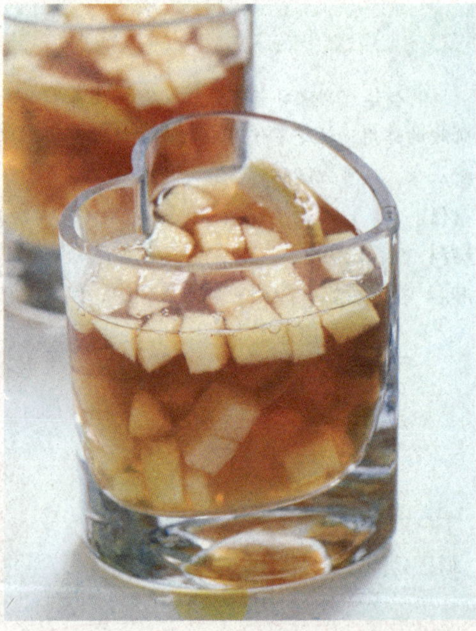

TIPS

食欲不佳者适宜饮用。
伤食泻或湿热泻者不宜服用。

第二章

肺最娇嫩，肺受伤人就老得快

肺为“娇脏”，需小心伺候

肺脏掌控着人体的呼吸功能，需要分秒不停地工作。中医认为，肺脏的健康关系人的性命。然而，肺脏在诸多脏器中是最容易受伤的一个。

五脏之中，肺最容易“早衰”

英国《每日邮报》的一篇报道中，有一组关于人体器官开始衰老的顺序的数据：

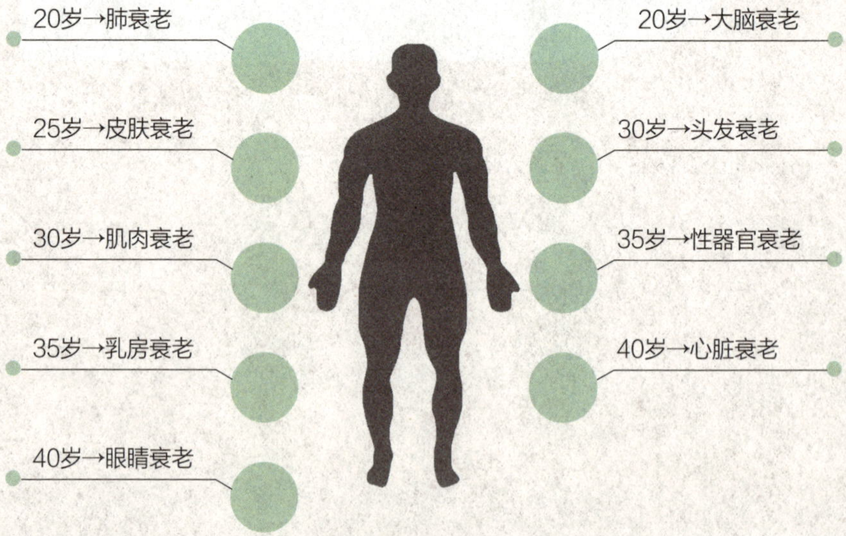

从上面的图表可以看出：在风华正茂的二十几岁，肺脏的衰老就已经开始了。

人的衰老为什么与肺有关

中医认为，肺为人体十二经脉之始，主气司呼吸。通俗地说，肺是人体与外界进行气体交换的中心，是人体的氧气库。从肺脏结构来说，肺脏有7亿多个肺泡，如果舒展开，其面积可达 80 平方米。正常人每分钟呼吸 16 次左右，每天呼吸 23000 次。只要生命存在，肺脏一天 24 小时都要呼吸不止、操劳负重。这正是肺脏早衰的重要原因。

季节的变化容易使肺部“受伤”

中医认为，肺叶娇嫩，不耐寒热燥湿，而肺又和外界相通，外邪很容易伤肺，其中秋冬季节燥邪引起的肺部问题最多见。肺燥最容易伤津，肺津受了伤，肺缺少了滋润，就会造成咳喘、气虚、气短和唇、舌、咽、鼻干燥的现象，时日一长，则会影响肺的正常生理功能。

污染日益严重的空气，会使肺部负重累累

如今，空气污染严重，雾霾早已如空气一样和人们形影不离，雾霾中所含的灰尘、细沙、病毒、细菌会严重伤害人们的肺脏。当肺脏受外邪侵袭，肺气就会虚衰，而肺气虚又容易导致肺功能下降，肺宣降失常，不仅会使人体出现气短喘息症状，更容易被外邪侵扰，引发多种疾病。

现代生活环境中的物质，处处都在伤害肺脏健康

国外研究指出，复印机等现代办公设备，会散发出对人体有害的气体，可能会造成呼吸困难。长时间在这种环境下工作，还会导致肺部疾病的发生。

对于家庭主妇来说，长时间接触厨房的油烟，也会给肺部带来很大的伤害。高污染工厂向大气中排放的二氧化硫等有害气体，对肺部健康的威胁也十分大。

如何检测自己的肺脏是否衰老

肺衰老最常见的典型表现：

每次流行性感冒都躲不过，而且这类人很容易患支气管炎、肺炎等病；

经常有喘不过气的感觉，为缓解症状，会有意无意地深呼吸；

经常有口干、咽燥等症状，锻炼身体时常伴有干咳；

肺活量下降，稍有运动或体力劳动，就感觉气不够用。

这些情况，伤你的肺最深

肺在烟雾缭绕中慢慢变老

常言道“吸烟有害健康”，烟雾就是毒气，对人体有百害而无益处，尤其对肺脏伤害更大。当人们在阵阵烟雾中尽情享受的同时，大量的一氧化碳、尼古丁、焦油等有害物质，也会随呼吸系统进入吸烟者体内，造成熏烤式伤害。

肺就像人体与自然界之间的“吸尘器”

肺喜湿恶燥，有主气和司呼吸的功能，是人体气机出入的一个重要“关口”，它就像安装在人体与自然界之间的一个“吸尘器”一样。烟雾中的大量有害有毒物质都会附着在上面，时间一长肺就会被“熏”脏、“熏”坏。试想，如果一个吸尘器里满是灰尘，它还能正常工作吗？作为身体“吸尘器”的肺也是这样。如果毒素深入到肺部组织，它自然就不会健康。

吸烟只会让你的容貌变得更丑

用吸烟来提升自己气质的男士和自以为吸烟很优雅美丽的女性要注意，吸烟只会让你的容貌衰老得更快、变得更丑。因为肺有主皮毛的功效，吸烟让肺功能下降，皮肤毛发就会缺乏营养，自然也就不丰润、没光泽。

吸烟的人会比普通人更多出现肺系疾病

吸烟的人会比普通人更多地出现咳嗽、多痰的现象，而且容易患急慢性支气管炎、肺气肿、肺心病等呼吸系统疾病。相关数据统计显示，吸烟者在 60 岁以后患肺部疾病的比例为 74%，而普通人群仅为 4%。最令人担忧的是，100 个肺癌患者中，有 8～9 个与吸烟有关。

小贴士

烟肺是怎么回事

关注养生的朋友可能都听过“烟肺”这词，因为在医学仪器的显示下，那些长期吸烟人的肺部可见黑点，或是呈黑色，而普通人的肺都是呈黯红色或深灰色。

粉尘污染，肺不能承受之重

粉尘是空气污染的主要因素，也是我们肺脏健康的“大敌”。粉尘颗粒越小，危害越大。

肺最怕小于 2.5 微米的粉尘

一般来说，直径大于 10 微米的颗粒能够直接被我们鼻腔的纤毛拦截，而比这小的颗粒就很容易钻了鼻腔纤毛的漏洞，直接被吸入肺中。若颗粒再小一些，小于 2.5 微米，它就更容易在我们的呼吸道中横行无阻，从而侵入肺组织中，沉积在那里。时间一久，肺就会被蒙上一层灰尘，使气体交换受影响，从而引发各种呼吸系统疾病，甚至是肺癌。

长期在粉尘环境中工作，如何护肺

从事粉尘作业的人，长期吸入大量的灰尘，有患肺癌、肺间皮瘤和石棉肺等疾病的风险。医学界人士表示，二三十年前从业的建筑工人最让人担心，因为当时还没有禁止使用含有石棉的建筑产品。

长期从事粉尘作业的工人，一定要做好防护措施，佩戴防尘口罩；在日常饮食中要多吃一些清补的食物，如猪血、猪肺、雪梨、银耳等，营养搭配要均衡，从而增强体质，保护肺脏。

经常熬夜，给肺添堵

已经有越来越多的人加入“夜猫子”一族，但是经常熬夜对人的健康危害很大。熬夜不仅会让人容颜变老，还会对肺有伤害。

熬夜是暗耗阴液的一个过程

中医认为，熬夜是暗耗阴液的一个过程。长期熬夜，体内阴液会慢慢被消耗，导致阴虚体质加重。这时则很容易跟肺结核打上交道，而肺结核患者熬夜则会加重病情。

熬夜者要及时补充“阴津”

要预防肺系疾病，尽量不要熬夜，如果因为工作原因等不得不熬夜，那么请及时补充“阴津”，适当吃些补阴虚的食物，如百合、鸭肉、黑鱼、海蜇、藕等。

上火也会伤肺气

《黄帝内经·素问》中说："南方生热，热生火。"所谓"上火"，指的是机体内过热，人的全身或局部出现的显著热象。人的内热过重和季节关联很大，夏季人体容易上火。

夏季属"火"，五脏六腑就容易生"火"

由于夏季属"火"，对应在人体，阳亢火气就大，阴阳不平衡时，阴液消耗过多，五脏六腑就容易生"火"，会导致生理功能失调。上火可能会损伤肺气，出现咽喉疼痛、咳嗽、流鼻血、大便干燥等。

夏季喝白茅根茶，可以清肺降火、凉血止血

炎热的夏季，很多人喜欢待在空调房里，这其实并不好。因为冷气会刺激人体汗腺收缩，堵塞内火向外释放的渠道。中医认为，火盛会耗伤肺阴，从而导致肺阴虚火旺。"肺火"重者多干咳、无痰或痰少而黏，有时痰中带血，潮热、盗汗、手足心热，并伴有失眠、口干、声音嘶哑等症状。

在夏季，可以喝清肺火的白茅根茶。用 10 ~ 15 克白茅根煎水饮用，可以清肺降火、凉血止血。

悲伤肺，远离悲伤，不做"林妹妹"

中医认为，"肺在志为忧""忧思伤肺"，过于忧愁的人往往容易患肺部疾病。

林黛玉的肺病和她多愁的性格有关

众所周知，《红楼梦》里的林黛玉，就是由多愁善感导致的体弱多病，她的肺病和她多愁的性格有很大关系。汉字这个"愁"，就由一个秋天的"秋"和一个"心"组成，意为秋天的心即忧愁。中医讲，五脏和季节相对应，肺对应的是秋天。

每天放宽心态，肺自然就会健康

悲伤忧虑过度会使肺气受损，肺脏虚弱就会出现咳嗽、气喘等症。反过来，肺气虚弱的时候，人对外界刺激的耐受度会降低，容易产生悲观、自卑、心理负担过重等情绪。每天高兴欢笑，放宽心态，肺自然就健康了。

节食减肥，肺也会乏力

减肥是一个常谈常新的话题，尤其是在女性朋友中间。为了瘦，女性朋友可以使出浑身解数。在这些减肥方法中有一个最常用的就是节食减肥。其实节食减肥最容易虚耗人体，往往是顾了面子而伤了肺。

节食减肥过度，引起肺结核

26 岁的白领小王信赖节食和运动减肥。她除了中午和早上吃得很少，夜晚只吃水果不吃主食，晚饭后还出去跑圈。体重是明显降了下来，但她却开始不停咳嗽。起初，她以为是普通感冒引起的咳嗽就没在意，慢慢越咳越狠，且总是不断干咳，打了许多天抗生素也没有好转，她这才到医院检查。做肺部 CT，确诊为支气管结核并肺结核。

医生认为小王是因为减肥节食，营养摄入不足，加上生活的不规律才引发肺结核。

节食减肥，就是在虚耗自己的身体

节食减肥，虚耗的是自己的身体。身体的营养虚耗过多，肺就自然会受影响。长期节食减肥的人，很容易营养不良。人体营养不充足、不全面，免疫力就会降低。如果再遇到气候变化、环境污染或工作压力增大等不利因素，肺就更像娇嫩的花在风雨里飘摇，没有了大树的庇护。

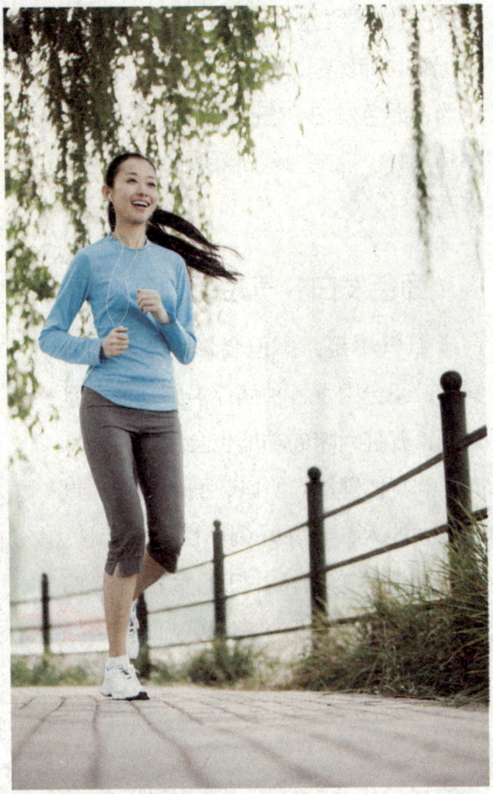

运动减肥是不错的选择

多做一些运动，比如跑步、瑜伽等，在塑身减肥的同时，还能增强体魄，使人体各器官，包括稚嫩的肺，能够很好地抵御外界环境的干扰。

见微知著——肺受伤害的 5 个细节

面色惨白：肺气不足

健康人的脸色是白里透红，经常不出门在家里待着的人皮肤也白，可病态白是色如白蜡。

面色白是气血虚弱的表现

面色白是气血虚弱不能养机体的表现。阳气不足，气血运行无力，或耗气失血导致血脉空虚。《黄帝内经》中记载，肺属金，对应白色。所以中医认为，面色发白，有过敏体质的人，往往肺不好、抵抗力差，呼吸系统容易有问题。

面色发白、气短乏力怎么调

肺气不足，不但会影响皮肤的光鲜度，还会引发各种病症。肺功能一旦失调，五脏六腑的功能也会受阻碍，从而影响身体健康。所以，面色发白、气短无力的人，要好好调养自己的肺脏。在饮食调养方面，补肺的食物首选白色，按照中医理论“白色入肺”，比如银耳、白扁豆、山药等。

鼻塞流涕总反复：小小鼻炎莫忽视

有的人每年入春都会鼻子不通，流涕打喷嚏不止，一直认为是感冒，但经过调理仍不见效，甚至会突发胸闷气短。其实这很可能是过敏性鼻炎引起的，不明病理就擅自用药是很危险的。

过敏性鼻炎由哪些因素引起

随着城市生活日趋现代化，汽车尾气、雾霾、化妆品、装饰材料和食品添加剂等，都是引发过敏性鼻炎的主要原因。

过敏性鼻炎的危害有哪些

过敏性鼻炎的临床症状各异，危害很大，除了常见的鼻塞流涕外，还可以有诸如头痛、头晕、记忆力下降，胸痛、胸闷、精神萎靡等。如果鼻炎未能及时调理，影响嗅觉黏膜时，就会出现嗅觉障碍，导致闻不着香臭等气味。

过敏性鼻炎如何防治

由于对花粉等过敏原活跃，春季是过敏性鼻炎高发期，对花粉过敏者春季要尽量减少外出。出现持续性鼻塞、鼻痒、呼吸困难等现象，要及时到医院接受检查及治疗。

突发喘息：当心急性哮喘

急性哮喘经常发生在春冬两季，发病率可高达60%以上。其原因可大致分为：过敏原吸入、气候变化、感染因素等。如果不明原因的突发喘息，就要提防急性哮喘了。

急性哮喘的“罪魁祸首”

春季室外活动和运动相应增多，吸入过敏原的数量和机会也会相应增加，就会引发急性哮喘；冬春季节气温变化较大，忽冷忽热容易患感冒、伤风，而急性哮喘的发作多与伤风感冒有关；寒冷天气，一些病菌如大肠杆菌、葡萄球菌和链球菌的致病力较强，容易引发急性哮喘。

防止急性哮喘，要从细节入手

衣服冷暖要适宜，科学调整饮食，适当注意锻炼，多晒阳光以及注意开窗通风等，都可以防止感染源入侵，从而预防急性哮喘。

增强肺功能，可改善急性哮喘

肺泡平常是交替工作的，只有在人体运动时才会全部工作，而正是由于肺泡收缩，才将二氧化碳、痰等废物排出。常练缩唇呼吸，能够增加肺活量，改善肺功能。具体做法是：

先用力深吸一口气，之后屏气，噘着嘴唇（类似吹哨）将气流缓缓吐出。

痰中带血：警惕肺结核

结核俗称“痨病”，是结核杆菌侵入人体引起的感染，可累及全身多个器官，但以肺结核最常见。肺结核一年四季都会发病，15~35岁的青少年是结核病的高发年龄，潜伏期4~8周。其中80%在肺部发生。主要经呼吸道传播，传染源是接触排菌的肺结核患者。近年来，随着环境污染和食品、生活方式等改变，肺结核又卷土重来，发病率急剧增加。

肺结核的常见表现

肺结核常有低热、盗汗、颜面潮红、食欲减退、乏力、身体消瘦等全身症状和干咳、咳痰或痰中带血丝、咯血、胸痛等呼吸系统表现。林黛玉“面如桃花”，其实这就是肺结核的典型表现之一，这不是美而是病。

出现这些情况要及时上医院检查

如果出现了咳嗽咳痰，较长时间不好转；痰中带血，或者少量或大量咯血；说话气短乏力等症状，就要及时上医院检查，排除肺结核的可能。

腹部胀满如桶：谨防肺气肿

一般而言，肺气肿早期并没什么明显症状，只是可能在运动或者劳动时感到气短，很容易被患者忽略。肺气肿继续发展，患者就会明显感到呼吸困难，稍微活动、甚至是在休息状态下都会感到呼吸急促、胸闷气短。

上腹胀满是最明显的症状

肺气肿是一种比较严重的肺部疾病，但由于病症初期症状不明显被患者忽略而恶化。一般的肺气肿患者都会感觉身体乏力、食欲减退，除咳嗽、咳痰外，上腹胀满是最明显的症状。尤其是一些有慢支、哮喘病史的患者，如果发现自己上腹胀满、咳嗽气短，就要警惕是否患了肺气肿。

在老年人中最常见

肺气肿又称为“老年性肺气肿”。严重的肺气肿患者的胸廓前后径和左右径都已基本相等，整个胸呈现出圆桶状，医学上将其称为“桶状胸”。若出现桶状胸，若不是外力作用影响，那么是重度肺气肿的可能性就很大。

卧式呼吸操，可增加肺的通气量，加强肺功能

❶ 身体自然放松，仰卧，两手握拳，肘关节屈伸 5~10 次，平静深呼吸 5~10 次。

❷ 两臂伸直，交替向上伸出，自然呼吸 5~10 次。

❸ 两腿屈膝，双臂向上外展并深吸气，两臂放回体侧并呼气，做 5~10 次。

❹ 先用鼻吸一大口气，再用唇呈口哨状用力呼气，重复 5~10 次。

❺ 胸呼吸，屈膝，一手放在胸部，一手放在腹部，吸气时胸部外扩，呼气时胸部下沉，重复 5~10 次。

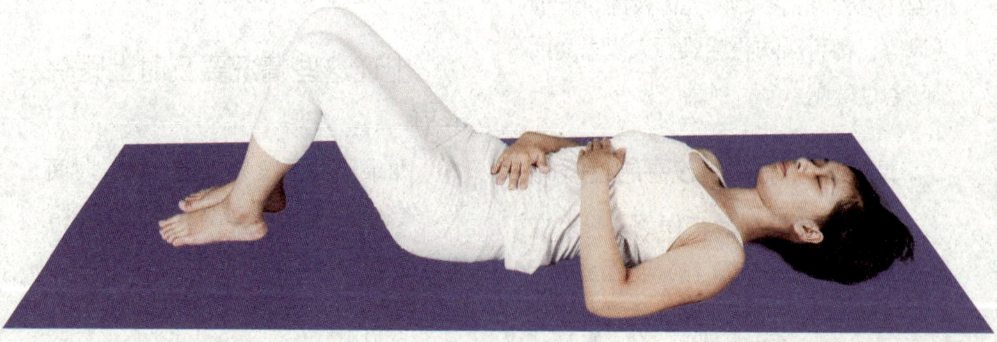

肺弱人群调养方案

儿童小心肺炎

人体脏腑中最娇嫩的是肺，儿童由于身体尚未发育完全，身体各脏器的抵抗能力也较差，他们的肺尤其娇嫩。

为什么现在的孩子肺部问题很多

现在的孩子，因为咳嗽或者秋燥而造成肺部损伤的很多。如今大城市的环境质量不断变差，雾霾天频频光顾，我们呼吸的空气质量越来越差，与外界连通的肺也就饱受了巨大压力。还有些家长在饮食方面对孩子关心不够，这样很容易让孩子脾胃受伤。脾是肺的“母亲”，脾受伤自然会影响肺。

家长工作再忙，也要照顾好孩子的肺

在儿童呼吸系统疾病中，最高发的要数小儿肺炎了。小儿肺炎病期长、容易反复发作，治好后也不排除以后复发的可能。所以，家长们即使工作再忙也要照顾好孩子的肺。

秋冬季节，更要关心孩子的肺

秋冬季节，雨水渐少、天气转凉，气候变干燥，这个时候家长们就更需要重视孩子的肺部。这时候孩子常会出现口干舌燥、小便短少、大便干结，甚至咳嗽等症状。这就是所谓的“秋燥”。秋燥最伤儿童的肺，儿童的肺气一旦受损，冬季天气一降温就易诱发感冒，严重了就会使孩子患肺炎。

补充足够水分，预防儿童肺炎

日常生活中，可以通过多喝水、保持环境整洁来预防儿童肺炎。多喝水是儿童日常养肺的关键，尤其是秋冬干燥季

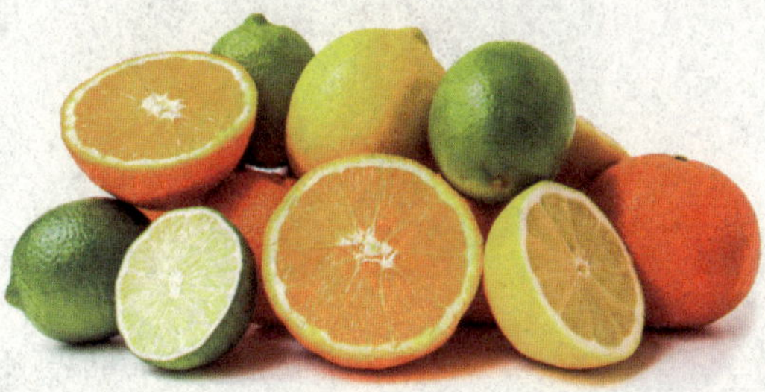

节，儿童身体很容易缺水。肺很喜欢湿润的环境，为了让孩子有一个健康活力的肺，一定要给孩子的身体多补充些水分。

> **小贴士**
>
> **果汁调理小儿肺炎功效好**
>
> 因为孩子（尤其是婴幼儿）的消化系统还不是很完善，所以我们可将水果榨成果汁供他们饮用。甘蔗汁对口干舌燥、大便干燥、肺热咳嗽的孩子就很有利；用新鲜的石榴子榨汁，每天给孩子喝几次，对防止孩子肺炎反复发作也很有帮助。

给孩子身体补充水分的方式

首先是多喝水。保持咽喉部和呼吸道的正常湿润度，防止秋燥邪气侵入。

其次在儿童饮食上要注意滋阴润肺，可以让孩子多吃一些蔬菜水果，不仅能补充孩子成长所需的维生素和矿物质，增强孩子的抵抗力，还可以滋阴润燥、生津止渴，很好地养护肺。如梨、甘蔗、柑橘等都是滋阴润肺的理想选择。

经常通风，勤洗澡

平时要注意清洁孩子的生活环境，要时常开窗通风，促进空气流通。要常给孩子洗澡，注意孩子的卫生。医学上，将人体的皮肤比喻成肺脏的天然保护屏障，秋燥邪气常常是先伤害了孩子的皮肤，再伤害到肺的。给孩子多洗几次澡，可以促进儿童皮肤的血液循环，能使孩子的肺脏和皮肤都气血通畅，使得肺部得到滋润。

清肺经，宣肺清热防肺炎

肺经位于无名指掌面指尖到指根成一直线。清肺经，可宣肺清热、疏风解表、化痰止咳，预防小儿肺炎。

推拿方法：用拇指螺纹面从孩子无名指根向指尖方向直推肺经 20～50 次。

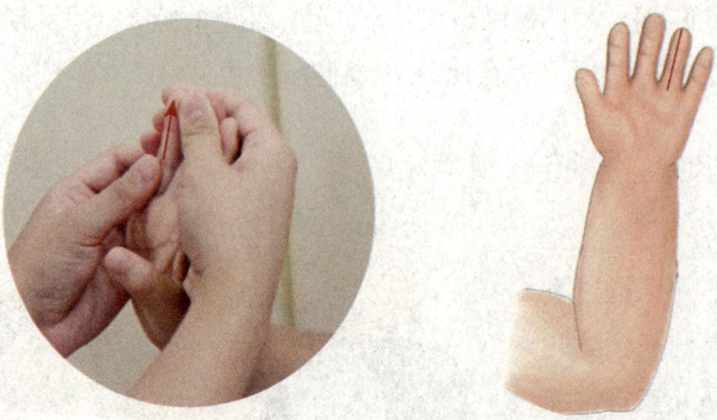

清肺经可宣肺清热，预防小儿肺炎

孕妇远离污染源

自从怀孕以后，许多孕妈妈就成为家里的“重点保护对象”。如今空气污染严重，空气中充斥着雾霾、汽车尾气……除了给孕妈妈提供足够的营养外，她们的肺也特别需要保护。

增加肺容量

一般地，孕妇的肺部多少会发生一些变化。所以如果一个孕妇走了一小段路就开始气喘，也不用很紧张。因为到了孕期第二个阶段，雌性激素就会刺激孕妇的呼吸道，使得呼吸道毛细血管扩张，同时还会使肺部的肌肉松弛，增加了呼吸的难度。而且随着子宫里的胎儿越来越大，孕妈妈的胸部也会一定程度上受到压迫，肺部也会被挤压，并变得更加狭小，从而使得孕妈妈容易有气喘的感觉。一旦胎儿下降，进入骨盆的时候，孕妈妈的这种感觉就消失了。

若出现上面的症状，孕妈妈可以保持上身挺直，肩部向后展开，以尽量增大肺部容量。平时上班坐着时，可以伸展一下双臂。晚上睡觉时也可以多垫几个枕头。这样，孕妈妈就会感觉舒服一些。

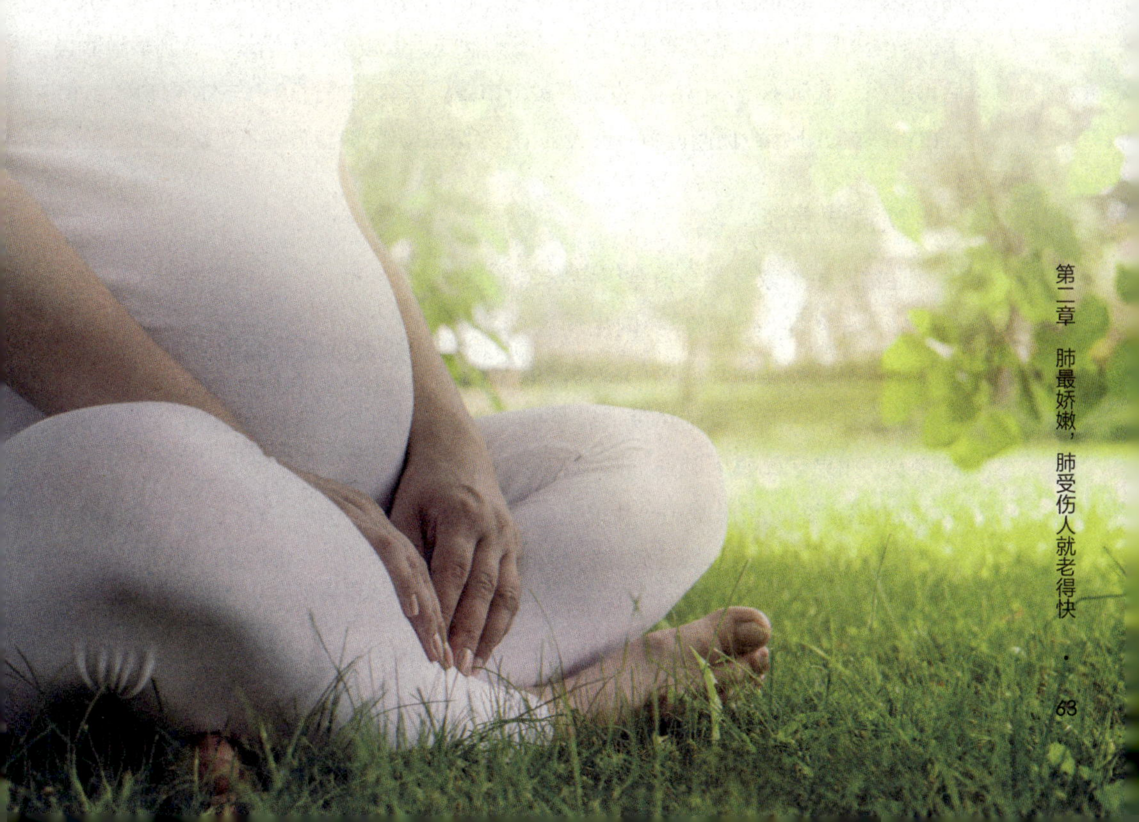

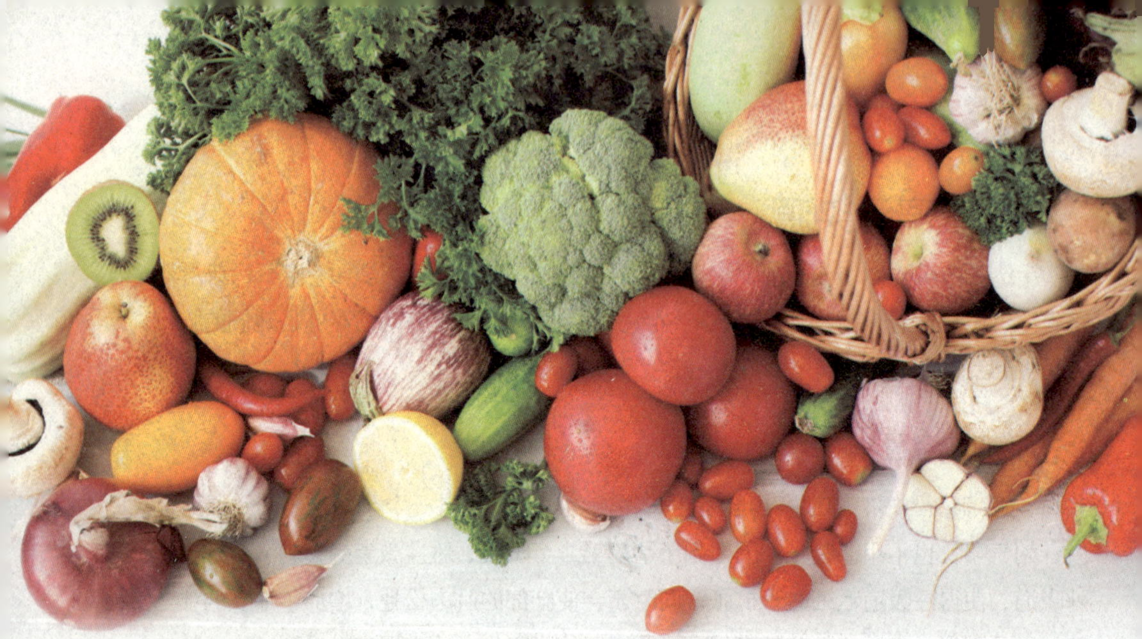

雾霾天减少外出

雾霾天气中高浓度的小颗粒物污染对孕妈妈的肺会造成严重影响，孕妈妈身体变化会直接影响胎儿发育，这样的孕妈妈很容易产下体重不足的婴儿。雾霾天孕妈妈要多喝水，最好能增加自己所在的环境的湿度，保持所在环境的清洁，减少空气中的粉尘和颗粒物。遇到雾霾天，孕妈妈们就要尽量减少户外活动，等到雾霾散去后再出门。就算不得不出门，也最好戴上口罩。毕竟肺通过鼻子与外界环境相通，戴口罩能够防止颗粒物通过鼻子进入肺中，对准妈妈的健康带来不良影响。

饮食要清淡

通常，每个家庭都会给孕妈妈吃各种补品，许多孕妈妈都容易内生燥火。这时如果不吃一些清热润肺的食物，很容易造成肺热，而一旦肺热就很容易引起咳嗽。如果孕妈妈因肺热而咳嗽，是不能吃抗生素的，可以服用一些维生素，再配合饮食调理。比如，孕妈妈暂时就不要吃那些燥热之品，尽量选择清淡的食物；同时要多喝水，可以适当吃些梨等清热润燥之品。

小贴士

孕妈妈要远离油烟和“二手烟”

孕妈妈的肺很脆弱。有研究显示，由于女性在怀孕期间身体免疫力会下降，对许多疾病的抵抗力都会明显下降，所以女性在孕期感染结核杆菌的风险很高。所以，孕妈妈除了要远离空气污染物外，也需要远离香烟和油烟这两种有害物质。孕妈妈吸烟或者接触“二手烟”，不但会对自己身体带来损伤，还会影响胎儿正常发育。

中老年人防止肺“闹情绪”

人到了中年，身体素质就开始逐渐下降。身体的各个器官也会出现问题，倘若不注意就容易生病。肺直接关系呼吸，如果肺不健康，呼吸就不会顺畅。呼吸困难，如果严重了就容易危及人的生命。

中老年人生理功能逐渐衰退，肺功能也在下降

中老年人的生理功能逐渐衰退，运动量减少，新陈代谢速率也逐渐变慢，肺功能也下降了。如果遇上感冒发烧，或者生活、工作中接触到“二手烟”、灰尘等，他们的呼吸系统就很容易出问题，肺也就会跟着闹“情绪”。

中老年人很容易受到肺病困扰

秋冬季节，中老年人得肺心病的概率很高。如果保养不好，寒冷和干燥的空气很容易引起中老年人呼吸道黏膜分泌物增加。分泌物增加了，肺部的气体交换就会受阻，原本肺部比较孱弱的患者，病情就会更严重。

适量运动，有助于中老年人保养肺部

经常做胸廓的牵拉、挤压，能够促进气体交换，同时增加老年人的肺活量。对健康人来讲，适量运动能增强心肺功能，同时对患有支气管炎、肺气肿等慢性肺部疾病的患者也有很好的养护作用。

肺癌——中老年人的终极杀手

对中老年人来说，还有一个终极杀手就是肺癌。在肺癌患者中，有70%是40岁以上的中老年人。他们多是因为年轻时有呼吸系统疾病，但没有重视，结果来医院检查，查出了肺癌，使自己和家人都忍受痛苦。

中老年人若不想让自己忍受肺病的折磨，最好从细节入手，平时重视肺部养护。多掌握一些养肺技巧，一点一滴做积累，就能养出健康的肺。

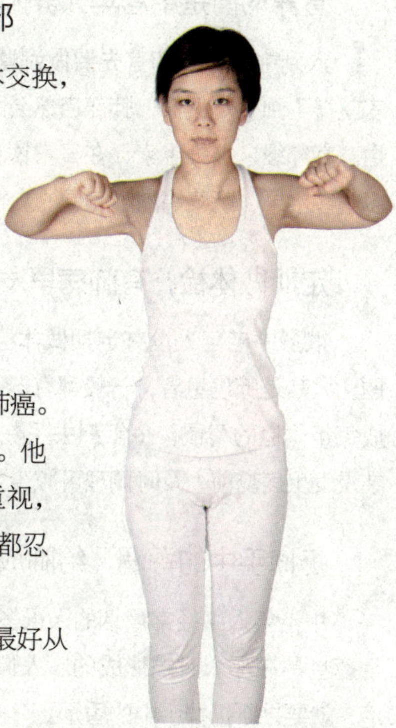

经常做扩胸运动，有助于促进胸腔气体交换，增加中老年人的肺活量。

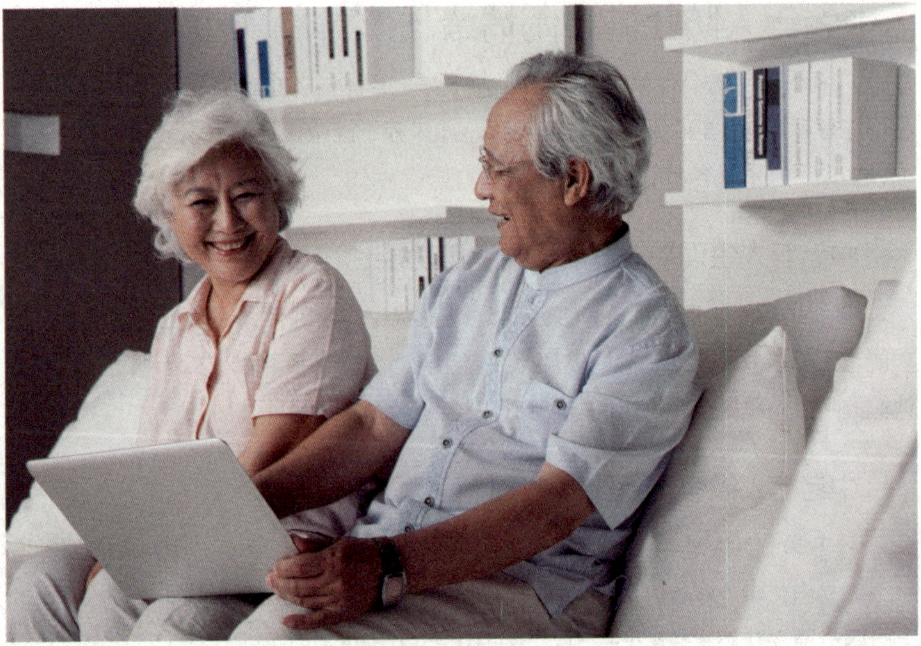

营养均衡是中老年人养肺的前提

人到中年，养肺首先要做到营养摄入均衡。如果营养不够均衡，身体各个器官就得不到充足营养，肺部自然会跟着受牵连。要想养护好肺，饮食也要注意高蛋白、高纤维、高维生素，在日常饮食中要多吃些瘦肉、豆制品、鱼类等。同时也要多吃些水果、蔬菜等滋阴润燥的食物。

定期做体检，有肺病早发现

很多中老年人没有定期做体检的习惯，这样一来，有时候查出问题就是大问题。尤其是肺癌患者，一般都有一个潜伏期，等查出来往往就晚了。老年人最好养成每年体检的习惯。每年都去医院做一次系统的体检，若有问题就能早点查出来。在没发生病变前，及时调理可减少生病的痛苦。

扔掉手中的香烟，给肺放个假

中老年人中经常吸烟的人很多，他们在年轻时没有“吸烟有害健康”的意识，烟瘾也是在那个时候形成的。人们的肺是需要大量新鲜空气的，不想受肺病的折磨，就要果断扔掉手中的香烟。

第三章

肺喜湿畏燥寒，秋冬护肺添精神

湿润养肺，燥寒伤肺

中医养生讲求阴阳平衡、顺应四时。在春夏两个季节，人体的毛孔是张开的，这时候人体的阳气以外发为主；而到了秋冬季节，身体的主要任务是对阳气进行“收”与“藏”，因此中医理论说“春夏养阳，秋冬养阴”。

秋冬两季，肺容易出现肺燥阴亏

很多人喜欢用“秋高气爽”形容秋天，其实入秋后有许多令人烦恼的地方。比如，秋冬之际，喉干舌燥、嗓子疼痛、嘴唇干裂等会来骚扰，甚至会出现感冒、咳嗽、支气管炎、支气管哮喘等症状。其实，这都是秋燥在作怪。中医认为，肺喜润而恶燥，燥邪最容易伤肺。要消除身体的各种不适，就要从“润肺祛肺燥”入手。

燥邪是怎么伤肺的

中医认为，肺主秋季，秋天燥邪当令，天气收敛，气候干燥，水分匮乏，而肺作为人体的“娇脏”，天性喜润而恶燥。再加上肺主气司呼吸，开窍于鼻，直接和大自然的空气相通，所以燥邪很容易从口鼻侵入肺脏，从而伤及肺阴。这时，就应该以润肺、祛肺燥为主。

主动饮水是秋季养肺的重要环节

干燥的秋季使人的皮肤每日蒸发的水分在600毫升以上，肺呼吸的日蒸发水分在300毫升以上，所以主动饮水是秋季养肺的主要环节。饮水固然重要，但饮水也要讲究方法。一次不宜大量快速饮水，要多次少饮，最好在清晨锻炼前和晚上睡觉前各饮水250毫升，白天两餐间可饮水800毫升左右，这样会滋润肺腑。

秋季多吃润肺生津的果品

秋季要多吃些滋阴润燥、生津润肺的果品，如梨、苹果、香蕉、柚子等；还可多吃具有祛燥降火作用的食物，如海带、紫菜、银耳、莲藕等。

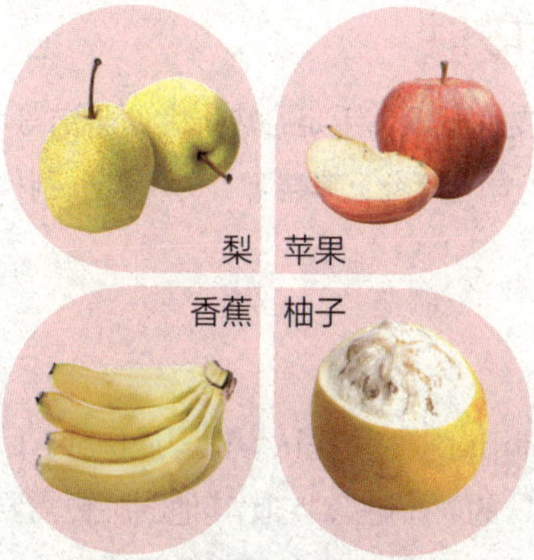

滋阴润燥的食物

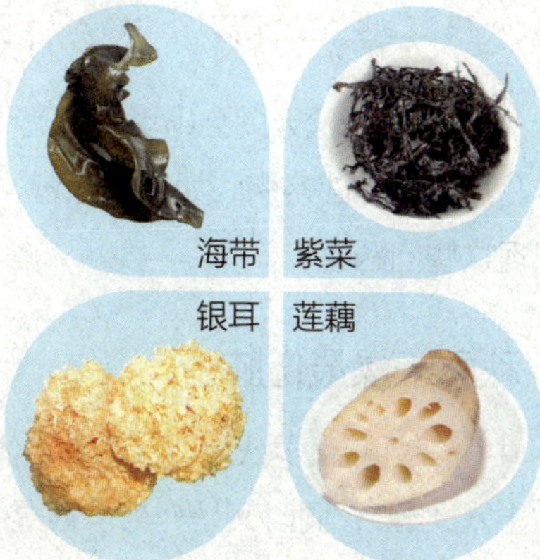

祛燥降火的食物

常沐浴，能使肺与皮毛气血相通

经常沐浴能够促进血液循环，使肺与皮毛气血相通。秋季洗浴的水温可保持在20～30℃，在沐浴前可先喝一杯淡盐水，沐浴时不宜过分揉搓，以浸浴为主，不要使用碱性过大的肥皂或沐浴露，沐浴时间20分钟左右。

冬季养肺，避寒邪最重要

冬季最显著的特点是寒冷干燥，而肺脏天生喜温润而恶干寒，因此冬天的燥邪、寒邪最容易使肺受伤，导致风寒感冒、咳嗽、肺炎、支气管等呼吸道病症发作。因此，冬季养肺要防止寒邪袭肺，并给肺脏补充足够的水分，让它保持湿润。

冬季常捏鼻预防感冒

中医认为“鼻为肺之窍”，鼻子受了伤害，继而会损伤肺。因此，鼻子的保健养生很重要。平时按照一定手法按摩鼻部也能养肺。经常摩擦鼻两侧能使鼻腔血流通畅、温度增高，可使吸进的空气变温，使肺部免受冷空气刺激，避免被咳嗽、感冒盯上。同时，还能够使鼻部皮肤柔润、细腻。

秋天燥气当道，滋阴润肺最重要

秋季天气干燥，容易损伤皮肤

很多人一到秋天就会出现头痛唇干、皮肤干燥、手足心热、大便干结等现象；还容易患许多肺部疾病，如反复感冒、慢性支气管炎、哮喘等。为什么一到秋天就会出现这些问题呢？

秋季干燥最伤肺

中医五行养生学认为，秋季和人体的肺相对应。中医认为秋燥最伤肺。因为肺是“上水之源”，同时又是一个“喜湿恶燥”的“娇脏”，它比其他四脏更需要水湿的滋养及濡润，它的头号天敌是“燥邪”。所以，在秋天必须要滋阴除燥，从而保证肺脏的健康，才能免除肤发干燥、口渴咽干，及各种呼吸系统疾病的困扰。

银耳是秋季滋阴润肤的佳品

秋季吃银耳，是滋阴润燥的好方法。银耳润而不寒、甘而不腻、补而不滞，适合秋季的平补原则。将银耳制成银耳羹，滋阴润肺效果更佳。具体做法是：将银耳撕成小块，水发 1 小时左右，食用时取适量发好的银耳加适量冰糖（糖尿病患者可不加冰糖）用水烧开煮至黏稠即可。也可以加一些梨、百合、大枣、枸杞等，滋阴润肺效果更好。

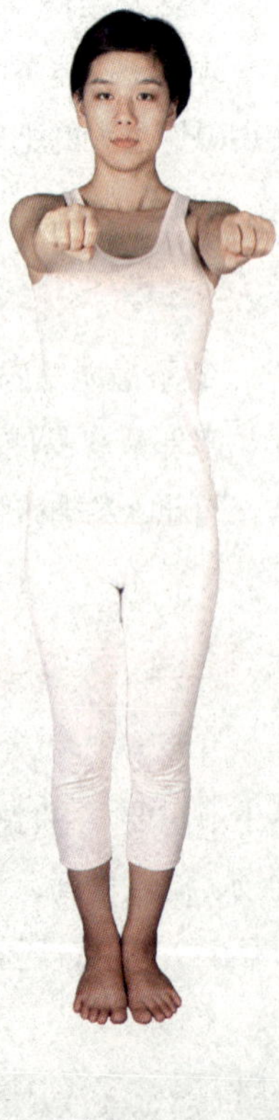

常做深呼吸，可养阴润肺

深呼吸可以帮助人体吐出浊气，吸入新鲜氧气，改善肺部气血循环，让气血多流通，增加血中的氧气，以促进有氧代谢，增强免疫力，加快对肺部细胞的修复，达到润肺的目的。

具体动作要领：伸开双臂，尽量扩张胸部，然后大口吸气，大口吐气。

秋天养肺要早睡早起

秋季万物萧条，人的起居也要在这时随着气候做相应的调整。尤其入夜后，温度降得很快。人们这时不宜在户外乘凉太长时间，避免感受深秋风寒的邪气，要早点入睡。那么，秋季早睡早起有哪些好处呢？

秋季早睡早起，符合“养收”之道

立秋后天气由热渐凉，进入“阳消阴长”的过渡阶段。中秋后，雨水逐渐减少，天气干燥，昼热夜凉，气候寒热变化快，身体一旦出现不适，便容易伤风感冒，旧病也容易复发，所以秋季也称为“多事之秋”。人体的生理活动要适应自然界阴阳的变化，所以秋季必须注意保养内守之阴气，凡起居都不能离开“养收”这个原则。

早卧，顺应阴精的收藏；早起，顺应阳气的舒长

早卧，可以顺应阴精的收藏，以养“收”气。早起，能够顺应阳气的舒长，使肺气得到舒展。

有人对脑血栓等缺血性疾病发病时间做过调查研究，发现这种疾病在秋季发病率较高，发病时间多在长期睡眠的后期，而秋季适当早起，能够减少小血栓形成的机会，这对预防脑血栓发病有很重要的意义。

秋季的睡眠时间：亥时（21～23点）至寅时（3～5点）

秋季最佳的睡觉时间应该是亥时（21～23点）至寅时（3～5点）末，也就是在晚上21点睡下，早晨5点起床。亥时三焦经旺，三焦通百脉，这时候进入睡眠状态，能使身体百脉得到调整，会使人一生不被大病盯上，这也是很多百岁老人的共同特点。

中午要增加半小时“美容觉”

午睡被称为美容觉，养颜效果明显。在秋季，除晚上要保证充足的睡眠外，中午午时（11～13点）也要安排半小时入睡。这不仅能缓解秋困，还能提高下午的工作效率。

小贴士

秋季早晨很适合晨练

秋季的清晨是晨练的最佳时间。秋季的早晨气候较适宜，天高气爽，令人心旷神怡。早起可以选择清幽的地方做晨练，有益于身体健康。秋季早起，呼吸新鲜空气，享受着大自然的美，还能够锻炼身体，一举两得。

温和滋润的食物，给肺穿上滋润温暖的“外套”

秋季天气干燥，是肺部最容易受到伤害的时候。这时候应该选用一些补肺润燥的食物，为自己的肺穿上滋润温暖的“外套”。

燥令伤肺，最容易使皮肤受伤

中医认为“燥令伤肺”，燥是秋季的主气，这个季节的人体极易受燥邪侵袭而伤肺。秋燥会导致人阴津耗损，出现皮肤干燥和体液丢失等症状，并伤及人体肺部，时常表现为口干、唇裂、鼻塞、咽痛、干咳，甚至流鼻血或咯出带血的痰等一系列类似上呼吸道感染的“干燥症”。

缓解秋燥，应该选用一些补肺润燥的食物，能够呵护自己的肺不受伤，还可以滋养肌肤。

> **小贴士**
>
> **秋季吃莲子煲瘦肉，可润燥养肺**
>
> 挑选猪瘦肉250克，再加入莲子20克和适量清水，隔水炖熟，调味即可（隔水炖是指给盛食物的碗等容器盖上盖子，在蒸锅里面蒸）这道菜除了润燥养肺外，还能够调理神经衰弱、心悸、失眠等。

最适合秋天吃的养肺食物

梨

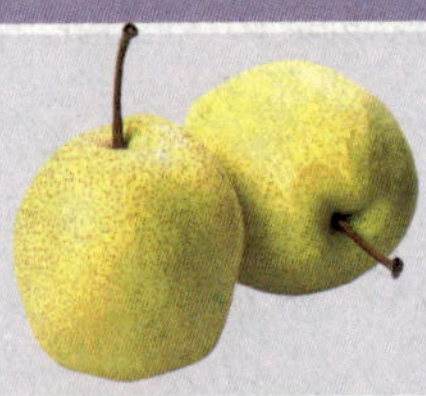

有清热解毒、润肺生津、止咳化痰等功效，生食、榨汁、炖煮或熬膏，对肺热咳嗽、麻疹及老年咳嗽、支气管炎等症有较好的治疗效果。

甘蔗

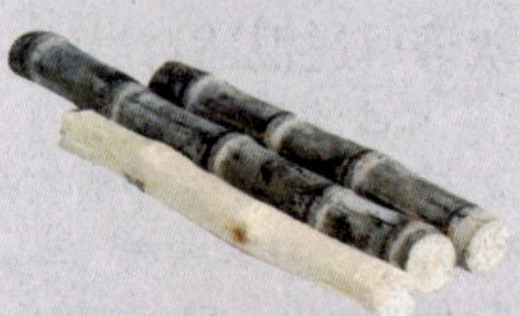

甘蔗汁为解热、生津、润燥、滋养佳品，能助脾和中、消痰镇咳，可用于调理口干舌燥、津液不足、大便燥结、高烧烦渴等症。

柑橘

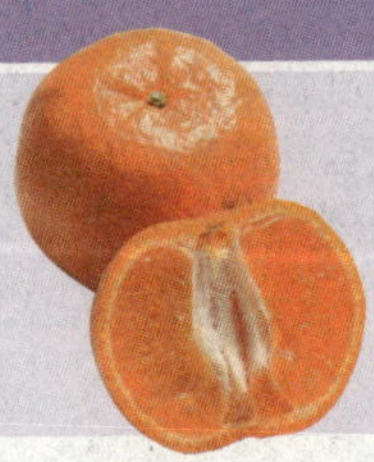

柑橘有生津止咳、润肺止痰、醒酒、利尿等功效，适用于身体虚弱、热病后津液不足口渴、伤酒烦渴等症。榨汁或煎水喝，调理肺热咳嗽效果佳。

大枣

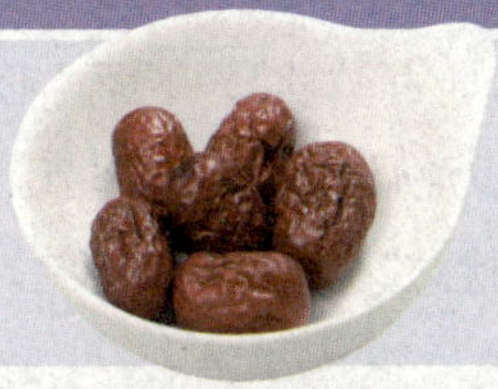

大枣能养胃和脾、益气生津，有润心肺、补五脏、治虚损等功效。中医常用其调理肺虚咳嗽、烦闷不眠等症。

枇杷

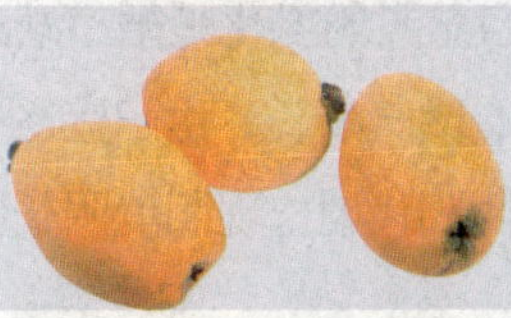

枇杷有治疗肺热咳喘、吐逆、烦渴的功效。用枇杷和冰糖一起煮汤，可润肺止咳。

苹果

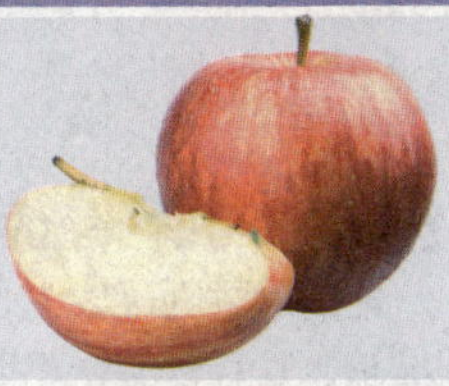

苹果具有生津止渴、润肺除烦、健脾益胃等功效。雾霾天多吃苹果，可以改善呼吸系统和肺功能。

葡萄

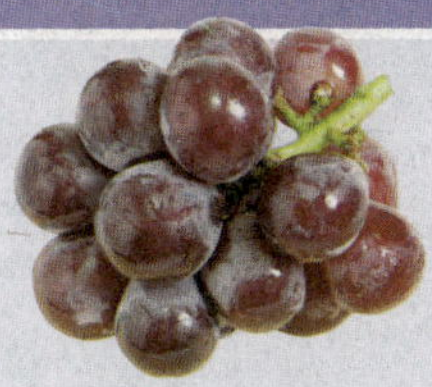

葡萄具有补肝肾、益气血、生津液、利小便等功效。生食能滋阴除烦，捣汁加入蜂蜜煎膏，用开水冲服，对烦热口渴尤佳。

萝卜

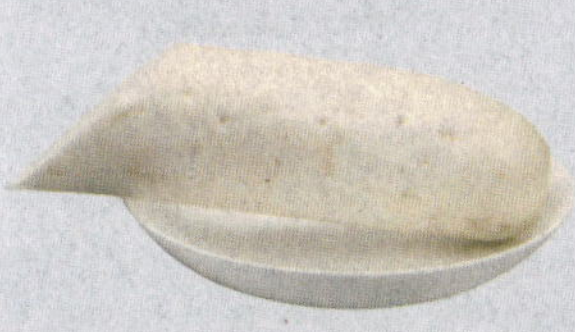

萝卜可清热化痰、生津止咳、益胃消食，生食可调理热病口渴、肺热咳嗽、痰稠等症，若与甘蔗、梨、莲藕等榨汁饮用，效果更好。

百合

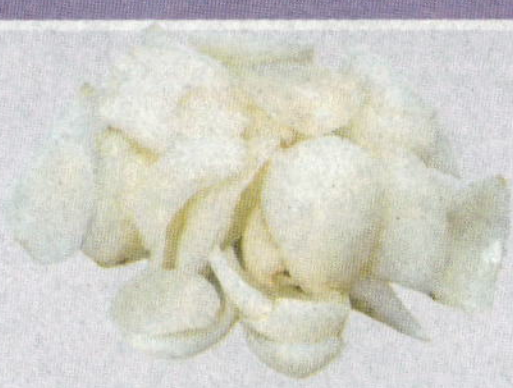

百合是营养丰富的滋补上品，可润肺止咳、清心安神，对肺结核、支气管炎、支气管扩张及各种秋燥病症有较好疗效。

秋天保持神志安宁，以解秋愁

秋天是一个爱发愁的季节，汉字“愁”，上下结构，上面“秋”，下面“心”，这传达出秋天容易发愁的意思。秋天是收获的季节，也是万物开始凋零的季节。气候的变化会引发生理的变化，所以人们容易在秋天产生“忧愁”“悲秋”的情绪。

秋天是万物成熟的季节，也是阳消阴长的季节

《管子》中记载：“秋者阴气始下，故万物收。”整个自然界的变化是循序渐进的，立秋的气候是由热转凉的交接节气，也就是阳气渐收、阴气渐长，由阳盛逐渐转变为阴盛的时期，是万物成熟、收获的季节，也是人体阴阳代谢出现阳消阴长的过渡时期。

秋季如何避免“愁从心头生”

秋季的精神调养要做到内心平静、神志安宁、心情舒畅，即使遇到伤感的事，也要主动去化解，避免愁从心头生。

那么，如何才能防止秋愁呢？

第一，生活要有规律，要按时作息，早睡早起，尽量多做户外运动。

第二，要适当多吃一些高蛋白的食物，如鸡蛋、牛奶、豆类、羊肉等，这些食物能使人的大脑产生一种特殊化学物质，有助于消除抑郁情绪。

第三，不要总一个人待在屋里，要多参加一些有益身心的娱乐活动，如唱歌、跳舞、听音乐等，还可与朋友多聊天，这样会使人忘掉忧愁，心情变得舒畅。

小贴士

登高远眺可缓解秋愁

登高远眺则可使人心旷心怡，使忧郁惆怅之情一扫而光，可以缓解忧愁。所以，在闲暇时约上朋友或家人趁好天气到山水间感受自然魅力，对于缓解秋天肃杀之气的影响是很有好处的。

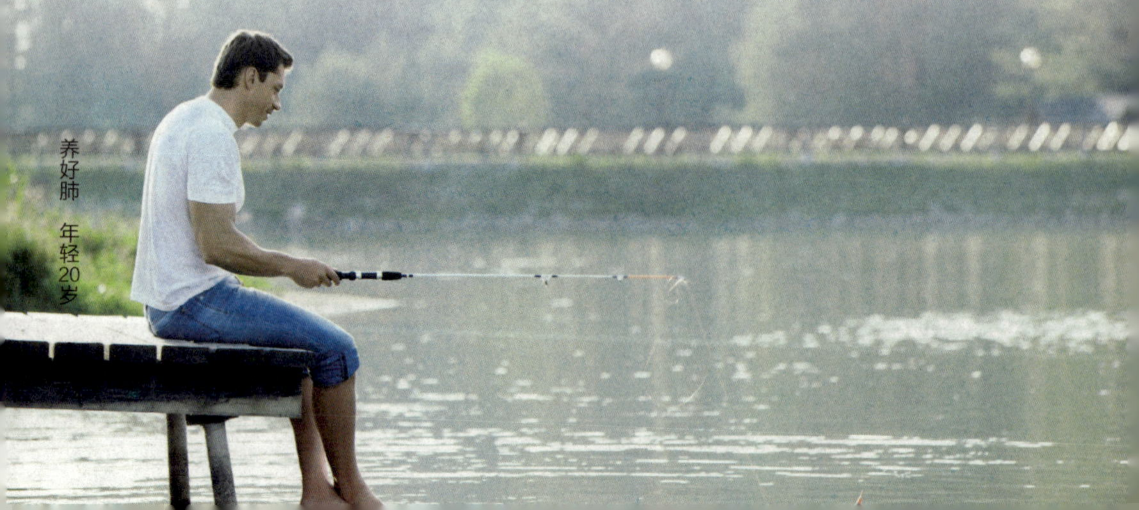

秋天嗓子干痒，用桔梗甘草泡水泻肺火

进入秋季后，气候越来越干燥。干燥的天气往往最易使人的嗓子受伤。

桔梗泡水，可改善咽喉疼痛

中医认为肺上通咽喉，所以肺的生理功能出现问题会累及咽喉。如果是肺阴虚，则会出现咽喉干燥、疼痛的问题。这种情形下可用桔梗泡水喝，能清肺火，改善咽喉疼痛。

桔梗可宣肺气、清肺火；甘草可泻火

桔梗为临床常用药，能开宣肺气、清肺泻火、祛痰止咳、利咽散结；甘草有清热解毒、泻火的功效。喝桔梗茶可祛除邪热火气，使肺气得宣，则咽喉不适症自然就会消除。

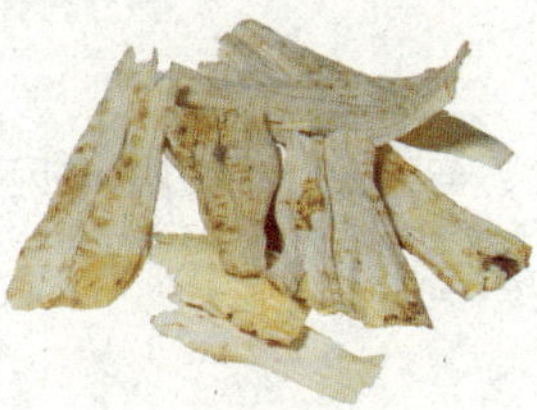

桔梗

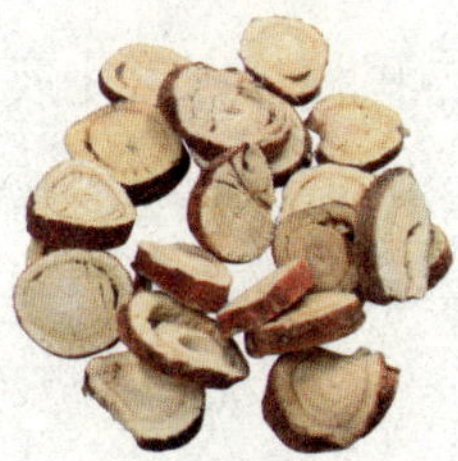

甘草

桔梗甘草茶 宣肺，利咽喉

材料 桔梗、甘草各5克。

做法

将桔梗、甘草洗净，放入水杯中，加适量开水冲泡，饮用即可。

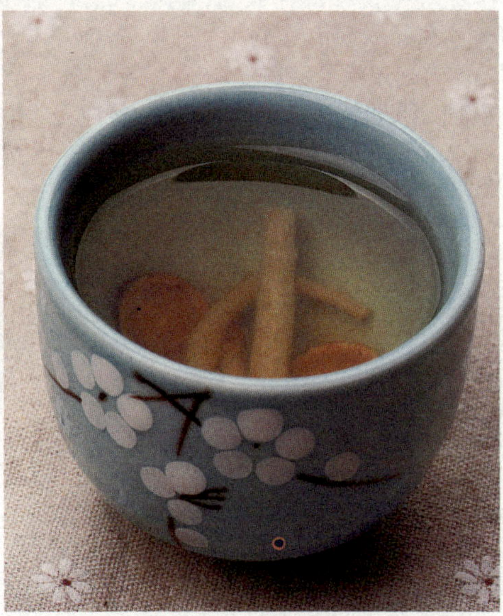

小贴士

阴虚久咳及咯血者不宜喝桔梗茶。

秋天经常用雪梨煮水喝能护肺

肺脏最怕燥邪。秋天气候比较干燥，人经常感觉肌肤发干、嗓子发干，这其实就是燥邪伤肺的表现。预防燥邪伤肺，首先在饮食上少吃辛辣食物，减少身体里的火气，另外可以吃点雪梨来达到滋阴润肺的目的。

雪梨最主要的功效就是滋阴润肺

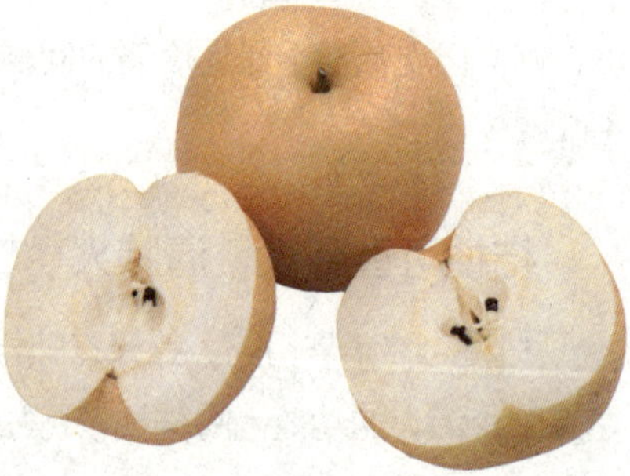

雪梨水多而滋润，加上其果肉为白色，根据中医五行理论，大部分白色食物都对肺脏有好处，所以雪梨最主要的功效就是滋阴润肺。

雪梨能清热润肺、止咳化痰

中医认为，雪梨可润肺清热、生津止渴，与冰糖一起使用，能够润肺止咳，改善肺阴虚引起的咳嗽、干咳无痰、唇干咽干等症。

川贝雪梨猪肺汤 清热润肺，生津止渴

材料 猪肺120克，川贝母9克，雪梨1个。

做法

1. 将猪肺洗净切开，放沸水中煮5分钟，再用冷水洗净，沥干水分。
2. 将川贝母洗净打碎；雪梨连皮洗净，去蒂和梨心，梨肉连皮切成小块。
3. 各种材料放到沸水锅内，文火煮1小时出锅即可。

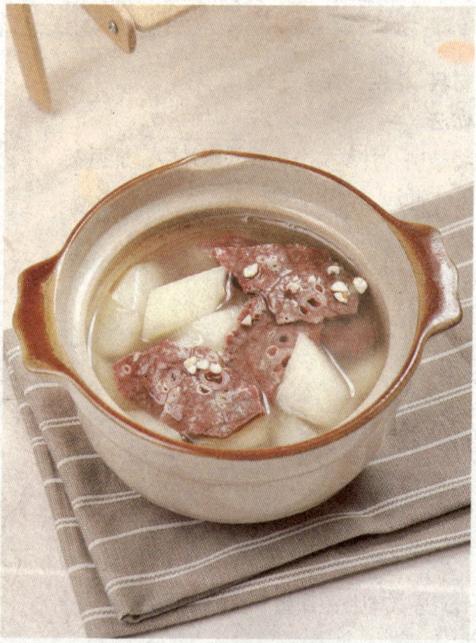

小贴士

若寒痰、湿痰引起的咳嗽，不宜喝川贝雪梨猪肺汤。

冬季严寒逼人，御寒防病把肺养

肺怕寒冷，冬季养肺宜防寒

冬季天气寒冷、气候干燥，人们随时可能受到呼吸道疾病“袭击”。所以，冬天要格外注意养肺。

冷空气最易使人伤风感冒

肺脏直接与大气相通，且与皮肤和大肠有密切关系。冷空气到来后，最容易刺激呼吸系统，加上抵抗力减弱，就给病原微生物以可乘之机，使人伤风感冒。而进入冬季后，寒冷天气让人们更愿意在室内生活。为了保暖，室内空气不能得到流通，各种病毒和细菌传播，也使呼吸系统疾病的发病率明显增加。5岁以下的孩子、老人和慢性疾病患者是主要患病人群。

因此，冬季养肺就成了重要事情。

冬季养肺要做好防寒保暖

冬天要随着气温的降低及时增加衣物，以防受寒伤风，以手足温暖，或是出微汗为宜。尤其是背部和足部的保暖工作一定要做好。因为背部是人体督脉循行的主干，有“阳脉之海”的称呼，是人体“阳中之阳”，主管人体一身阳气。做好背部保暖，人体的一身阳气及整个冬天的健康才有保障。

睡前温水泡脚，可提升阳气、预防感冒

俗语说“寒从脚下生”，因为脚离心脏最远，气血循环差，再者皮下脂肪又薄，很容易受凉。若能在睡前用温水泡脚10～15分钟则可提升阳气，预防感冒。

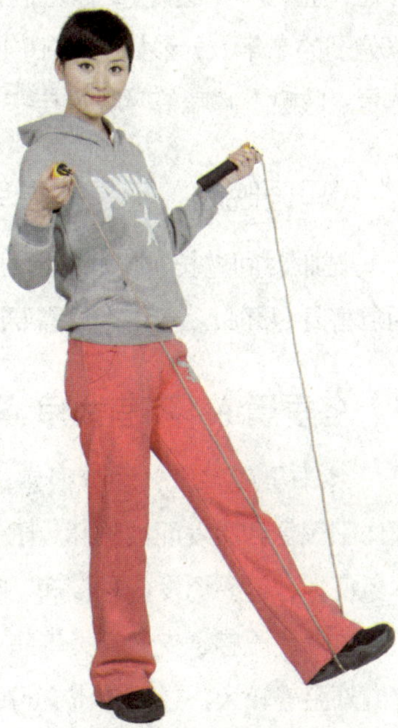

跳绳运动适合寒冬在室内做，能够帮助阳气生发。

冬天养肺要早睡晚起

《黄帝内经》说："冬三月，早卧晚起，必待日光。"冬季的3个月就应该睡得早、起得晚，要等到太阳升起来之后再起床。早卧晚起，能够养护身体的阳气，有养阴补阳、肺肾同养的功效。

冬天不但要养肾，养肺也很关键

常言说"冬日好养肾"，但是肺为"娇脏"，最易受到外界邪气侵犯，冬天一直是伤风感冒，或是原有的呼吸系统疾病复发的高峰季节。所以，冬天不但要养肾，养肺也很关键。肺肾同养，起居上要早卧晚起。保护好身体的阳气，冬天就不容易感冒、咳嗽。

冬季，人也要顺应"冬藏"原则

中医理论认为，人与自然界是一个整体，人要顺应自然界的四时变化，合理安排起居。当太阳升起时，人体生物钟就会发出指令，交感神经开始兴奋，这就说明你该起床了。

冬季白天短、夜晚长，人也要顺应"冬藏"的原则。可适当延长睡眠时间，将作息调整为"早睡晚起"，比其他季节早睡1~2个小时，再晚起1~2个小时。阳气偏弱的老年人，最好等太阳出来再起床，以避寒邪。否则，很可能因为受寒引发感冒、咳嗽、哮喘等呼吸道疾病，甚至诱发心绞痛等。

"早睡晚起"不是提倡早晨睡懒觉

睡眠时间过长、睡眠不足，都会导致精神疲劳和身体疲倦，使得代谢功能下降而危害身心健康。老年人只需要比平时早1 ~ 2个小时睡、晚1 ~ 2个小时起床。

冬季晨练，不宜太早

冬季早晨寒气、浊气很盛，过早的晨练容易使人体阳气受到激发而被破坏。阳气被破坏，会影响人体免疫力，容易诱发各种疾病。吸入过多寒气，可能引起咳嗽、流感、支气管炎等病变。另外，由于早晨室内外温差较大，过早外出有可能引起心血管温度突变，突发心脑血管疾病。

小贴士

老人晨练前可喝杯温开水暖身

老年人起床后，先喝一杯温开水，然后在室内做一些简单的小动作，让身体气血运转、完全变暖，然后等气温稳定后再外出运动。

寒冷的冬天宜吃温补食物

根据中医“虚则补之，寒则温之”的原则，寒冷的冬天可以在膳食中适量地加入温热性且具有补益肺肾的食物。

> **小贴士**
>
> **鲤鱼川贝汤，止咳喘**
>
> 鲤鱼与少许川贝一起煮汤服用，对于调理咳嗽气喘有良好的功效。

山药

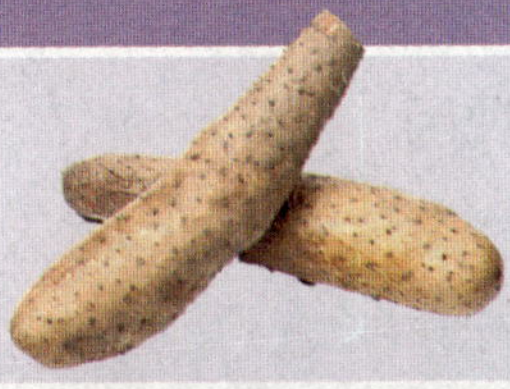

山药有健脾、补肺、固肾、益精的功效，冬天食用可益肺平喘，调理阴虚火旺或肾虚不固引起的遗精、早泄。

白果

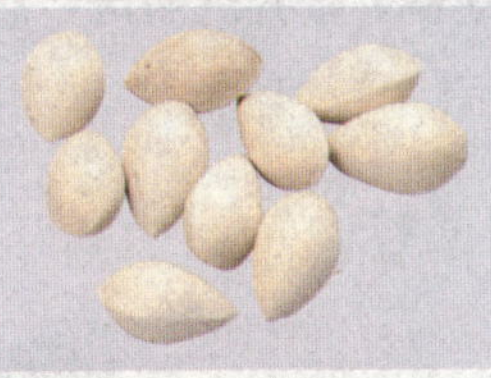

白果为滋阴补气的佳品，李时珍说：“白果熟食温肺益气，定喘嗽，缩小便”。取白果仁10克，炒后用水煎，加糖，连汤一起食用，可调理肺燥引起的咳喘。

黄豆

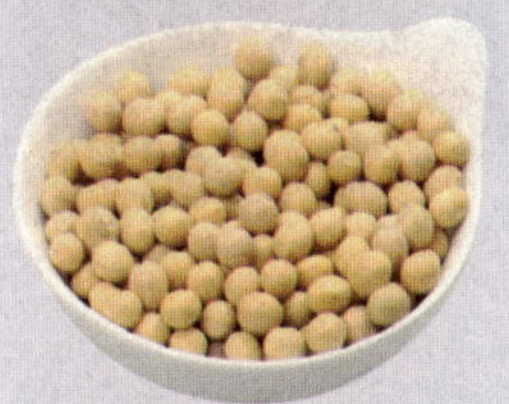

黄豆含有丰富的蛋白质和多种人体必需的氨基酸，能够提高人体免疫力，有助于增强体质，同时具有益气养血、润燥消水、健脾和中的功效，是身体虚弱者的补益佳品。

羊肉

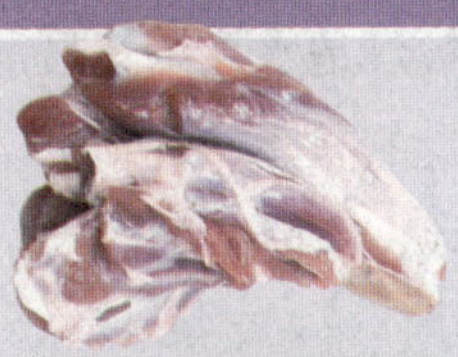

羊肉既能御风寒，又能补身体，对风寒咳嗽、慢性气管炎、虚寒哮喘、肾亏阳痿、腹部冷痛、体虚怕冷等有补益效果，最适合冬季食用。

鲤鱼

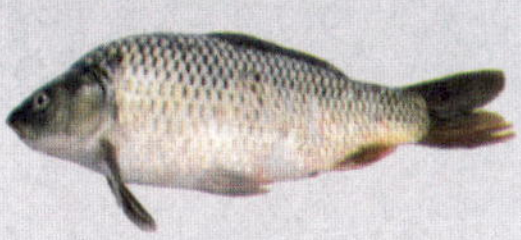

鲤鱼有健脾益肺、利尿消肿的功效，冬季食用可调理咳嗽、气喘、水肿等病症。

水果变身“热果”，冬季补肺好选择

冬天能吃到多种水果是好事，但对于一些体质寒凉、肺胃不好的人来说，吃不对就会起反作用。寒冷的季节，可以将水果热着吃，从而减少对肺和肠胃的刺激。

熬粥

桂圆、葡萄干、红枣等，可以与粥一起煮。

银耳雪梨红枣粥：滋阴润肺，缓解咳嗽

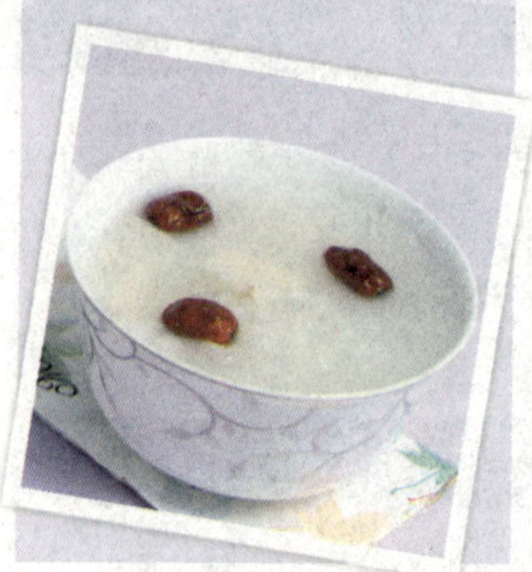

煮汤

苹果、山楂、梨，都能与冰糖一起煮汤喝。但由于山楂较酸，胃酸偏多的老人要少吃或慎吃。

苹果牛肉汤：提高免疫力

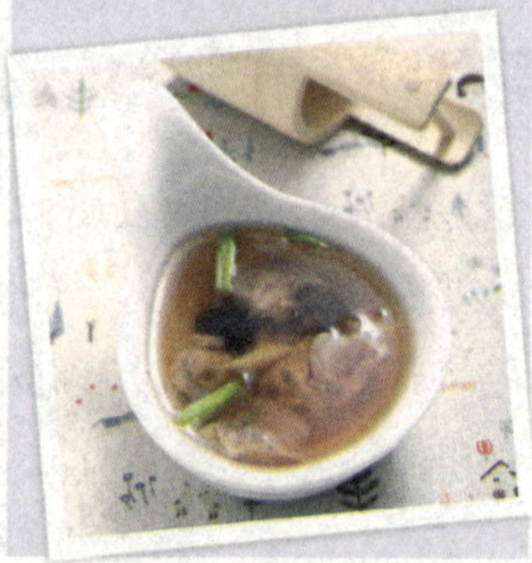

炖肉

荸荠、桂圆等可以加入肉汤中一起炖，还可以增加肉的美味程度。

胡萝卜荸荠炖瘦肉：润肺抗燥，美颜

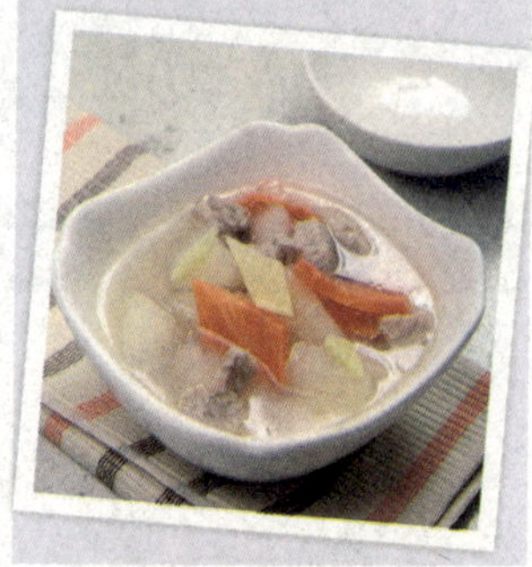

微波炉加热

橙子、苹果、梨等都能够切成小块，经过微波炉加热后食用，也可将其榨成果汁，加热后饮用。

用锅蒸

苹果、红枣、山楂具有很好的补中益气、养血安神功效。尤其是蒸熟的枣，比生枣更容易消化，脾胃功能弱的人可以适当多吃。

做菜

拔丝是水果做菜最常见的方法。将水果切块，用白糖熬成糖浆后，将水果裹上糖浆，拔成丝，如拔丝苹果、拔丝香蕉、拔丝梨等。

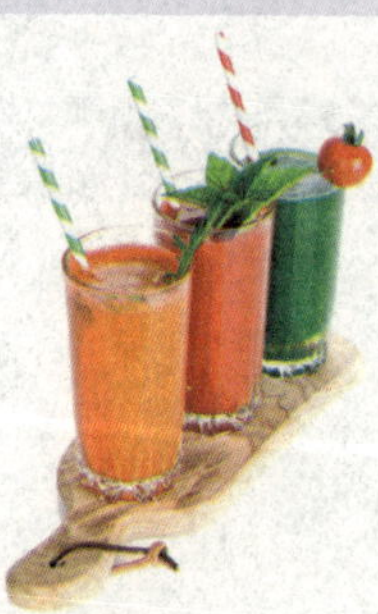

冬天怕冷易感冒，喝黄芪牛肉汤补气

一到冬天，有的人虽然比较怕冷，但又容易出汗，受点风还容易感冒。这是什么原因引起的呢?

气虚的人往往容易感冒

中医认为，体内的“气”具有调节人体体温和控制毛孔开阖的功能，因此，当人“气虚”时，机体调节体温的能力变弱，也不容易控制毛孔的开阖和汗腺的分泌，从而出现怕冷但又爱出汗的症状。气虚的人身体防御能力一般不怎么好，容易感冒，感冒后康复的时间也比别人要长。因此，补气是第一要务。

黄芪补气止汗，牛肉健脾益肾

黄芪具有补气升阳、固表止汗的功效；党参具有健脾补肺、益气养血生津的功效；牛肉有补中益气、滋养脾胃、强健筋骨的功效，适合于气短体虚、筋骨酸软、贫血久病及面黄目眩者食用。

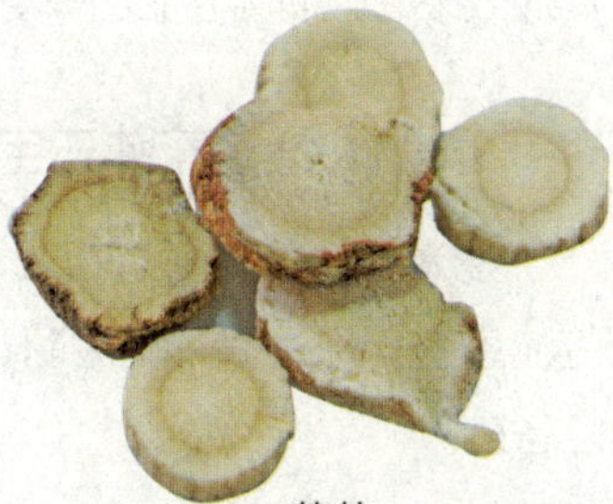

黄芪

参芪牛肉汤 补肺气，健脾胃

食材 瘦牛肉1000克。

药材 黄芪10克，党参12克。

调料 大葱15克，姜10克，料酒15克，小葱5克，胡椒粉1克，盐8克，味精2克。

做法

1. 将黄芪、党参洗净；装在双层纱布袋内封住口做成中药包。
2. 牛肉洗净，切块；姜、葱洗净。
3. 砂锅置大火上，倒入鲜汤1800克，加入牛肉块、中药包煮沸，撇去浮沫；加姜、葱、料酒，移至小火炖熟透；拣去中药包、姜、葱；加入精盐、胡椒粉、味精、小葱即成。

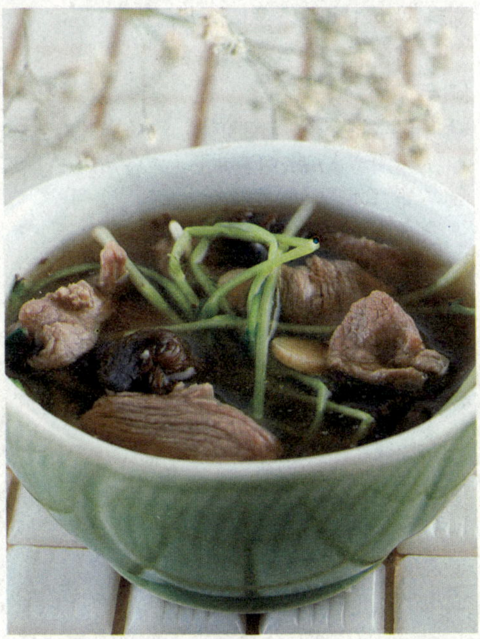

冬季清火润燥，三宝粥来帮忙

寒冷的冬季，气温的下降让人们开始疯狂追逐高热量食物，希望为身体带来更多温暖。同时，空气的干燥和身体中的火气也会使大家备受困扰。冬季不仅要温补，还要润燥。

冬季润燥，首选白色食材

冬季里，吃得过分火热的人们都会受到上火和干燥的困扰，这时候，有针对性地选择润燥的食物就能够滋阴祛火。润燥食品很多是白色的，比如莲子、银耳、梨、百合、白萝卜等，都是能够清肺润燥的食材，搭配煮粥时也可交叉选择，不仅润燥效果好，而且甘甜滋味更佳。

冬季润燥“养肺三宝”：糯米、银耳、莲子

糯米有补养肺气的功效，适宜多汗、血虚、脾虚、体虚、肺结核、神经衰弱等症患者食用；银耳有滋阴、润肺、益气、强心等功效；带心莲子能清心火、祛除雀斑。

三宝粥 除燥、润肺、清火

材料 大米100克，银耳10克，红枣3～4颗，莲子12克，冰糖4克。

做法

1. 用温水将莲子、红枣泡发、洗净备用，大米用清水淘洗两遍并沥干水备用。
2. 将银耳用温水泡发，摘去根蒂，用手撕成小片备用。
3. 在砂锅中加两碗水，放入莲子、银耳和适量冰糖，开中火熬煮，水沸后再加入大米，并用勺子不断搅拌，防止粘锅。
4. 撇去浮沫后盖好盖子，加入红枣转小火继续熬煮20分钟左右即可食用。

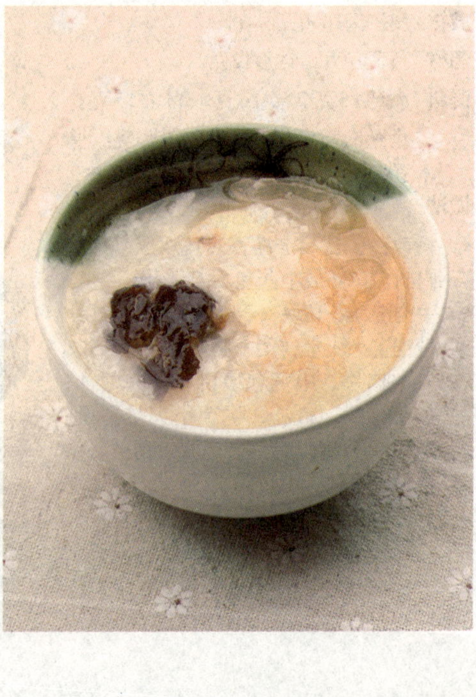

专题 秋冬养肺，常做 8 个小动作

秋冬季节天气干燥、寒冷，人容易疲劳、阳气不足。只需在秋冬季常做下面的小动作，就会改善秋燥、温暖身体。

发常梳

经常梳理头发，能够扩张皮下毛细血管，促进新陈代谢，保持头脑清醒、消除疲劳。

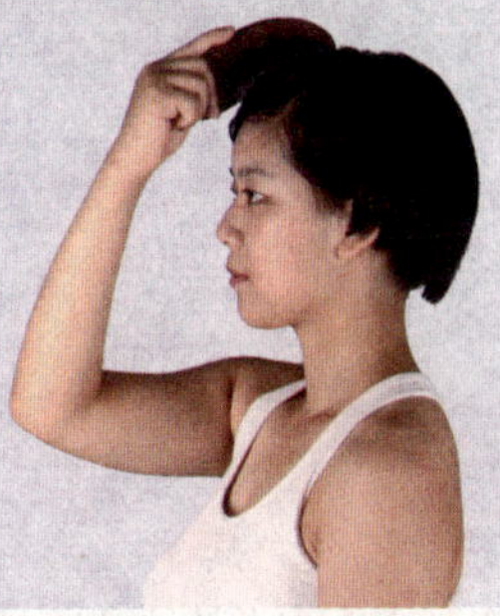

面多擦

用双手或干毛巾揉搓面部，使面部红润。

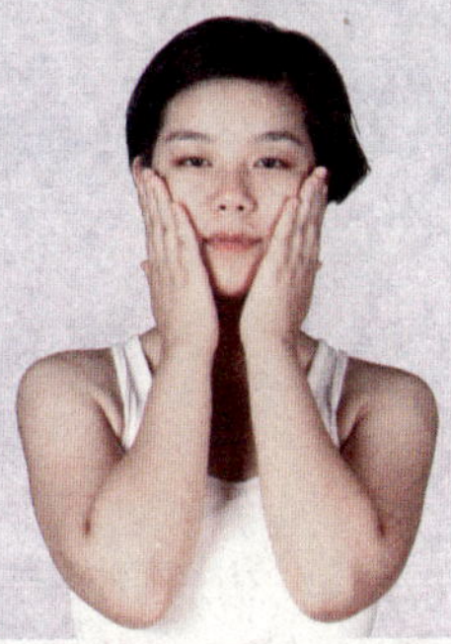

齿常叩

牙齿多活动，相互叩一下，能够保持牙齿健康，有助于缓解疲劳。

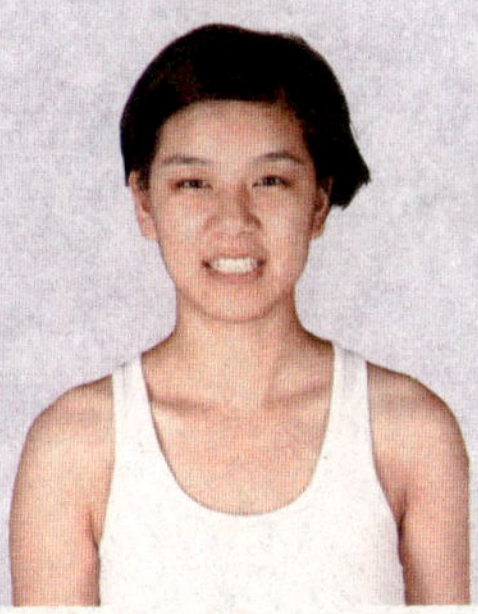

呼浊气

多走出户外呼吸新鲜空气，能够促进血液循环，保持良好的呼吸系统机能。

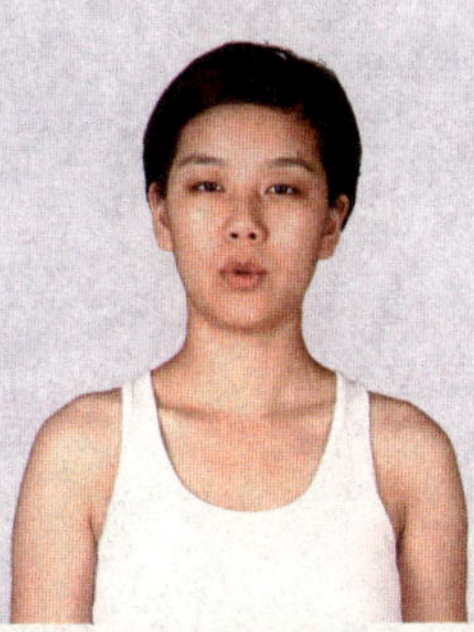

腹自揉

用手掌按摩腹部，适当揉搓可以帮助消化、消除淤积、益气强身。

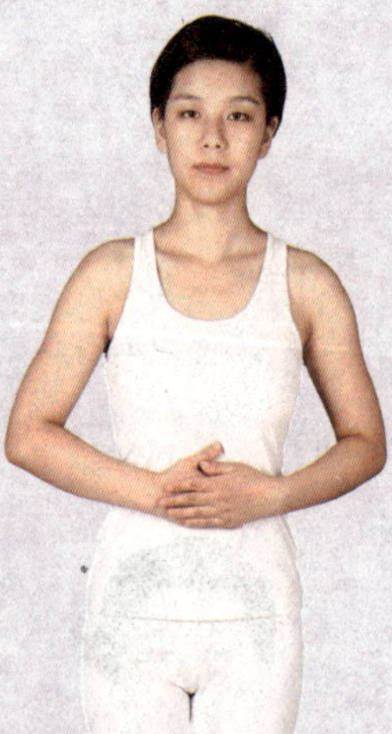

搓足心

每天洗脚按摩足心，能够消浊通络、解除疲劳，起到吐故纳新的效果。

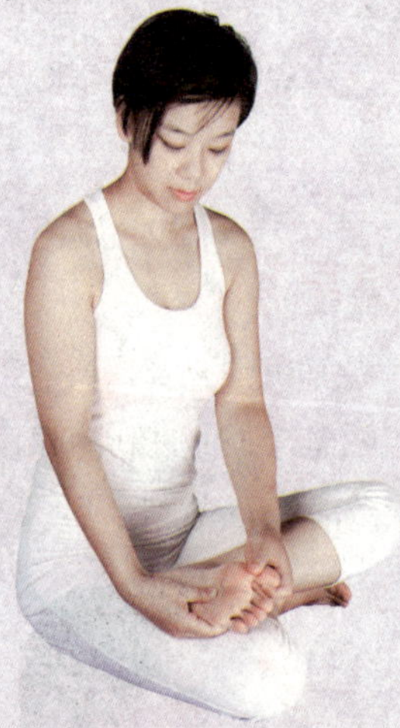

拍拍肩

腰部转动和拍肩相结合，右手掌拍左肩时腰向左转，另一手背拍腰骶部。反过来做也可以。由于肩部有肩井穴，拍打此穴能够起到疏通气息、行气活血的作用。

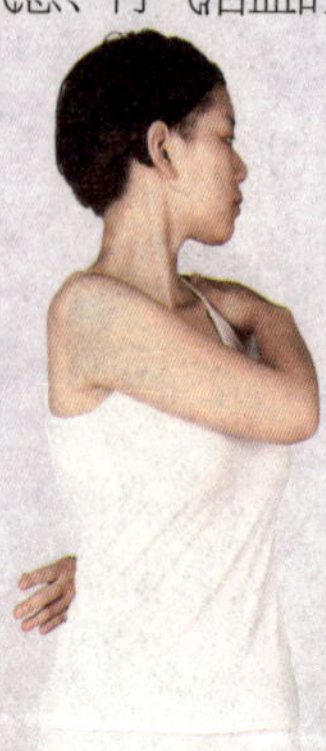

扭扭腰

拇指在前，其余四指在后，腰部向右、向左扭动，接着可以做顺时针或逆时针转动，转动要缓慢有力。

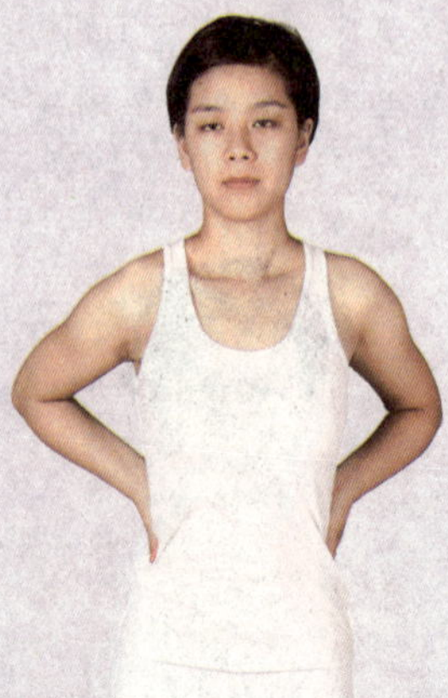

第四章

人活一口气，肺养好呼吸畅、不感冒、咳喘少

肺气虚衰，身体会有哪些表现

前面说过，肺主一身之气，影响呼吸，影响身体的营养供应，影响一个人的容貌。因此，就需要养好肺脏。当肺脏出现了典型的虚衰特征时，就要予以重视。肺脏虚衰除了表现为经常咳喘外，还有以下一些典型特征。

容易疲劳

有的人稍微做些事就觉得劳累不堪，甚至不劳动时也时常感觉没劲，总是很疲劳。晚上休息后疲劳感会有好转，但是白天稍微干点活马上又没了气力。这与肺气不足有一定的关系。

中医认为，"劳则耗气"，就是说当我们在劳动时会损耗一定气血。肺气不足者，如果再劳动，自然会导致体内气更虚，疲劳感会加重。肺气不足，容易疲劳的人应该多卧床休息，减少对肺气的耗损。

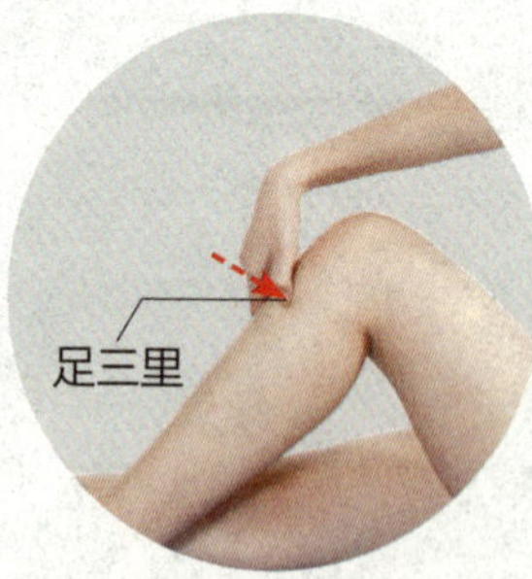

调理方法：用拇指指端按掐足三里穴，一掐一松，以有酸胀、发热感为度，连做 36 次，两侧交替进行。

容易水肿

水肿与肺气不宣及肺通调水道有一定关系。肺气能调度身体中的津液，一方面使津液输布到全身各处，发挥滋养作用；另一方面能够使多余的津液下行，最终排出体外。

如果肺气不宣，无论是布散功能，还是往下推动的力量都比较弱小，导致水液不能正常输布和排泄，就会发生水肿。轻者眼睑、腿脚处水肿，重者全身都会水肿。

饮食上，多吃一些冬瓜、薏米、西葫芦，能利水消肿。

艾灸列缺穴

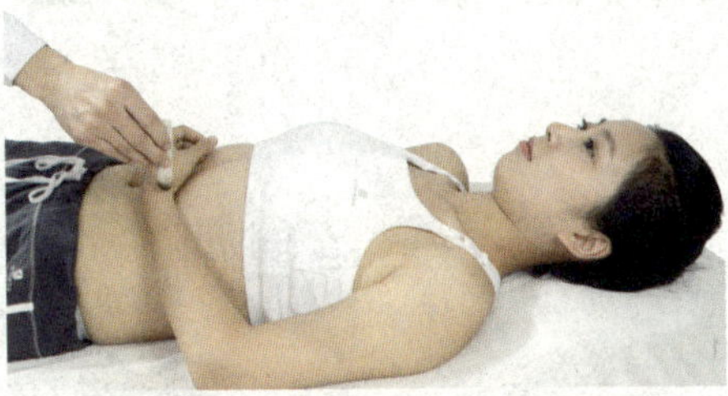

艾灸肺俞穴

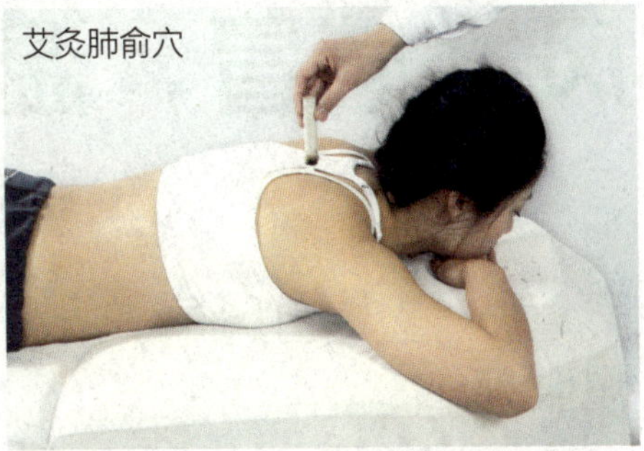

调理方法：点燃艾条在列缺、肺俞穴上施灸，每天灸1次，每次灸10～15分钟。

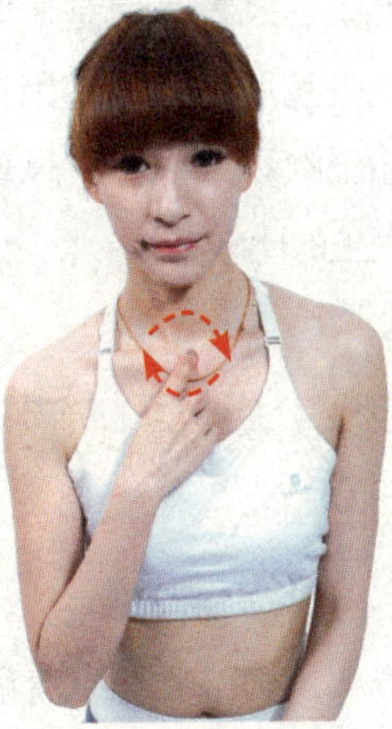

声音低怯

如果平时说话声音较高，突然间说话声音小起来，并且不怎么爱说话，则可能与肺气虚相关。

中医认为，肺主气，肺为声音的门户，肺气可鼓动声带而发出声音。肺气足，声音自然洪亮；肺气虚，鼓动声带力气不足，声音自然就较小。

调理方法：用中指指端按揉天突穴2～3分钟，方向尽量向下，避免刺激食管，手法宜轻柔。

自汗，尤其是鼻子容易出汗

不做运动，没吃热的食物，没有喝热水，也没有穿很多，可就是喜欢出汗。尤其是鼻子部位更容易经常出汗。这种状况就是中医说的“自汗”。

肺气有固摄功能，肺气能控制津液，使它们待在身体中发挥滋养作用。在肺气不足的情形下，会导致固摄力量不足，汗液自然容易流出。

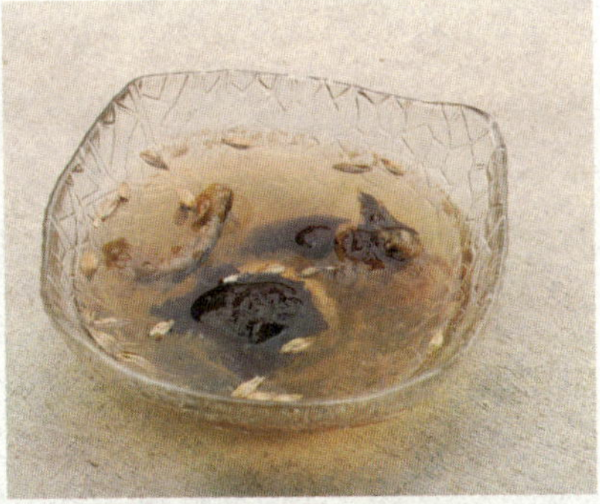

调理方法：红枣5个洗净，去核，撕成小块。将红枣与15克浮小麦放入砂锅中，加适量水，大火煮沸，小火煮20分钟，加适量冰糖调味即可饮用。

风寒感冒，温肺解表来调理

风寒感冒多由风寒之邪伤肺所致

中医将感冒分为风热与风寒两种类型。风寒感冒是风寒之邪外袭、肺气失宣所致，其起因通常为劳累，再加上吹风或受凉。风寒感冒通常秋冬发生的比较多。

风寒感冒的表现症状有哪些

轻者鼻塞声重，打喷嚏，不时流清涕，喉干痒，痰清稀色白；重者恶寒重，发热轻，无汗，头痛，肢节疼痛，舌苔薄白等。

哪些人容易得风寒感冒

平时手足偏凉、性格内向的阳虚体质者，感染风邪后易形成风寒感冒。

杨力推荐小处方

姜糖饮：解表发汗，祛风寒

先将10克生姜洗净切丝，放入瓷杯或保温杯中，用沸水冲入，加盖浸泡5分钟，再加入适量红糖溶化即成。

风寒感冒宜选食材

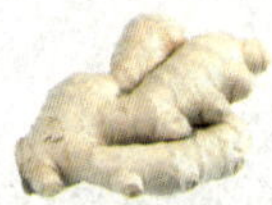

生姜

散寒发汗、解表祛风

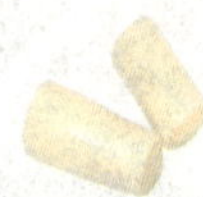

葱白

调节体温，预防风寒感冒

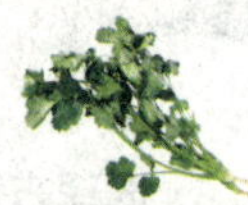

香菜

驱风散寒，祛痰

按揉大椎穴：调理外感风寒

用食指按揉颈后的大椎穴5～10分钟，以皮肤发热发红为度。

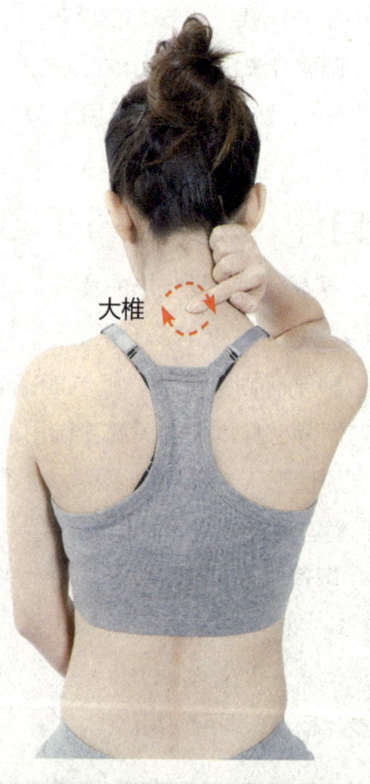

特效中成药：感冒软胶囊

感冒软胶囊可散风解热，主治外感风寒邪气引起的感冒。症见头痛发热、鼻塞流涕、恶寒无汗、骨节酸痛等。

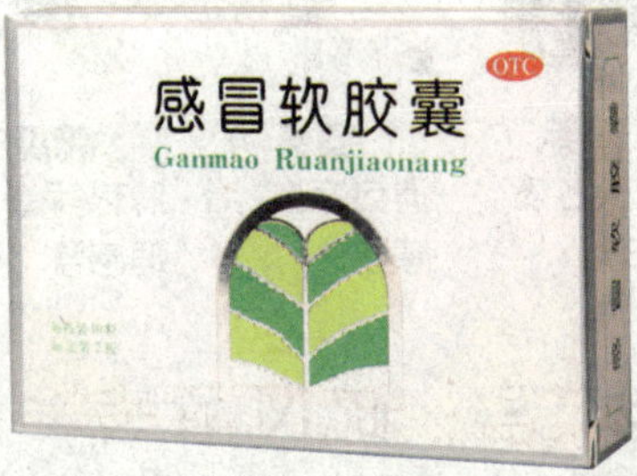

风寒感冒患者一日康复餐举例

早餐	神仙粥（糯米30克）、豆腐皮香菜卷（豆腐皮1张，香菜10克）
加餐	猕猴桃2个
午餐	大米饭（100克）、草鱼汤（草鱼肉200克、生姜20克）、葱炒牛肉（葱30克、牛肉100克）
加餐	葱姜糖水（葱白10克、生姜5克，红糖20克）
晚餐	鸡汤挂面（挂面50克）、酸萝卜老鸭汤（老鸭1只、酸萝卜300克）

· 风寒感冒特效食谱

神仙粥 驱风寒，补阳气

材料 葱白6根，生姜7片，白糯米30克。

做法 将上述材料放入锅中，加水900毫升煮粥，同时加入80毫升的老醋。

功效 调理由风寒引起的头痛、浑身乏力、酸软及发热的症状。此粥一定要趁热食用，患病前3天每天食用。

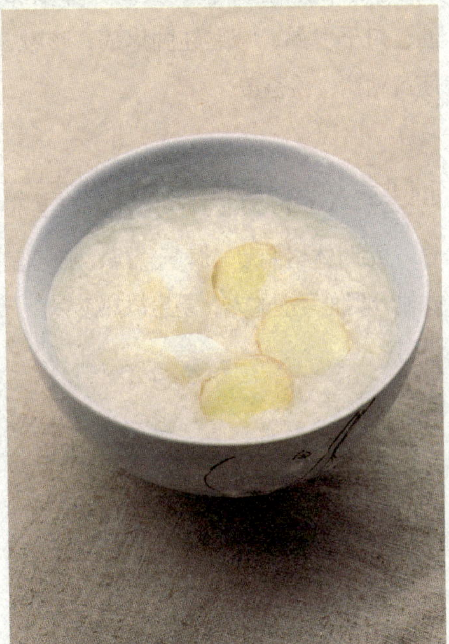

小贴士

熬制此粥，选老一些的生姜效果更好。

风热感冒，调理当清热益肺

风热感冒多由风热侵体、肺气失和所致

中医认为，风热感冒是由于风热之邪侵体，肺气失和造成的。春季气温回升，很容易风热侵体；夏季室外闷热、室内因开空调比较凉爽，如果突然从室内到了室外，皮肤毛孔不能适应这个温度变化，风热之邪就容易进入人体，造成肺的损伤。

风热感冒的表现症状有哪些

发热，汗出不畅，头痛，鼻塞涕浊，口干发渴，咽喉红肿疼痛，咳嗽，痰黄黏稠，舌苔黄。

哪些人容易得风热感冒

平时体格偏瘦，脾气急躁，阳气偏亢或者阴血亏虚的人，易患风热感冒。

杨力推荐小处方

桑叶薄荷粥：发汗解表、疏散风热

干桑叶10克、干薄荷5克洗净切碎待用。大米50～100克淘洗干净后入锅，添水适量熬煮至半熟时，加入桑叶和薄荷煮至粥成即可。

风热感冒宜选食材

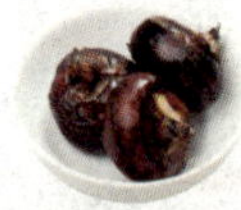

荸荠
清热化痰，止咳

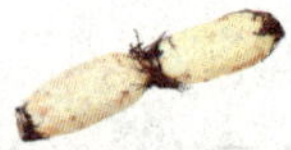

莲藕
清热凉血，治感冒

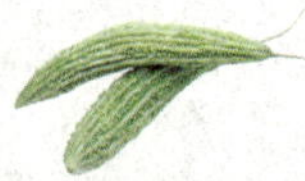

苦瓜
清热解暑，调理感冒

推坎宫：疏风解表，调理风热感冒

用双手食指侧面或指腹，分别从眉头沿着眉心向眉梢方向，以适当均匀的力度，做直线推动100～200次。有疏风解表、提神醒脑的作用，也可以缓解感冒症状，辅助调理感冒。

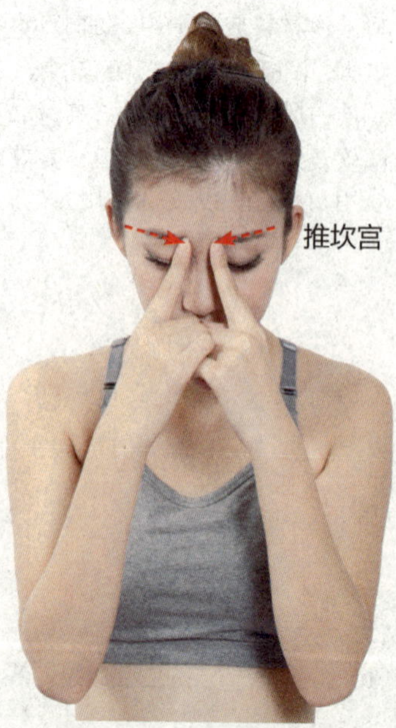

特效中成药：银翘解毒片

银翘解毒片有辛凉解表、清肺透邪的作用，适用于风热感冒、发热头痛、咳嗽、口干、咽喉疼痛等。

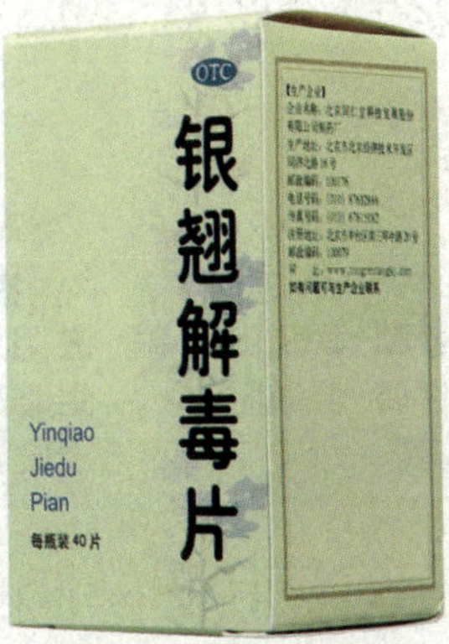

风热感冒患者一日康复餐举例

早餐	薄荷粥（粳米50克、薄荷15克）
加餐	菊花桑竹茶（500毫升）
午餐	米饭（100克）、猪瘦肉柴葛汤（猪瘦肉120克、葛根30克、柴胡12克）、西芹炒百合（西芹250克、鲜百合50克）
加餐	柠檬汁（300毫升）
晚餐	绿豆粥（绿豆20克、粳米30克）、西红柿鸡蛋汤（西红柿、鸡蛋各2个）

· 风热感冒特效食谱

薄荷粥 疏散风热，清利头目

材料 粳米60克。

药材 薄荷15克。

做法

1. 将薄荷用清水洗净，然后沥干水。
2. 粳米淘洗干净，直接放进锅内，加清水适量；先用大火煮沸，再小火慢慢煮，等到米烂粥稠的时候，加入薄荷叶，烧沸就可以了。

功效 薄荷有疏散风热、清利头目的作用，是治疗发热的“专家”，外感风热、头痛目赤、口疮口臭、咽喉肿痛的人最宜常食之。

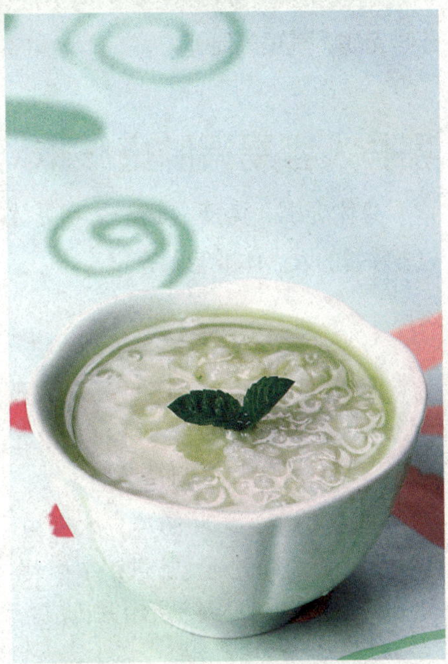

小贴士

大火煮开后，转小火慢慢煨。期间要用勺兜一下锅底，防止粘锅。

肺虚咳嗽，补肺是关键

久咳不愈，多因肺气虚引起

久咳不愈，而且干咳无痰，这种咳嗽不是一般的炎症，也不是燥热、感冒，而是肺虚所致。中医认为，如果气候变化异常，如风太大、湿过盛等，机体不能与之相适应，就会导致肺虚咳嗽的发生。所以，调理肺虚型咳嗽的方法就是补肺。

肺虚咳嗽的表现症状有哪些

肺虚咳嗽经常表现为：咳嗽不止、干咳无痰、气短气促等。

哪些人容易得肺虚咳嗽

身体虚弱、免疫力低、季节更替总爱感冒的人、体虚老人等。

杨力推荐小处方

冰糖燕窝粥：治肺虚久咳

燕窝 10 克，大米 80 克，冰糖 30 克。将发好纯净的燕窝放进锅中和大米同熬 1 小时，加入冰糖溶化后即成。

肺虚咳嗽宜选食材

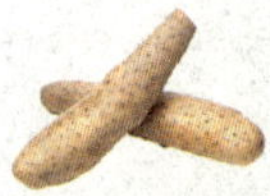

山药

益肺气、养肺阴。辅助调理肺虚咳嗽

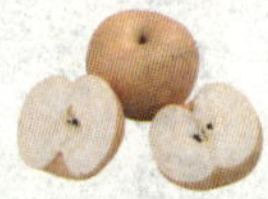

雪梨

润燥化痰，润肠通便

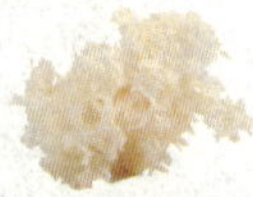

银耳

滋阴润肺，生津养胃，补虚损

按揉肺俞穴：调补肺气，补虚清热

用两手的拇指或食、中两指轻轻按揉肺俞穴，每次 2 分钟。

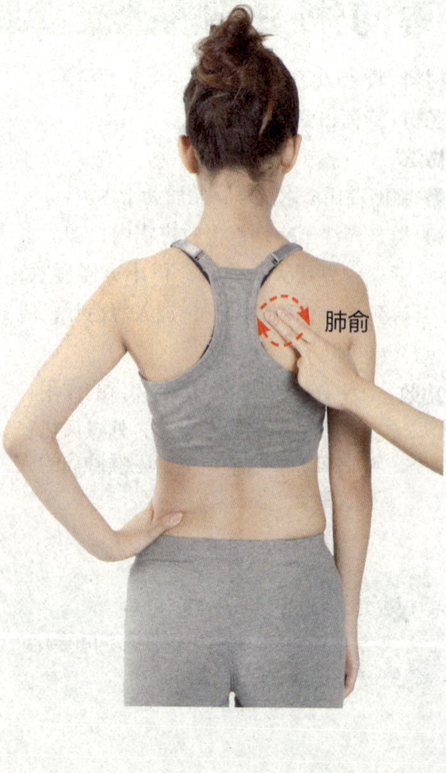

特效中成药：玉屏风颗粒

玉屏风颗粒有益气固表止汗的功效，适用于肺气虚弱引起的感冒、多汗、过敏性鼻炎、上呼吸道感染等。容易感冒，畏风怕冷，稍微活动就出汗较多等人群适合服用。

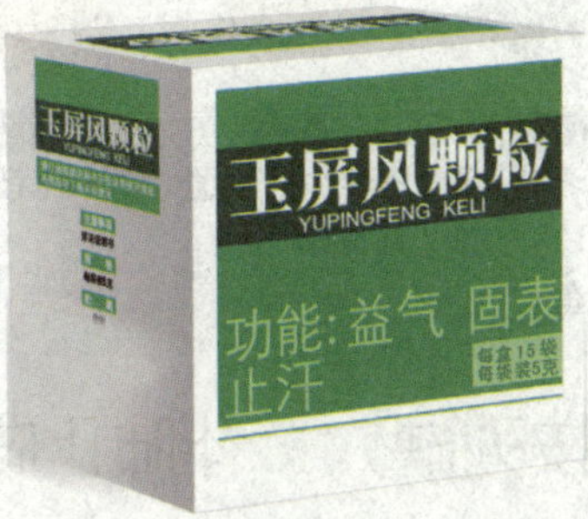

肺虚咳嗽患者一日康复餐举例

早餐	冰糖燕窝粥（燕窝10克、大米80克、冰糖30克）、肉夹馍（五花肉300克、面粉500克）
加餐	山芪枸杞茶（怀山药5克、生黄芪5克、枸杞子3克）
午餐	米饭（100克）、萝卜炖羊肉（羊肉500克、白萝卜250克、当归片10克、姜片3克）
加餐	椰浆西米露（西米、椰汁各50克，椰果90克，牛奶180克）
晚餐	二米粥（小米、大米各50克）、凉拌木耳（青川小木耳40克，青椒、红椒各10克，香菜5克）

· 肺虚咳嗽特效食谱

白萝卜炖羊肉 补肺气，止咳喘

材料 羊肉500克，当归片10克，白萝卜250克。

调料 姜片5克，盐3克。

做法

❶ 白萝卜洗净，切块；羊肉剁成小块，洗净。

❷ 锅中放羊肉块，加适量水，大火烧开，汆烫一下，捞出羊肉块，用清水洗净。

❸ 锅中倒入适量水，放入羊肉块、白萝卜块、当归片、姜片，大火烧开，改小火炖至肉质酥烂，加盐调味。

功效 补肺气，止咳。

小贴士

炖此菜时，加入几片橘皮，能够去除羊肉的腥膻味。

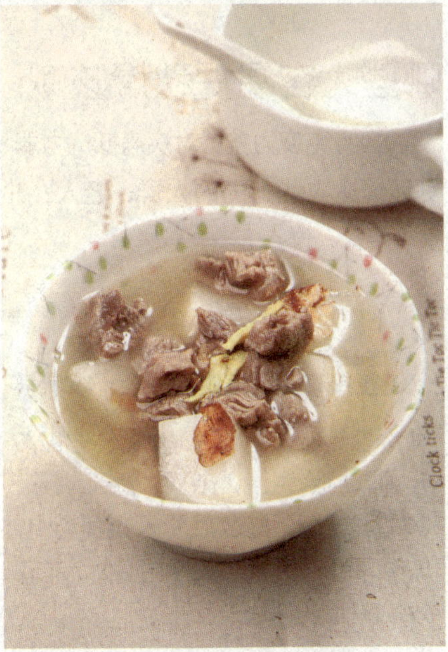

秋燥咳嗽，润肺祛燥效果好

秋天的燥气，最容易使肺受伤

秋燥咳嗽常发生于秋冬两季。中医常说“秋伤于燥，上逆而咳”。金秋时节，空气干燥，秋与肺相对应。人们的肺与外界是相通的，秋燥能够通过口、鼻、咽或者皮肤毛孔侵入肺中，影响肺脏的清润功能，常会引起咳嗽。

秋燥咳嗽的表现症状有哪些

干咳少痰或无痰，咽干鼻燥，恶寒发热，头痛无汗，舌苔薄白而干。

哪些人容易得秋燥咳嗽

自身免疫力差、对疾病抵抗力弱、对环境适应能力弱的人群；老人、儿童等特殊人群。

杨力推荐小处方

鸡蛋银耳羹：滋阴润燥，止咳嗽

取干银耳60克，用温水浸泡20分钟，去除泥沙、杂质，熬至烂熟。取鸡蛋一个，打散后冲入银耳汤中，加糖即可服用。早晚各吃1次，能有效缓解秋燥咳嗽。

秋燥咳嗽宜选食材

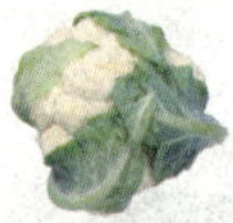

花菜
健脾养胃、清肺润喉、清热解毒

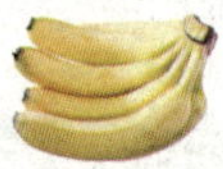

香蕉
养阴润肺，缓解咳嗽

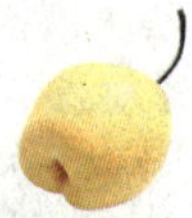

雪梨
清热化痰

掐按列缺穴：补肺止咳

用大拇指指尖掐按列缺穴3～5分钟，以有酸、胀感为度。

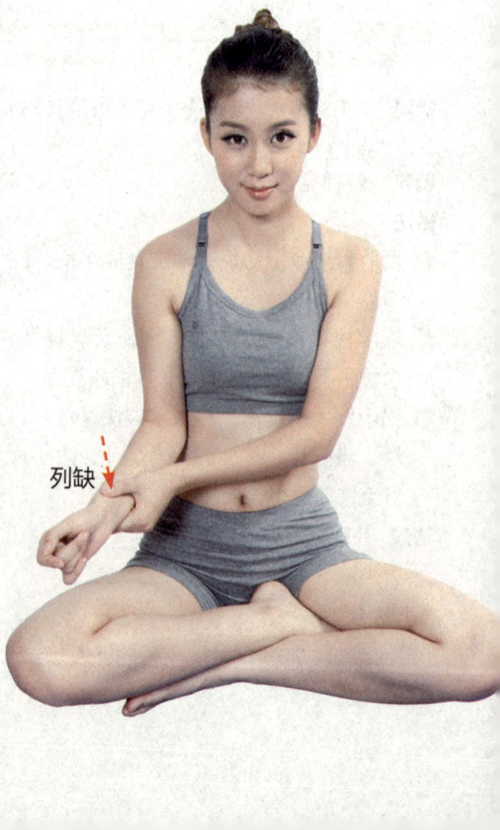

特效中成药：养阴清肺膏

养阴清肺膏有养阴润燥、清肺利咽的功效，适用于调理咽喉干燥疼痛、干咳痰少、痰中带血等。

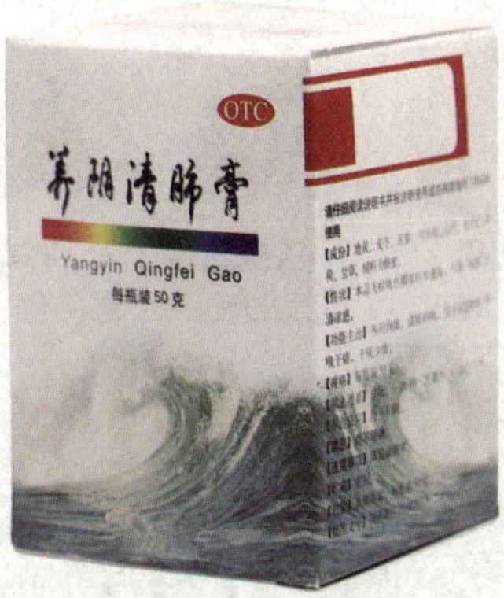

秋燥咳嗽患者一日康复餐举例

早餐	银耳雪梨粥（雪梨200克、大米100克、银耳10克、红枣20克）、牛奶（250毫升）
加餐	白萝卜银耳汤（白萝卜100克、银耳10克）
午餐	米饭（100克）、雪梨猪肺汤（雪梨1个、猪肺200克）、冬瓜玉米焖排骨（排骨400克，冬瓜、玉米各150克）
晚餐	鲫鱼豆腐汤（鲫鱼1条、豆腐300克）、银耳冰糖绿豆粥（干银耳30克、绿豆50克、大米50克）

· 秋燥咳嗽特效食谱

冬瓜玉米焖排骨 滋补润燥

材料 排骨400克，冬瓜、玉米各150克。

调料 葱段、蒜片、姜片各5克，生抽10克，盐4克。

做法

1. 排骨洗净，切块，煮8分钟，捞出，用水冲洗，沥干。
2. 冬瓜去皮，去瓤，洗净，切片；玉米去皮，洗净，切大块。
3. 锅内倒油烧热，爆香蒜片、姜片，倒入排骨块翻炒几下。
4. 再加入冬瓜块、玉米翻匀，加适量开水，盖盖子，水开后转中火焖40分钟。
5. 打开盖子，加盐、生抽翻匀，再盖盖子焖10分钟，掀开盖子，放葱段炒匀即可。

功效 滋阴润燥，补肺益气。

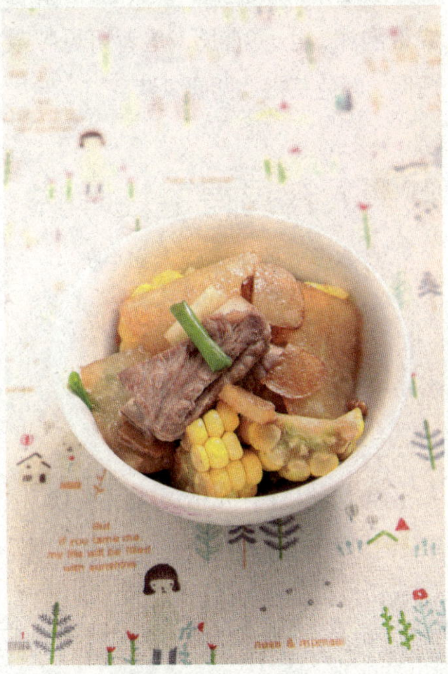

寒性哮喘，调理要宣肺散寒

寒性哮喘主要由风寒犯肺引起

中医认为，哮喘患者体内有非正常的水液停留。如果外感风寒，阳气抵御外邪的能力减弱，阳气不足以维持水液的正常代谢，就会出现咳喘。通常认为，冬季容易发生寒性哮喘。

寒性哮喘的表现症状有哪些

寒喘主要表现为突然发病、呼吸急促、喉中痰鸣、烦躁不安、畏寒背冷、喷嚏频频、流涕不止、痰液清稀或带泡沫、小便清长，重者可见呼吸短促、面色苍白、两唇青紫。

哪些人容易得寒性哮喘

身体虚弱的中老年人和小孩。

杨力推荐小处方

南杏仁炖核桃：温肺定喘，化痰

南杏仁 10 克、核桃肉 20 克、生姜汁适量，捣烂加适量蜂蜜，炖服。

寒性哮喘宜选食材

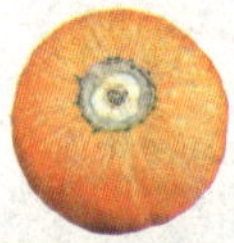

南瓜

性温，味甘，寒性支气管哮喘之人宜服食

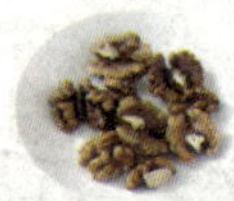

核桃仁

温肺止喘

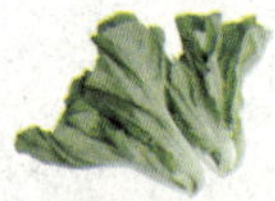

芥菜

宣肺化痰

按压定喘穴：改善肺寒，调理咳喘

用双手食指指腹或指节同时向下按压定喘穴 1～2 分钟，以有酸痛感为度。

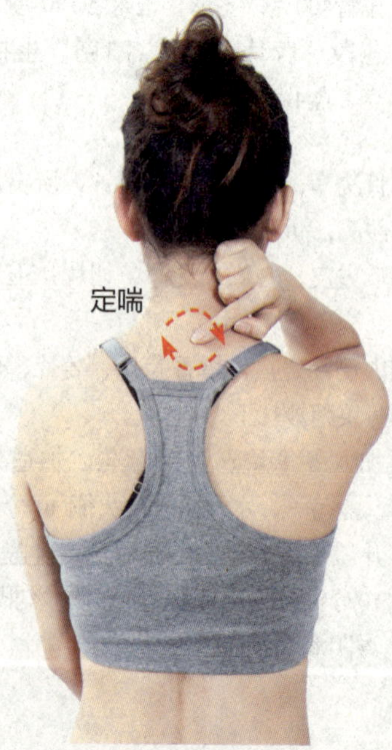

特效中成药：通宣理肺丸

通宣理肺丸有解表散寒、止咳化痰的功效。主治风寒袭肺，内有痰饮之咳喘。症见恶寒发热无汗、喘咳痰稀。

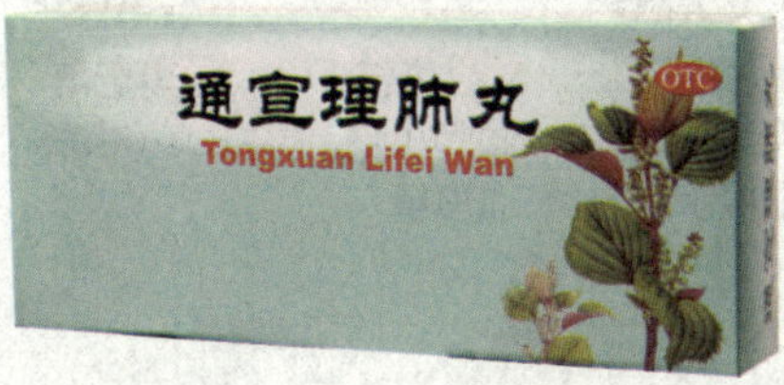

寒性哮喘患者一日康复餐举例

早餐	皮蛋瘦肉粥（大米100克、猪瘦肉50克、皮蛋1个）、全麦面包1片
加餐	花生核桃豆奶（黄豆55克、花生仁10克、核桃仁10克、牛奶250克）
午餐	花卷（1个）、胡萝卜圆白菜汤（圆白菜150克，胡萝卜、番茄各50克）、红枣百合蒸南瓜（南瓜700克，红枣、鲜百合各40克，蜂蜜20克）
晚餐	生姜羊肉粥（大米100克、熟羊肉60克、姜末15克）

· 寒性哮喘特效食谱

生姜羊肉粥 温肺祛寒，平喘

材料 大米100克，熟羊肉60克。

调料 姜末15克，葱末、料酒各5克，盐4克，鸡精少许。

做法

1. 熟羊肉切粒；大米浸泡30分钟。
2. 锅中加水烧开，放入大米煮成粥。
3. 锅置火上，倒油烧热，加葱末、姜末爆香，下羊肉粒稍煸，倒入料酒炒熟，将羊肉粒倒入大米粥中，最后加盐、鸡精调味即可。

功效 生姜、羊肉均可温肺散寒，煮粥食用对调理寒性哮喘有很好的功效。

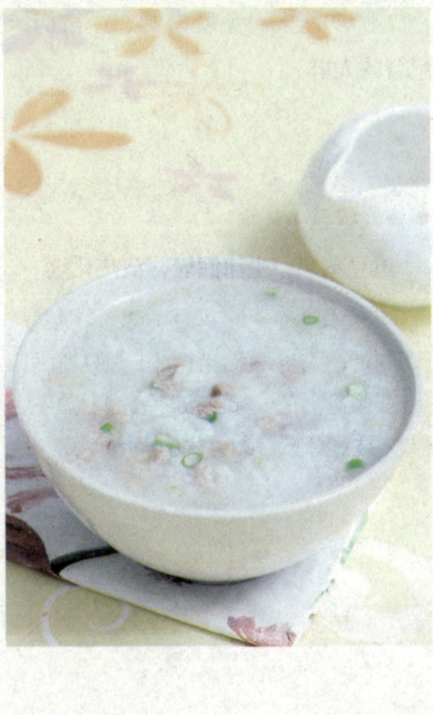

小贴士

要选择鲜嫩的羊肉，煲粥中途不宜搅动。

热性哮喘，需清热化痰

热性哮喘多因肺热炽盛引起

热性哮喘通常是因肺热炽盛，引起痰火阻塞呼吸道所致。调治宜选用清肺平喘的方法。

热性哮喘的表现症状有哪些

热性哮喘往往发热、口干、痰黄黏稠，流黄浓鼻涕，哮喘昼夜均会发病。

哪些人容易得热性哮喘

肺功能弱、免疫力低、经常伤风感冒的人群。

杨力推荐小处方

黑豆蒸梨：生津润燥，清热化痰

大梨1个，小黑豆适量。将梨横切两半，剜空，梨盅中用小黑豆填满，上下梨盖合在一起。放在蒸锅上蒸熟，调入适量蜂蜜，即可食用。

热性哮喘宜选食材

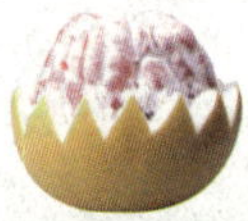

柚子

清热润肺，补血健脾

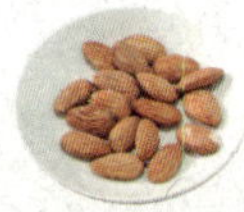

杏仁

润肺止咳，养血填精

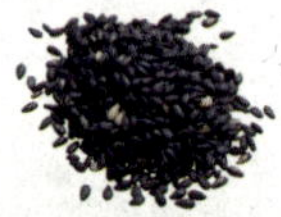

黑芝麻

止咳，化痰

按摩丰隆穴：平气化痰、止咳消喘

用食指指腹按揉丰隆穴，以适当力度按摩1~3分钟，每天3~5次，可不拘时进行。

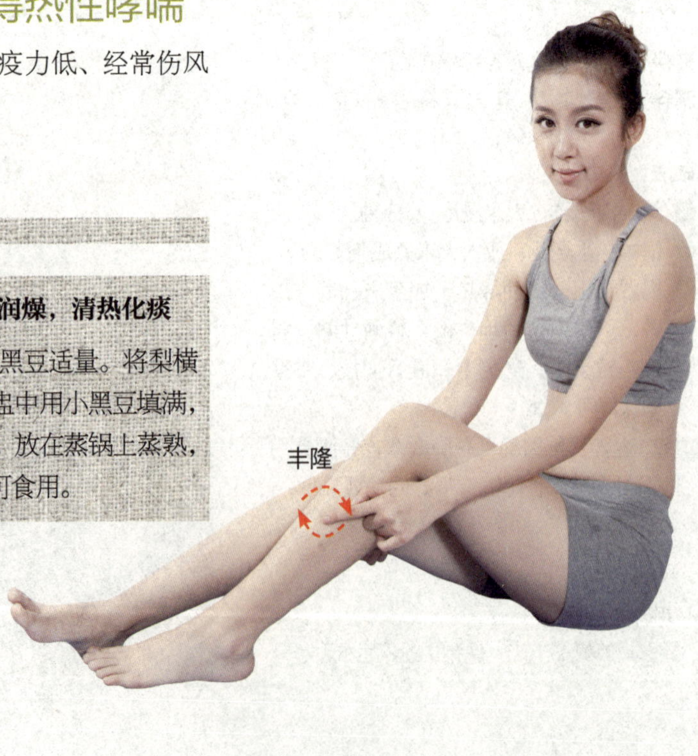

特效中成药：咳喘宁口服液

咳喘宁口服液有宣通肺气、止咳平喘的功效，适用于痰热郁结、壅塞气道、肺失肃降所导致的咳嗽、喘证。

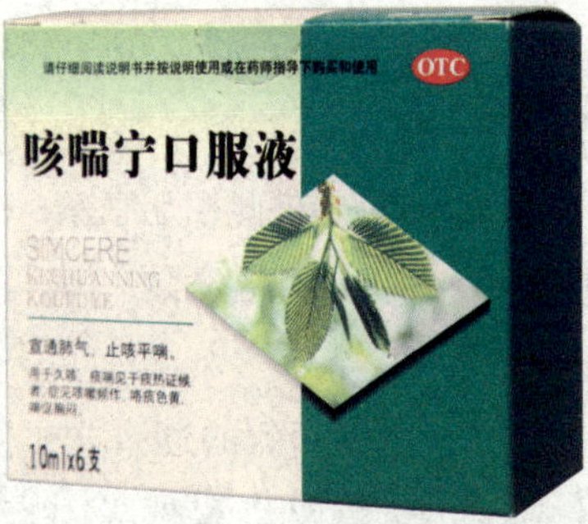

热性哮喘患者一日康复餐举例

早餐	牛奶200毫升，鸡蛋1个
加餐	黑芝麻姜糖膏（黑芝麻200克、生姜20克、冰糖200克、蜂蜜100克）
午餐	米饭（100克），西芹百合（西芹250克，鲜百合50克），肉丝烧蕨菜（猪瘦肉100克，蕨菜250克）
加餐	雪梨1个
晚餐	百合粥（百合50克、粳米100克），枸杞瘦肉汤（枸杞30克、瘦肉200克）

· 热性哮喘特效食谱

西芹百合 润肺、平喘、利尿

材料 西芹250克，鲜百合50克。

调料 蒜末、盐各3克，鸡精、香油各少许。

做法

❶ 西芹择去叶，洗净切片；鲜百合洗净，掰瓣；将西芹片和百合分别焯烫一下捞出。

❷ 油锅烧热，下蒜末爆香，倒入芹菜片和百合炒熟，加盐、鸡精，淋上香油拌匀即可。

功效 百合可以清心明目、润肺、美容养颜；西芹可以清热止咳。两者搭配可辅助调理热性哮喘。

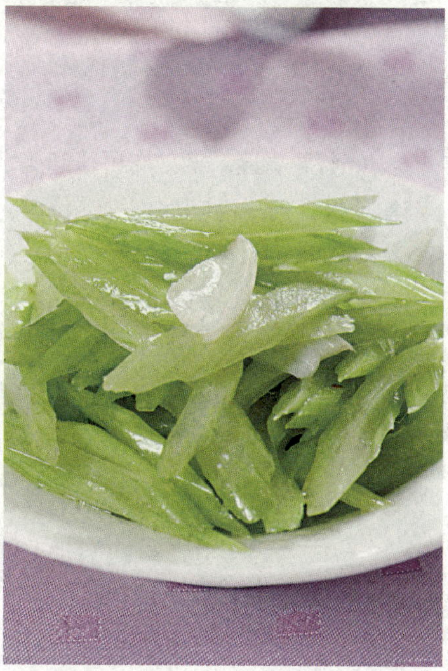

小贴士

鲜百合含有特殊的生物碱，特别适合在干燥的秋季滋润进补。

专题 护肺气、防咳喘4个小方法

中医根据季节变化对人体影响的规律，总结出冬季易损肺气的理论，提醒人们冬季要注意适应天气变化，注重保护肺气，避免发生感冒、咳嗽等疾病。下面介绍4种简单易行的补肺气小方法。

吐故纳新法

在空气清新的地方，张开嘴，用力将体内浊气吐出。

用腹式呼吸补充大量氧气。吸气时把新鲜空气吸入体内，腹部鼓起；吸要吸满，呼要呼尽，切忌憋气。吐故纳新，不仅增大肺活量，还增强抗寒能力。

搓鼻法

1. 将两手拇指外侧相互摩擦，有热感后，用拇指外侧沿鼻梁、鼻翼两侧上下按摩20次。

2. 按摩鼻翼两侧的迎香穴（位于鼻唇沟内，横平鼻翼外缘中点）10～15次。每天摩鼻1～2遍，能增强鼻的耐寒能力，也可治伤风、鼻塞不通。

摩颈法

1. 上身端直，坐立均可，仰头，颈部伸直，用手沿咽喉部向下按摩，直至胸部。

2. 双手交替按摩15次为1遍，可连续做2～3遍。

3. 按摩时拇指与其他四指张开，虎口对住咽喉部，自颏下向下按搓。该方法可以利咽喉、止咳化痰。

梳理胸肋

双手五指张开呈爪状，指尖和指腹用力，沿着胸部肋骨的缝隙从上到下梳理，双手交叉进行，力道深沉但是要柔和，每次做10分钟左右。

第五章

雾霾天，别让肺成为藏污纳垢之地

鲜肺变黑肺，雾霾危害到底有多大

著名呼吸病学专家钟南山说，50 岁以上的广州人哪怕没有肺部疾病，手术开出的肺都是黑黑的，如果是红嫩嫩的那肯定不是广州人。

广州人吸烟减少了，可为什么还会出现黑肺，造成这一祸害的主要原因就是大气污染。

肺怎么就变黑了

肺泡里有十分重要的巨噬细胞，一些有害的细菌、微生物到了肺泡出不来，那么巨噬细胞把它们吞噬了，然后存在肺里。肺正常是淡红色的，但如果一个城市污染比较严重，人长期生活在污染的环境中，那么肺到一定年龄就会沉积许多灰尘等垃圾，灰尘被巨噬细胞吞噬后，日久天长肺就变黑了。医院里经常会看到有些患者除了肺部发黑外，胸腔的膈肌、胸壁也会变黑，这就是肺部巨噬细胞把发黑的物质吞噬了，然后排到了胸腔内部。

很多肺癌患者的肺是黑的

临床上发现，很多肺癌患者的肺是黑的，可谓“肺肺惊心”，而且多是肺的局部位置黑。按黑的程度可分为全黑肺、煤渣肺、芝麻肺，黑的程度体现了肺病变的轻重程度。

人体正常的肺是粉红色的，红嫩、有弹性，触摸起来很柔软。全黑肺像黑炭一样；煤渣肺接近全黑，几乎看不到正常肺的粉红色。全黑肺和煤渣肺均失去弹性，触摸起来有坚韧的感觉或煤渣的感觉。芝麻肺看起来就像正常肺上撒了黑芝麻，红黑相间，仍有弹性，但摸起来柔软中带有颗粒感。

我国肺癌发病率上升，可以明确的诱因除吸烟外，还有空气污染，且雾霾天气致肺癌率高于尼古丁！

那么，很多人会关心地问，有没有判断自己的肺是不是黑色的方法？答案是：没有。肺的颜色变化是在开胸手术后观察到的，目前拍片、CT 检查还不能检查肺的颜色。

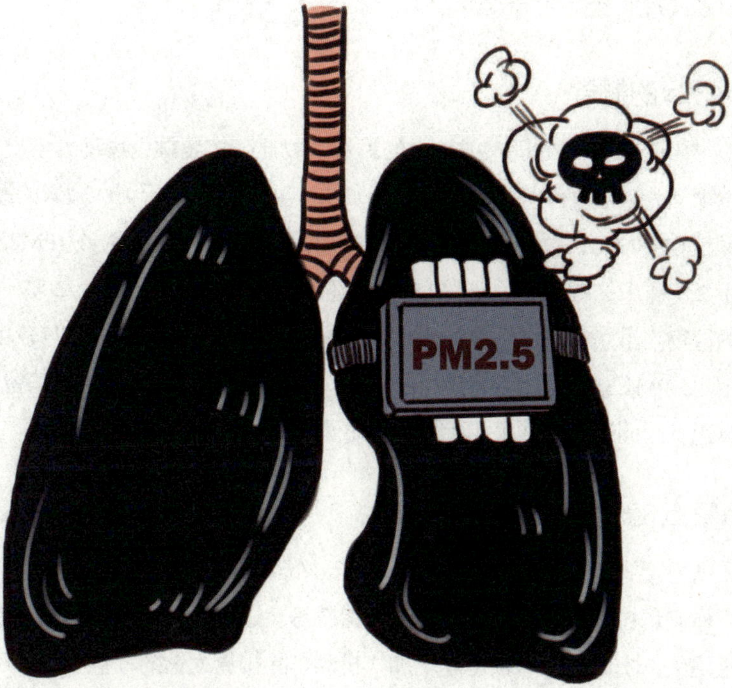

一般来说，肺黑的程度往往体现了肺部病变的严重程度。烟民的肺多半是全黑肺或煤渣肺，尤其是具备3 个“20”（即吸烟在20 年以上、开始吸烟年龄在20 岁以下、每天吸烟20 支以上）的烟民，他们患肺癌的概率比不吸烟者高13～25 倍，3 个“40”者患肺癌的概率则比不吸烟者高65 倍。

肺炎部位不一样，病不一样

人每吸一口气约为 500 毫升，每天要吸入 1 万升以上的空气，其中可能含有大量微生物、有害粉尘颗粒和化学毒物，这些可能成为导致肺部炎症、肿瘤的原因。

肺分左肺（上、下两叶）和右肺（上、中、下三叶）两大部分。肺发生炎症，若一个肺叶全部发炎，就叫大叶性肺炎；若肺发炎是沿着支气管，就像一个树枝一样，这叫小叶性肺炎；若在肺泡之间发炎，就叫间质性肺炎；而病毒引起的肺炎主要是间质性肺炎，比如甲型流感、SARS 等。

揭开 PM2.5 与雾霾的神秘面纱

PM2.5在空气中潜伏

PM2.5 的概念

颗粒物是指大气中的固态或液态的颗粒状物质，按照颗粒物动力学粒径范围，可将颗粒物从大到小划分为总悬浮颗粒物（TSP，粒径小于等于 100 微米的颗粒物）、可吸入颗粒物（PM10，粒径小于等于 10 微米的颗粒物）和细颗粒物（PM2.5，粒径小于等于 2.5 微米的颗粒物）。PM2.5 直径还不到人头发丝粗细的 1/20，也被称为可入肺颗粒物。虽然 PM2.5 只是地球大气成分中含量很少的组分，但与较粗的大气颗粒物相比，PM2.5 粒径小，含有大量有毒、有害物质，且在大气中的停留时间长，输送距离远，因而对人体健康和大气环境质量的影响更大。

PM2.5 的来源

PM2.5 主要来源于日常发电、工业生产、汽车尾气排放等过程中产生的一次粒子及由气体向颗粒物转化而生成的二次气溶胶等。近年来，煤烟型污染及建筑施工中扬尘量增大，机动车保有量迅速增加，机动车除排放大量细颗粒物外，还排放氮氧化物、碳氢化合物等，加上燃煤排放的二氧化硫、氮氧化物，这些气态污染物会在大气环境中发生一系列光化学反应，生成二次气溶胶粒子，如硫酸根粒子、硝酸根粒子及氨粒子。

PM2.5 造成灰霾天气

气象学研究表明，粒径小于 2.5 微米的颗粒，可以完全吸收和散射太阳光，从而使肉眼见不到太阳光，造成能见度下降。PM2.5 气溶胶是典型的大气累积性的复合污染形态，其复合污染作用往往超过传统的大气污染物，是造成灰霾天气的主要原因。

霾天比雾天更危害人类健康

霾和雾的区别

一般来讲，霾和雾的区别主要在于水汽含量的多少：当水汽含量达到 90%以上时叫雾，低于 80%叫霾。雾是低层水汽发生过饱和凝结而成的气象现象，多呈乳白色。霾，也称灰霾，本质是“细粒子污染”，是由悬浮在大气中的机动车尾气、烟尘微粒、硝酸、硫酸等粒子组成的。出现霾的时候，天空的颜色为黄色或橙灰色。和单纯的雾相比，“霾”是空气遭受污染的产物。

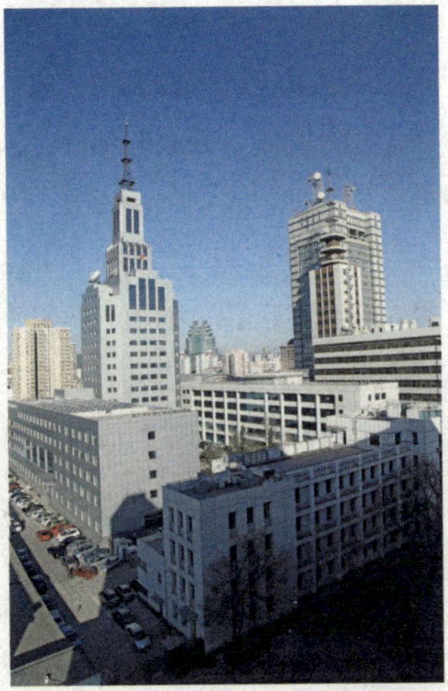
北京的蓝天

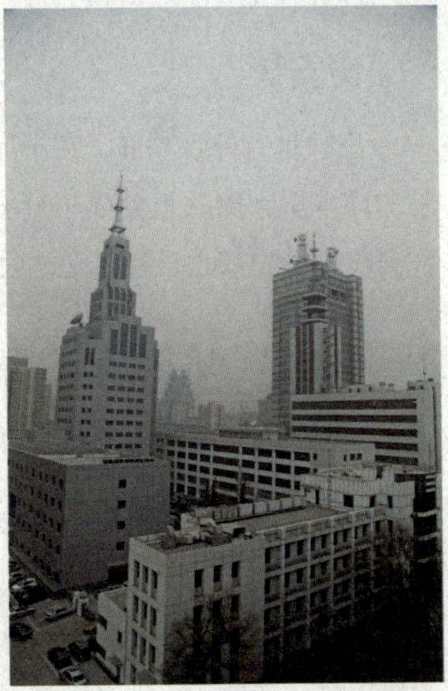
北京的雾霾天

另外，雾的边界十分清晰，过了“雾区”可能就是晴空万里，但是霾则与周围环境边界不明显。霾粒子的分布比较均匀，且尺度比较小，从 0.001 微米到 10 微米，平均直径在 1 ~ 2 微米，是肉眼看不到的颗粒物。更简单点来说，如果出门觉得湿漉漉的，望过去颜色发白就是雾，但是若没有湿润的感觉，颜色带点灰黄的就是霾。

霾天比雾天更危害人体健康

研究发现，粒径 10 微米以上的颗粒物，会被挡在人的鼻子外面；粒径在 2.5 ~ 10 微米的颗粒物，能够进入上呼吸道，但部分可通过痰液等排出体外，对人体健康危害相对较小；而粒径在 2.5 微米以下的细颗粒物（也即 PM2.5），直径相当于人类头发丝的 1/20，被吸入体内后会进入支气管，干扰肺部的气体交换，可引发哮喘、支气管炎和心脑血管病等疾病。

雾霾到底会伤哪儿

最伤害呼吸系统

雾霾天对人呼吸系统伤害最大，这已成为多数人的共识。呼吸系统与外界环境接触最频繁，且接触面积较大，数百种大气颗粒物能直接进入并黏附在人体上下呼吸道和肺叶中，并且有部分会被人体吸入。有的霾带有一股呛人的怪味，对呼吸道而言是一种恶性刺激，会使人出现流鼻涕、打喷嚏、咳嗽、憋闷、气短等症状。

其次，雾霾天气导致近地层紫外线减弱，容易使得空气中病菌的活性增强，细颗粒物会“带着”细菌、病毒来到呼吸系统的深处，造成感染，尤其是“老慢支”、哮喘患者更易继发感染。在此提醒大家，呼吸系统疾病患者如果出现咳嗽、咳痰增多甚至喘息症状加重的情况就应及时就医。

伤害脑神经系统

雾霾不仅伤害人体呼吸器官，更在无形之中影响着神经系统。著名呼吸病专家钟南山介绍，美国第 65 届老年医学会年会有个结论，空气中 PM2.5 每增加 10 微克 / 立方米，人的脑功能就会衰老 3 年。

伤皮肤

皮肤也有呼吸功能，在干净的空气里，皮肤会很舒适、滋润，但如果在一个很脏的环境里，皮肤也会很不舒服。如果长期处在雾霾天气下，可以涂一些防护霜、隔离霜之类的东西，等下班之后再清洗掉。此外，勤洗手洗脸也很有必要。

雾霾是心脏猝死的加速器

雾霾天气，特小的微粒可直接侵入人体呼吸系统、肺部和血液。呼吸系统的病变会累及心脏，呼吸系统的不畅会造成低氧，导致心脏供血出现问题，加上霾天气温比较低，容易引起血管的收缩、痉挛，这些都会造成血管的张力及内皮功能损害，血压增高，也可能会引起心率加快、血黏度发生改变，容易形成血栓。在这种情况下，心电图会出现改变，对有心血管病的患者更是雪上加霜，极易诱发高血压危象、急性心肌梗死、心律失常、脑卒中、心肌缺血或损伤等并发症而危及生命。

雾霾天气，灰色心情

终日雾霾缭绕不见阳光的天气，会使脑内松果体分泌较多的褪黑激素，过多的褪黑激素可抑制能唤起细胞活力和振奋精神的甲状腺素和肾上腺素的分泌，机体细胞便会变得极不活泼，新陈代谢相对减慢，致使人显得郁郁寡欢、百无聊赖、萎靡不振、倦怠困乏、无精打采，抑郁情绪重者甚至会产生轻生的念头。

雾霾天比吸烟更易致癌

尼古丁是肺部杀手，早已为绝大多数人所了解。但钟南山院士提出，雾霾天气比吸烟更易致癌。他指出，近 30 年来，我国公众吸烟率不断下降，但肺癌患病率却上升了 4 倍多，从某种程度上来说，这恐怕就是雾霾天所导致的。

导致人体缺钙

雾霾天还会阻挡阳光，致使近地层的紫外线减弱，人的体表无法将皮肤内 7- 脱氢胆固醇合成维生素 D，人体缺乏维生素 D，就会影响对钙的吸收和利用，小儿易患佝偻病，中老年人可加重骨质疏松症。

伤血管

雾霾天的时候，水汽含量很高，气压较低，人在户外活动时，汗液不易排出，从而导致胸闷，血压升高。此外，雾霾天往往气温较低，一些高血压、冠心病患者从温暖的室内突然走到寒冷的室外，血管热胀冷缩，也可使血压升高，导致中风、心肌梗死的发生。因此，年老体弱和心血管疾病的人在雾霾天要坚持按时服药，并尽量减少在室外的时间。

小贴士

过敏遇上雾霾天更严重

PM2.5 中的有毒物质可随鼻腔被吸入人体，引发并加重过敏性鼻炎。有人过敏症状明显，比如流鼻涕、打喷嚏、眼睛痒、干咳等。要预防过敏性鼻炎的侵扰，在雾霾天外出时，最好戴上医用N95 口罩，回家后及时清洁手脸，并使用生理盐水清洗鼻腔。

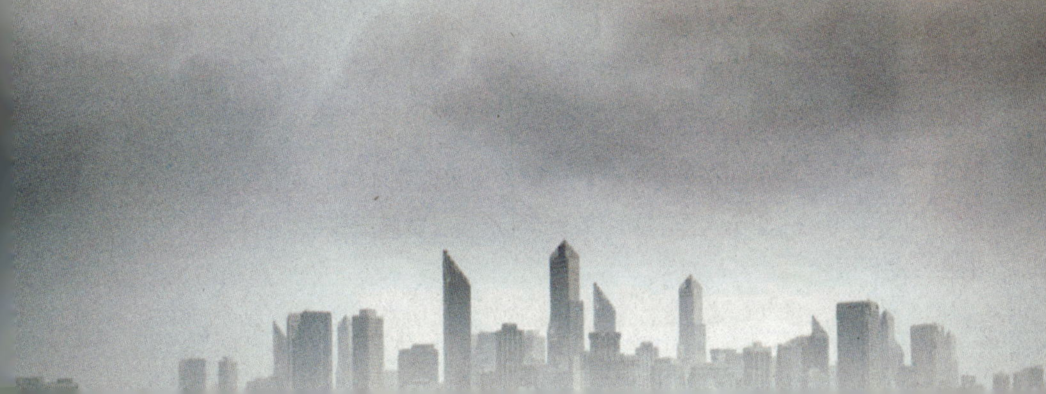

雾霾天，如何拯救我们的肺

远离三大PM2.5“高危地带”

如何在高浓度 PM2.5 的地域保护自己，专家为我们提供了一些小技巧。根据 PM2.5 的特质，专家列举了三类“高危地带”，并介绍了保护措施。

高危地带1：堵车地段

PM2.5 的主要来源之一是汽车尾气，特别是在堵车的地段，驾驶员用开空调来调节车内气温，或者打开车窗换气，会吸入过多的 PM2.5。

专家支招 关闭两侧车窗，打开天窗。

高危地带2：停车场

停车场汽车集中，废气太多。

专家支招 别在停车场里待太久。

高危地带3 燃煤厂、发电厂等

在 PM2.5 的主要来源中，还有日常发电、工业生产等过程中经过燃烧而排放的残留物，比如石化燃料燃烧排放的挥发性有机物等。

专家支招 远离这些区域。

还应该注意的是，在外出的时候，应尽量避免在环路、城市交通主干道行走、骑车。因为在这些地方，汽车尾气排放非常严重，雾霾天气里，这些区域的空气污染会愈发严重。

雾霾天开窗透气有学问

雾霾天开窗还是关窗？这是大家很关心的问题。雾霾天开窗，室内 PM2.5 就会跟着上升。但是，如果长时间不开窗，室内空气就会变得不新鲜。在这样的屋子里待着，也会觉得不舒服。那么到底该怎么办呢？

雾霾天气应少开窗

我们为什么要开窗？就是因为我们需要呼吸新鲜空气。紧关门窗不利于通风，出于换气的要求，我们需要开窗，以把室外氧气引进屋里来。然而，雾霾天气下室外空气污染物严重超标，就不再是新鲜空气了。即使在室外空气达标的情况下，PM2.5 浓度也有可能高于室内。根据空气动力学，气体遇到墙体时运动会发生改变，所以雾霾天室内空气质量优于室外。因此，雾霾天里应尽量少开窗户，以减少外部环境颗粒物进入室内。

开窗时间不宜过长

人们外出回到家中会携带细菌和微生物，人在室内会呼出二氧化碳，在室内抽烟、做饭也会产生污染物。如果不开窗通风，屋内的微生物和细菌含量将逐渐累加，且二氧化碳的浓度也逐渐升高，所以，雾霾天也需要短时间开窗通风。

开窗通风时，尽量避开早晚雾霾高峰时段，可以将窗户打开一条缝通风，不让风直接吹进来，通风 10～20 分钟即可。若遇到连续雾霾天，开窗通风时可在纱窗附近挂上湿毛巾，这样能够起到过滤、吸附细颗粒物的作用。

注意，如果家中有流感患者，就更需每天开窗对室内空气进行换气，否则流感病毒易传染给家中其他人。

开窗时间有讲究

雾霾天里，可以在雾霾稍有消散、出太阳后及时开窗通风，因为有阳光时空气相对会好一些。须谨记，在太阳还没出来和太阳下山后不能开窗，因为这些时段空气质量较差。建议最好在中午开窗，而早晚雾霾浓度较高时则避免开窗。如果是靠近马路的住户，在白天车流量较大时尽量少开窗。

出门戴口罩

俗话说，病从口入，所以防病先保护口鼻。虽然戴口罩也无法完全阻挡有害颗粒物的吸入，但是毕竟为呼吸道多设了一层屏障，对抵抗雾霾有一定作用。

防霾需要戴什么类型的口罩

雾霾时空气中有大量极其细小的悬浮颗粒物，一般的一次性医用口罩对雾霾的防护作用是有限的；普通纱布口罩，实际上就是纤维口罩，能把大颗粒阻挡住，但对雾霾的防护作用很小。对于在路上骑车或步行的上班族，可以佩戴 8 ~ 12 层的棉纱口罩，但应尽量避免在室外长时间逗留。

N95 型口罩是一种密闭性非常好的口罩，对于防霾来说，属于过度防范了。它更多地用于呼吸道急性传染病和某些微生物颗粒（如病毒、细菌、霉菌）的防护。因为 N95 型口罩的呼吸阻力是很大的，容易造成呼吸困难，戴久了会因缺氧而引发头晕、胸闷。尤其对于心血管疾病、呼吸系统疾病患者，更要谨慎。一般人佩戴时也应注意是否有头晕、呼吸困难、皮肤敏感等问题，当发现有不适时应立即摘掉。如果在雾霾不严重的天气出行，最好选择透气性较好的 12 层棉纱口罩。

戴口罩牢记两细节

细节一： 戴前摘后莫忘先洗手。戴口罩前和摘口罩后都要彻底洗手。正确佩戴口罩的方法是：先洗手，然后取出独立小包装袋里的口罩，系紧固定口罩的绳子，分别绑于头顶后及颈后，使口罩紧贴面部，口罩应完全覆盖住口鼻和下巴。一些人戴上口罩会觉得呼吸困难，于是只将口罩掩住嘴巴，却把鼻子露在外面，这种戴法起不到防护作用。

佩戴口罩后，避免触摸口罩，以防降低保护作用。如果必须触摸口罩，在触摸前后都要彻底洗手。摘口罩时尽量不要碰到口罩外部，以免细菌粘到手上，但摘下后最好也彻底洗手。

细节二： 暂时不戴装袋里。摘下口罩后不要放在包里或桌上，因为这样会让口罩直接粘上细菌等污染物。口罩挂在脖子上会成为污染物的收集器，将空气中的粉尘、颗粒和飞沫直接收到口罩上。口罩在不戴时，应叠好放入清洁的信封内或保鲜袋里，并将紧贴口鼻的一面向里折好，切忌随便塞进口袋里或是在脖子上挂着。

雾霾天做几个小动作，就可以给肺脏排毒

护肺呼吸操：长吁短叹、捶胸顿足

在雾霾下生存，要保护自己的肺不受侵扰，使呼吸顺畅，可以常做中医里的呼吸操。这对护肺有很好的作用，这两套操分别是“长吁短叹”和“捶胸顿足”。

长吁短叹

动作要领： 深吸气，鼓肚皮；慢呼气，收肚皮。

动作详解： 取平卧位（坐、站均可），一手放在腹部，一手放在胸部；深吸一口气（大约 5 秒），同时腹部隆起；慢慢呼出（7～10 秒），腹部凹下；呼气时缩嘴唇似吹口哨。

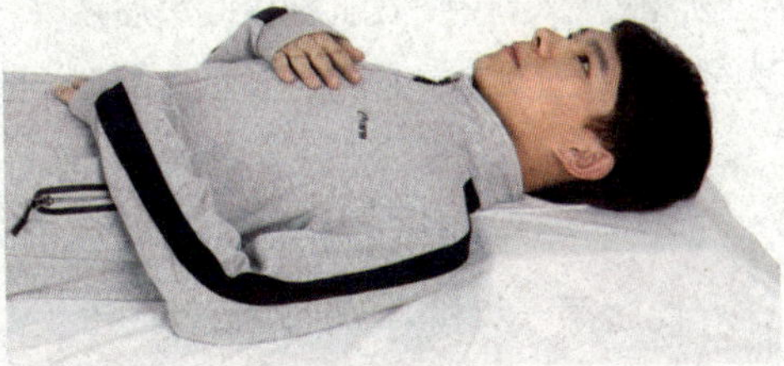

如此反复一吸一呼为一个循环。每次 10 分钟，每天至少做 2 次。

捶胸顿足

动作要领： 双拳轮番击打对侧胸、背部，交替着做下蹲动作。

动作详解： 自然站位，双手下垂虚握空拳；左手击打右胸，同时右手击打左背，再以右手击打左胸，同时左手击打右背；如此轮番各 2 次，穿插下蹲 2 次。每次做 10 分钟，每天至少做 2 次。

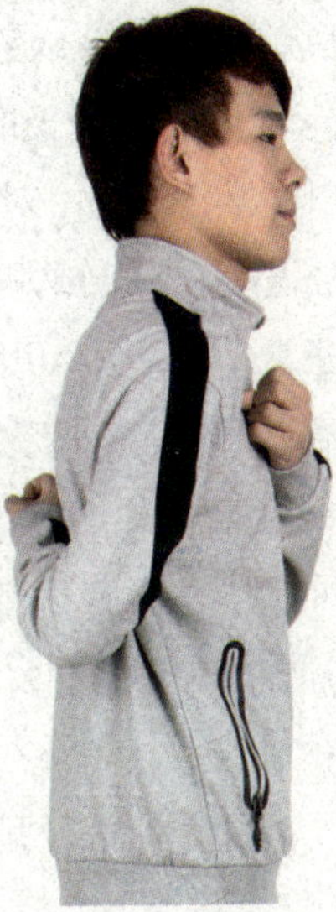

外出回家三部曲：洗脸、漱口、清理鼻腔

雾霾天外出回家后要及时洗脸、漱口、清理鼻腔，号称“外出回家三步曲”，以去掉身上所附带的污染残留物，减少 PM2.5 对人体的危害。

第一步，洗脸

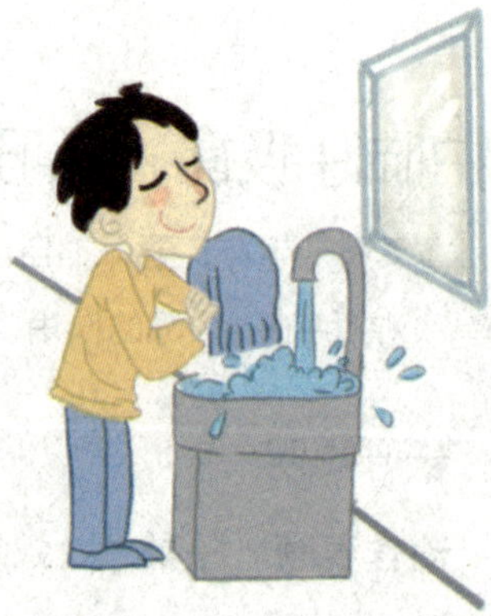

回家第一件事就是用温水洗脸。洗脸时最好用温水，利于洗掉脸上的颗粒。洗脸后，手心相对，搓热手指，可用双手中指揉两侧鼻翼旁的迎香穴 20 次，然后双手上行搓到额头，再沿两颊下行搓到下颌部汇合。

第二步，漱口

俗话说，病从口入。雾霾天可能有少量颗粒物随风吹入口中，因此建议回家后漱口。用 35℃左右的温水漱口，既能清理口腔内的细菌，又能避免刺激，减少牙髓炎症的发生。

第三步，清理鼻腔

比起第一步和第二步，第三步更为重要，也最为必要。雾霾天气清理鼻腔很简单，可以用干净棉签蘸水反复清洗，或者反复用鼻子轻轻吸水并迅速擤鼻涕，同时要避免呛咳，也可以用生理盐水清洗鼻腔。但清洗鼻腔时需要注意的是，洗的时候动作要轻柔，水流不要太大，以免刺激过大损伤鼻黏膜。

对于有鼻窦炎、急性鼻炎的患者，鼻腔分泌物多，冲洗鼻腔能冲出脓性分泌物；对于萎缩性鼻炎患者，冲洗鼻腔后能冲洗出鼻腔脓痂或坏死物。这些患者的鼻腔内分泌物无法正常排出，洗鼻可以起到消肿、杀菌作用。但是，患者是否洗鼻、怎么清洗，最好在医生的指导下进行。

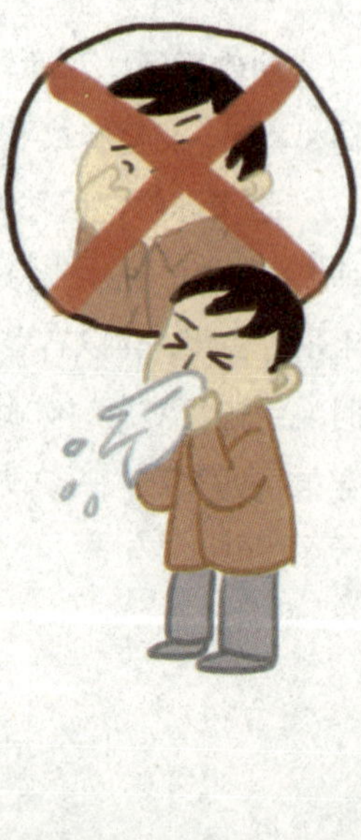

还需提醒的是，洗鼻腔不宜频繁。因为频繁清洗鼻腔，很可能会损伤鼻黏膜或引发鼻窦炎等疾病。有专家指出，PM2.5 颗粒很小，有很多会直接吸入肺里，而没有附着到鼻腔内，因此单靠洗鼻腔很难将其洗出来。

雾霾侵袭，学会自保很重要

烟民该怎么做

雾霾天气对人体的危害已经非常严重，如再吸烟，无疑是“雪上加霜”，所以提倡健康的生活方式，积极控烟，势在必行。

吸烟与雾霾是肺癌高致病因素

一边抽烟一边呼吸着污染的空气，这对健康的危害更大。世界卫生组织曾正式公布 PM2.5 是一类致癌物，与吸烟一样，是肺癌高致病因素。室内的空气污染程度，有 30% ~ 40% 受到室外空气影响。如果室外 PM2.5 达到 100，那么室内就能达到 30 以上，再加上室内二手烟等，数值还会更高。北京有专家做过实验，在 15 平方米的房间里，点两支香烟，熄灭两小时后，PM2.5 仍然达到 300。所以，我们能做的就是从根本上消除室内的烟草污染。

科学戒烟并不难

戒烟对于烟民来说非常“艰苦”，但只要运用科学方法，戒烟其实并不难。至于一些重度吸烟的“老烟民”，适当的药物治疗则很有必要。此外，生活中的一些戒烟小窍门也可以尝试。

窍门 1： 改变生活习惯。做到醒来后不吸烟，饭后不吸烟。如果习惯醒来后吸烟，那么醒来后就去淋浴或准备晨练。烟瘾发作时，可每天早晨提前 30 分钟起床，慢慢喝一杯水，其余时间再喝三四杯水，每次 5 分钟就行。

窍门 2： 一次只买一包烟。避免家里储备香烟和购买整条香烟。

窍门 3： 不时地戒烟。尝试在早晨尽可能保持长时间不吸烟。短时间出门不要随身带烟。尝试在喝完茶水或咖啡后 15 分钟内不吸烟。

窍门 4： 延长吸烟间隔时间。逐渐增加抽两支烟之间的时间间隔，直至几个小时内或整晚不吸烟。

窍门 5： 每周更换一种牌号的香烟，但新牌号香烟的焦油含量必须低于原来的。

呼吸病患者该怎么做

雾霾天，真正有呼吸道感染的患者，从咽部到气管到肺部都有症状。还有一些人有憋喘，患慢性肺病的老人症状会加重，这些是呼吸道感染的表现。所以，雾霾天，本身有呼吸病的人更要注意防护。

对抗雾霾，预防为先

待在家里是最好的办法，有条件可以进行室内空气净化等。不过，即便室内有空气净化器也不要长时间关闭门窗，在气候条件比较好的时候要及时通风换气。

如果必须外出，做好防护，戴帽戴口罩，回家后清洗暴露的肌肤。

饮食方面宜选择清淡、易消化且富含维生素的食物。

多喝水，多吃新鲜蔬菜和水果，不仅可补充各种维生素和微量元素，还能起到润肺除燥、祛痰止咳、健脾补肾的作用。尤其是要吃些胡萝卜和苹果。吃胡萝卜可以保护呼吸黏膜细胞，防止其受细菌伤害；吃苹果能减轻肺部的炎症反应。

少吃刺激性食物，多吃些梨、橙子、橘子、百合、黑木耳、猪血等具有滋阴润肺功效的食物。

减少不必要的户外活动，尤其是锻炼身体等比较剧烈的活动。

适当多吃紫菜、金针菇和菠菜等，调节免疫系统，减少过敏。

如果是过去有慢性气管炎的人群，或是气管特别敏感、容易过敏的人群，亦或是之前有一些呼吸道不适症状，最近有明显加重的人群，这些人在雾霾天，如果有明显的呼吸道不适症状，应该及时到医院就诊。

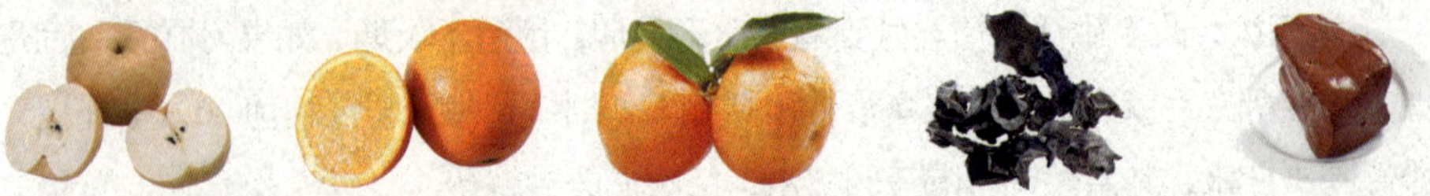

梨、橙子、橘子、黑木耳、猪血：适合呼吸病患者吃的滋阴润肺食物

深呼吸防治呼吸系统疾病

多在空气良好的天气里做深呼吸能防治慢性支气管炎、哮喘、肺气肿等呼吸系统疾病。呼吸病患者可将深呼吸运动贯穿于生活之中。例如居家度日，可以常开窗通风，勤打扫卫生，以保证室内空气清新、自然。如果你生活规律，可以每天静坐20分钟，随着身体的节奏轻轻地吸气、呼气，以置换体内的浊气，从而达到心神安宁、平心静气。如果你热爱运动，可以练习瑜伽、太极拳等慢运动，从而调和呼吸，完善和恢复身体的新陈代谢及循环系统。

心脑血管疾病患者怎么做

因为雾霾天的气压比较低，会使人产生烦躁感，血压会有所增高，另外，雾霾中大量的有害物质也易引发心脑血管疾病。所以，雾霾天气会让心脑血管疾病患者雪上加霜。心脑血管疾病患者在雾霾天要多当心，特别要注意预防中风、心肌梗死等疾病。

心脑血管疾病患者抵抗雾霾的措施

有心血管疾病的中老年人遇雾霾天，应尽量减少出门，尤其是在早上和夜间，最好不要出去锻炼。如不得不外出，最好等太阳出来，雾霾减轻后再出行；外出应戴口罩，并尽量减少户外停留的时间。

远离马路，特别是交通繁忙的大马路，外出时尽量避开汽车尾气排放集中路段。

心脑血管疾病患者应注意坚持定时服药，另外调节好雾霾天自己的心情，可以听相声、看喜剧、欣赏轻音乐等，避免情绪紧张及低落。

注意补充钙、维生素 D 等有益心血管的元素，可以通过服药或食用含这些元素和物质较丰富的豆腐、牛奶、梨、深海鱼等。

饮食应以清淡为主，而且不能吃得太饱。多喝水，多吃新鲜水果和蔬菜。

不渴也要喝水，绿茶最合适

有些心脑血管疾病患者发病死亡，与未及时喝水、血液浓缩等有关，所以患者应主动补水。研究表明，绿茶有降血压、预防动脉粥样硬化的效果，心脑血管疾病患者在雾霾天可以适量多饮。

小贴士

自制润肺利咽茶

雪梨250克，金银花30克，蜂蜜20克。雪梨洗净后连皮切碎，与金银花同放入砂锅，加水煎煮20分钟，用洁净纱布过滤去渣，收取滤汁，趁温热时调入蜂蜜拌匀饮用。本方适用于咳嗽痰多、痰黄稠、面红耳赤、口干舌燥、发热、饮水多、便秘等热盛体质者。

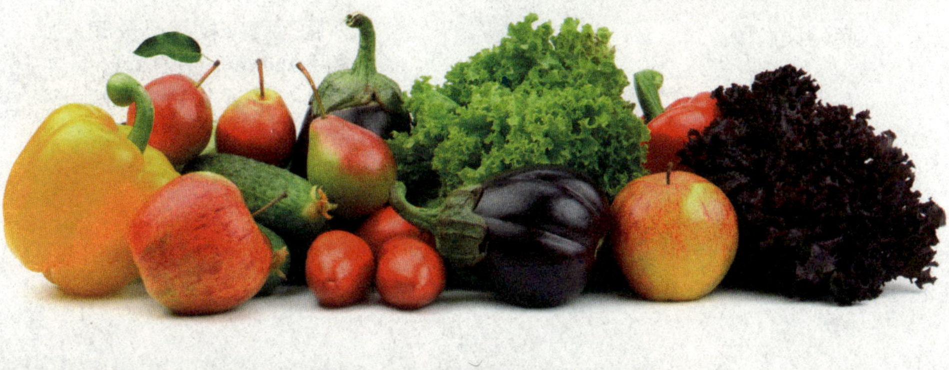

上班族怎么做

雾霾天，人们通常认为小孩和老人容易“中招”。可是在各大医院门诊中，中青年也成了肺炎“主力”。原来，上班族工作压力大，再加上忙碌应酬，造成抵抗力下降，而有的人即使感冒发烧也硬扛，使病菌乘虚而入。所以，上班族在雾霾天切不可掉以轻心。

上班族抗霾有招

少开车，长时间堵车就熄火，避免汽车空转。汽车尾气不仅危害长时间在道路周边的人，也危害司机本身，特别是长时间堵车、汽油得不到完全燃烧时。所以最好少开车，长时间堵车时最好熄火，尽量少开车窗。

减少外出活动，出门戴口罩，还要护眼。雾霾中的有害物质会造成眼睛红痛痒，严重时可导致眼结膜发炎。所以，出行不要揉眼睛，进入室内要及时清洗眼周。不要戴隐形眼镜，因为粉尘进入眼睛，很容易造成沙尘与隐形眼镜之间的摩擦，引发眼部疾病，干眼症患者可戴防护镜。

不吸烟，远离二手烟；雾霾天气少开窗，办公室内可以养点花花草草，使用空气净化器。

饮食尽量清淡，多喝开水，多吃滋阴润肺的梨、百合、橘子、枇杷、莲子、萝卜等。

有些人会产生精神懒散、情绪低落等现象，可多吃些豆腐、牛奶、黄花菜等，必要时可补充一些维生素D。另外，在保持营养摄入均衡的前提下多食富含抗氧化剂的食物，如富含花青素的葡萄、含番茄红素的番茄、含萝卜硫素的菜花等。

出现症状切不可掉以轻心

雾霾天，上班族若出现咳嗽、发热等症状，切不可掉以轻心。如果咳嗽时伴有胸痛、胸闷的感觉，整个人感觉疲劳、乏力，应该及时就医，以免贻误病情。

小贴士

自制护肤润喉茶

雾霾天气，如果觉得嗓子干燥、咳嗽，可以自制润喉茶。准备石斛、百合、麦冬各3克，大枣2枚，冰糖2颗，加开水150毫升泡服即可，可冲泡2～3次。此茶能在缓解咽喉不适的同时，减少空气污染对肺部的危害。

老年人该如何做

雾霾天里，污染物因与空气中的水汽相结合而变得不易扩散与沉降，长时间在雾霾中逗留，会严重影响人的呼吸系统，引发多种疾病。雾霾天，老年人因血压高、抵抗力差、防范意识弱，成为了首要的“受伤对象”。

雾霾天，老年人最易受伤

雾霾天老年人应停止户外运动，有气管炎、鼻炎等疾病的患者最好不要出门，并尽量远离马路。当不得不外出时，最好戴口罩。另外，在口罩选择上，尽量买一些宽大厚实的口罩。回到室内后，须清洗身体暴露在外的部分，包括口鼻和皮肤。

雾霾纵横的冬季，居家老人最须要改变的习惯就是晨练。早晨是一天当中雾霾最严重的时段，气温也最低，易诱发心脑血管疾病。建议老年人将晨练改到室内。

雾霾天，老年人要补钙

老年人钙需求量很大，面对雾霾更应注意补钙。老年人平时应多饮水，注意饮食清淡，少食刺激性食物，多吃豆腐、牛奶、黄花鱼（及其他海鱼）、动物肝脏、蛋黄、瘦肉、乳酪、坚果，这些食物中富含维生素 D，有利于补钙。

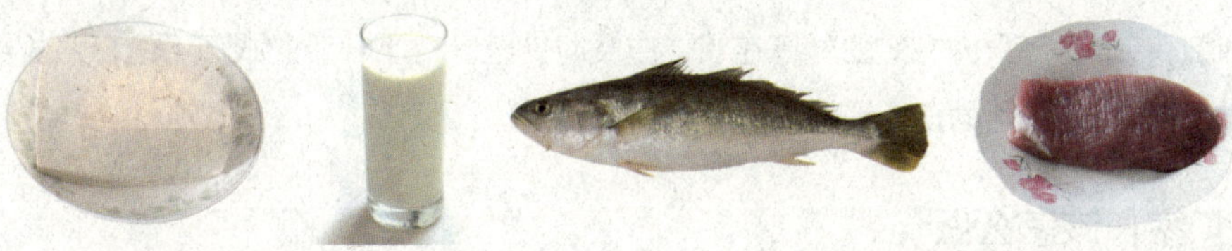

豆腐、牛奶、黄花鱼、瘦肉：老年人多吃补钙食物，就能应对雾霾天

接种疫苗

建议 60 岁以上的老年人打肺炎疫苗，有效保护率可达到 85% 以上，保护期为 5 年。此外每年还应接种一次流感疫苗，尤其是身体差、免疫功能低下者和患有冠心病、慢性呼吸道疾病的人，都有必要接种。

小贴士

玄参粥，清热润肺、抵抗雾霾

取玄参12克，洗净放入锅中，加适量清水，大火烧开后小火煎20分钟，然后滤出药汁，放入100克大米后煮成粥，再根据自己的口味放入适量白糖即可食用。玄参有清热降火、滋阴解毒的功效，大米有滋阴除烦、补中益气的功效。

孩子该怎么做

面对雾霾天，要多关注孩子的健康，因为孩子尚处于发育阶段，身材矮小，抵抗力较弱，而雾霾很容易沉积于低处，使呼吸系统尚未完善的儿童更易发生各种呼吸道疾病。所以，雾霾天气要重视防护孩子的呼吸系统。

雾霾天气伤害孩子健康

影响孩子呼吸道健康。如果霾被孩子从呼吸道吸入，就会沉积于肺泡之中，沉积于肺泡的颗粒物被溶解后进入血液，损伤血红蛋白输送氧的能力，容易造成血液中毒。雾霾严重时，污染物杂质可使孩子的中枢神经发生病变，引起肺水肿或慢性气管炎。

加重慢性呼吸道疾病。对于患有支气管哮喘、慢性支气管炎等疾病的儿童，雾霾天气可使病情急性发作或加重。需要注意的是，在儿童哮喘中，有1/3是只咳不喘的，叫作“咳嗽变异性哮喘”，很容易被误诊为支气管炎。因此，家长千万不要随便给儿童买抗生素和止咳糖浆来自行治疗。患儿最好在医生的指导下用药，否则不利于疾病康复。

诱发结膜炎。雾霾天气中，空气中的微粒附着到眼角膜上，可能引起结膜炎。结膜炎通常不会影响视力，但也很难自行缓解，因此，一旦孩子出现频繁眨眼、揉眼睛、转眼珠、眼内有红血丝等症状，应及时就医。对于一般的眼部不适，家长可采用冷敷的方法帮助孩子缓解不适症状。

家长该怎么做

做好个人卫生。在雾霾天气里应避免让孩子外出，家长外出回家后应先做洗手、洗脸、换衣服等自我清洁工作，以免将病菌带给孩子，引起疾病。因为雾霾易沉积于低处，即使孩子必须出门，家长也最好抱着。

少开窗通风。应当选择中午阳光较充足、污染物较少的时候开窗换气，时间不宜过长。

适当保暖。室内温度保持在18～22℃为宜，避免温差过大。要保持孩子居室的湿度在45%～55%，让孩子多喝水，以保持呼吸道湿润。

戴口罩。孩子早晚外出，可以戴口罩。

> **小贴士**
>
> **杏仁雪梨汤，孩子润肺抗霾妙方**
>
> 雪梨1个，去核，切小块，与杏仁10克、冰糖30克放在碗中，加适量水放锅内蒸1小时后吃梨喝汤。该汤可调理雾霾引起的孩子久咳不止。

饮食调理，应对雾霾

黑芝麻大米粥 补肺润燥

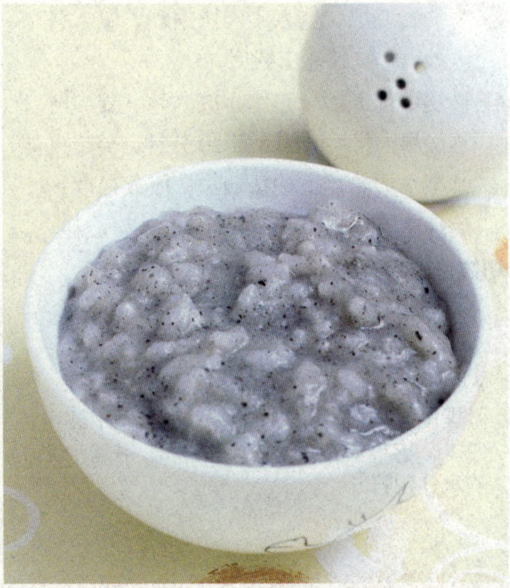

材料 大米100克，黑芝麻40克。

做法

1. 将黑芝麻洗净，炒香，研碎；大米淘洗干净。
2. 砂锅放置火上，倒入适量清水大火烧开，加大米煮沸，转用小火煮至八成熟时，放入碎芝麻拌匀，继续熬煮至米烂粥稠即可。

功效 滋阴润燥，补肺。

小贴士
这道粥中还可加入蔬菜、黄豆等，口味更佳。

蜂蜜胡萝卜 清热解毒

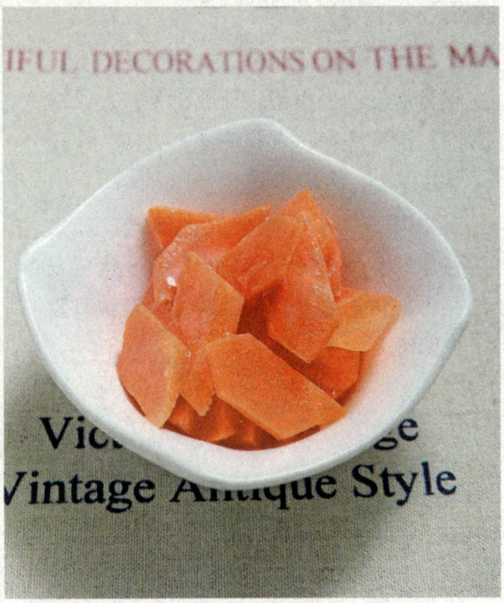

材料 胡萝卜50克，蜂蜜适量。

做法

1. 将胡萝卜洗净去皮，切成片。
2. 在锅中注入适量清水，大火煮开，放入胡萝卜煲15分钟到黏，捞起将水分沥干，凉凉备用。
3. 加入蜂蜜拌匀即可。

功效 清热解毒，降气止咳。

小贴士
胡萝卜不要和酒同食，不然会伤害肝脏，胡萝卜也不要和白萝卜一起烹调，因为胡萝卜为补，白萝卜主泻，同食会抵消营养。

牛肉炖萝卜 增强免疫力

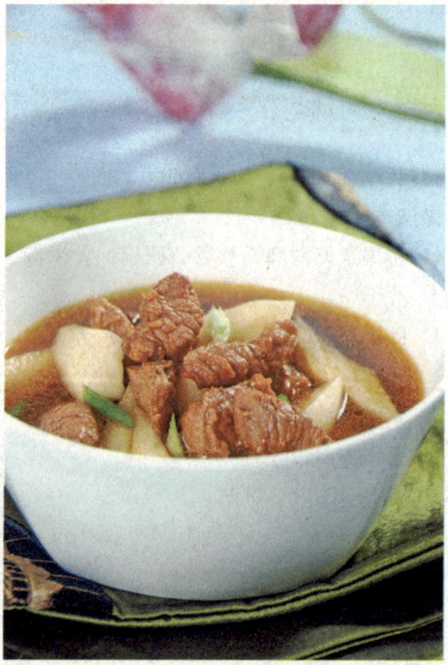

材料 牛肉500克，白萝卜200克。

调料 料酒、盐、葱、姜、油适量。

做法

1. 将牛肉洗净切块，白萝卜切块。
2. 将油锅烧热，倒入牛肉块煸炒，倒入料酒炒出香味，盛出待用。
3. 砂锅中加入适量热水，放入葱、姜、料酒烧沸，将牛肉倒入煮20分钟，转小火炖至牛肉熟烂，加盐调味，放入白萝卜块炖至入味，即可食用。

功效 健脾益肺，增强免疫力。

小贴士

可提前将牛肉用冷水浸泡，泡出其中的血水，这样煮的时候，更能保留牛肉中的水分和鲜味。

银耳莲子枸杞雪梨汤 清肠润燥，抗雾霾

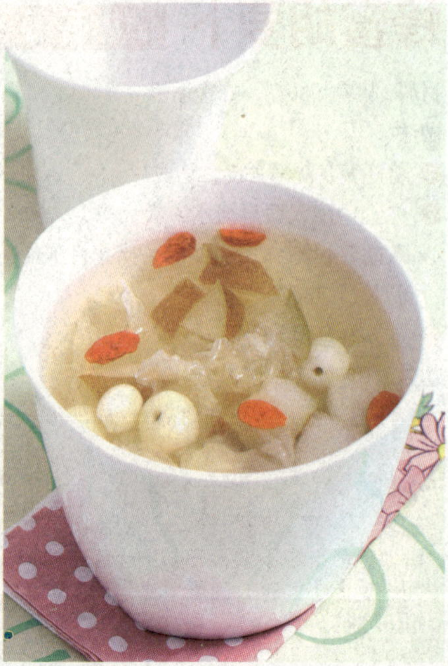

材料 银耳5克，莲子30克，枸杞10克，雪梨200克。

调料 冰糖10克。

做法

1. 银耳泡发，去根蒂，撕成小朵；莲子洗净；枸杞洗净；雪梨洗净，去核，连皮切块。
2. 将银耳、莲子、冰糖放进砂锅，加足量水，大火烧开，转小火慢慢熬至发黏，放入雪梨、枸杞，继续熬至银耳胶化即可。

小贴士

不喜欢枸杞的，也可以放红枣。

专题 蔬菜水果内有肺的清洁剂

叶绿素

叶绿素可以通过光合作用代谢掉毒素，同时还能补充人体所需的多种微量元素，增强机体的抵抗力，减少某些化学毒物的致突变作用，从根本上降低雾霾中毒的可能性。因此，在雾霾天，多摄入叶绿素对人体健康有利。

菠菜、苋菜、油菜、芹菜、叶用莴苣、油麦菜、荠菜、茼蒿、空心菜等绿叶菜类蔬菜富含大量的叶绿素。按我国膳食指南的推荐，每天应当吃半斤左右深绿色的叶菜。

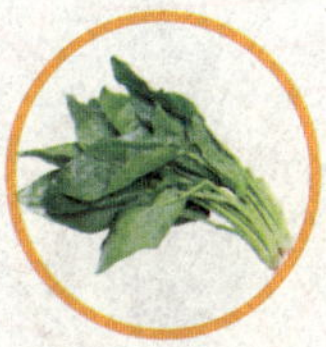

菠菜
清热除烦，润燥滑肠，养肝明目

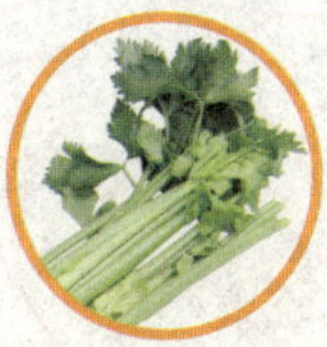

芹菜
清热除烦，平肝降压，健胃消肿

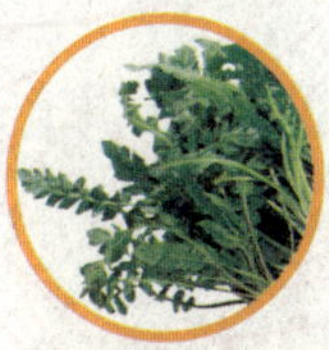

荠菜
利尿消肿，清热降压，消炎

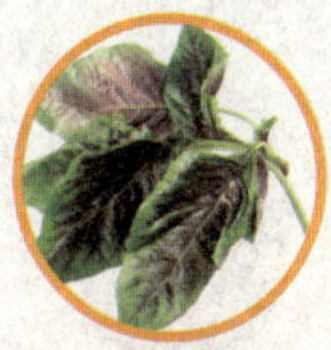

苋菜
解毒清热，抗菌止泻，消炎消肿

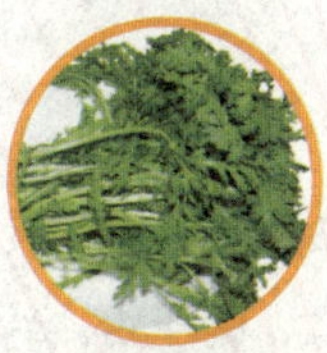

茼蒿
消痰开郁，养心安神，润肺补肝

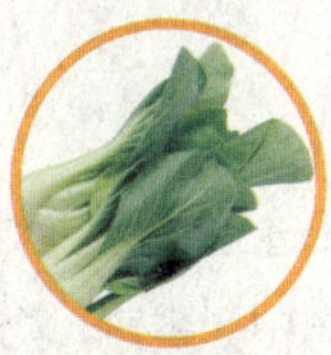

油菜
散血消肿，解毒凉血，破结通肠

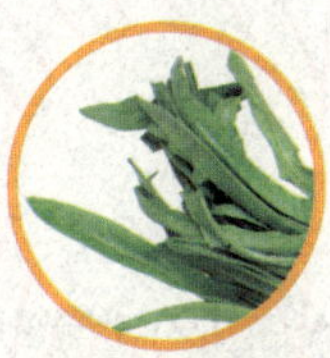

油麦菜
清燥润肺，化痰止咳，清肝利胆

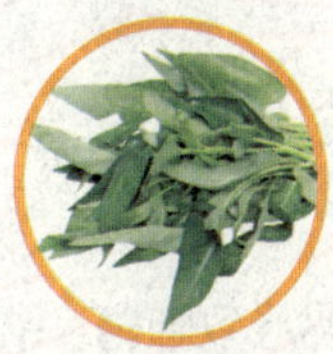

空心菜
清热解毒，凉血通便，抗菌防癌

β－胡萝卜素

β－胡萝卜素是维生素 A 的前体，人体从植物性食物中摄入 β－胡萝卜素后，在肝脏及肠黏膜中可转化为维生素 A，从而被人体利用。一份研究结果显示，血液中维生素 A 含量较高的人，肺功能退化程度较小。大约 70% 的反复呼吸道感染的人，血清中维生素 A 的水平低于正常值。原来，肺部“受伤”多是因为支气管黏膜受损，而维生素 A 可以保护呼吸黏膜细胞，维持其正常形态与功能，还可防止黏膜受细菌伤害。

β－胡萝卜素多存在于橙黄色的食物中，如胡萝卜、南瓜、红薯、柑橘、芒果、柿子等。另外，许多深绿色蔬菜，如芥蓝、菠菜、韭菜、豌豆苗中也富含 β－胡萝卜素。

胡萝卜
4010微克

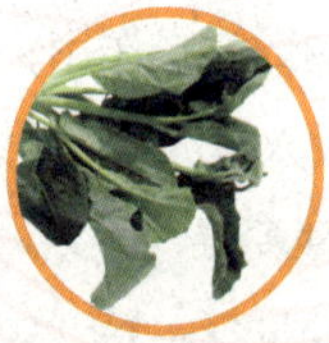

芥蓝
3450微克

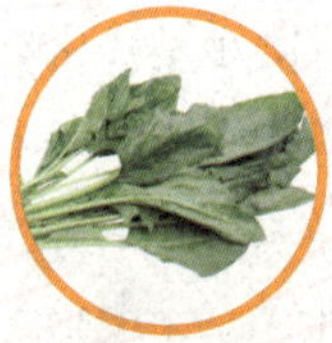

菠菜
2920微克

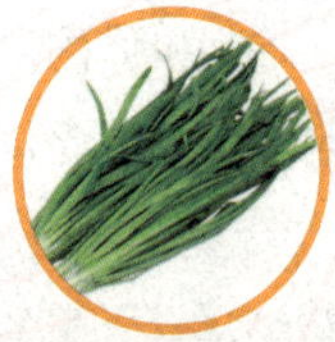

韭菜
1410微克

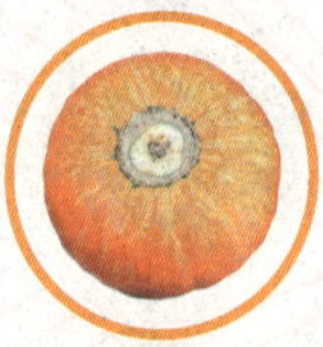

南瓜
890微克

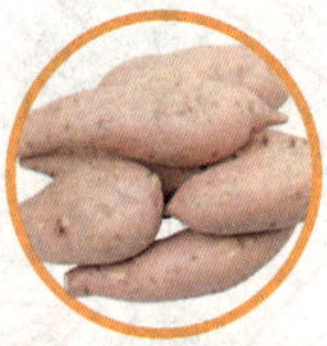

红薯
750微克

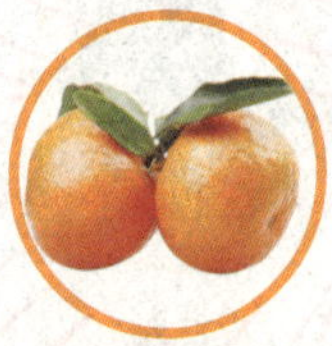

蜜橘
1660微克

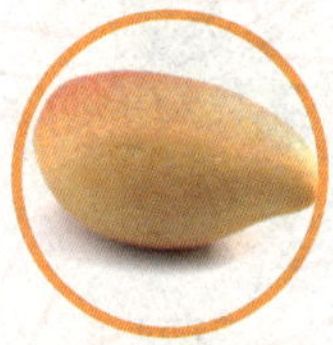

芒果
897微克

维生素A

研究发现，长期缺乏维生素 A 可使呼吸道上皮发生鳞状化生，进一步发展就容易导致肺癌。维生素 A 主要存在于动物组织中，蛋黄、奶、奶油、鱼肝油、动物肝脏等食物中含量较多，但这些食物胆固醇含量高、热量高，所以不宜摄入过多。

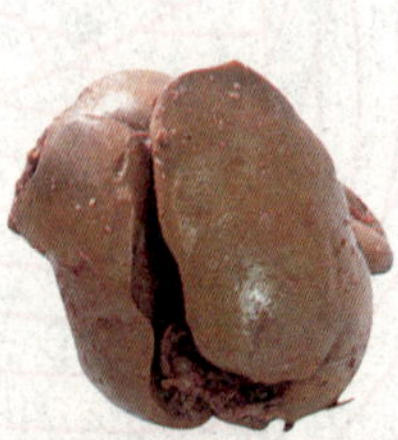

鸡肝
10414 微克

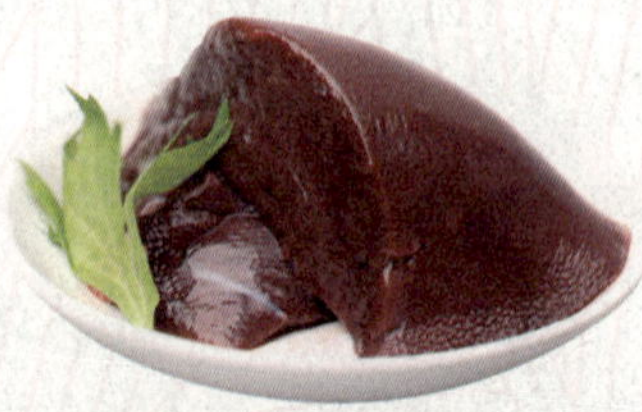

猪肝
4972 微克

（以上为每 100 克可食部计含 β－胡萝卜素或维生素 A 的量）

第六章

20 种养肺驻颜特效食材

白色、辛味食物：属于肺的味道

中医学认为，“五色养五脏”，对应白色食物的是肺，所以多吃白色食物可以调养肺脏；在五味当中，辛味与肺相对应，辛味食物可以宣发肺气，肺虚的人可以多吃一些辛味食物。

白色食物让你呼吸顺畅睡得香

五行中，白属金，入肺，偏重于益气行气。按照中医“肺为水之上源”“肺与大肠相表里”，以及五行中火能克金，金可耗火的理论，白色食物特别是白色的水果蔬菜，大多具有清热、利水、通肠、排便、化痰等功效。

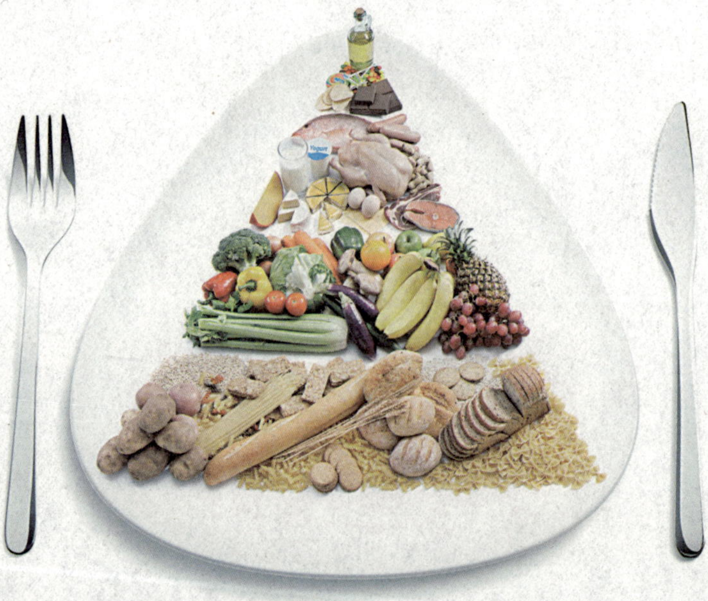

最有效的补肺白色食物：白萝卜和梨

民谚云：十月萝卜小人参。中医认为，白萝卜味辛甘、性凉，入肺、胃经，具有宽胸舒膈、健胃消食、除痰止咳、润燥生津、通利二便等功效，尤其适合肺气肿患者和肺热的人。

梨性寒，味甘，入肺、胃经，有生津解渴、润肺去燥、止咳化痰、利咽生津等功效。民间称梨“生者清六腑之热，熟者滋五脏之阴”，因此，梨榨汁生吃能够清热泻火，调理咽喉疼痛、便秘尿赤等症。

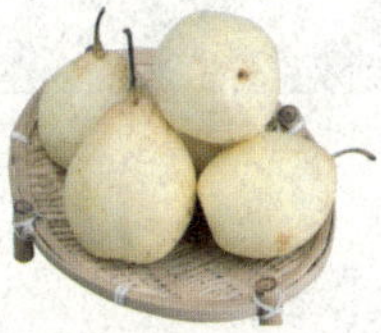

梨

性凉，味甘，微酸，归肺、胃经；润肺、止咳、化痰

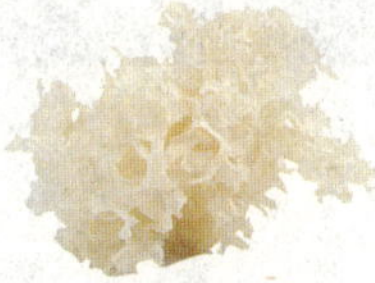

银耳

性平，味甘，归肺、胃、肾经；滋阴润肺、益气补脑

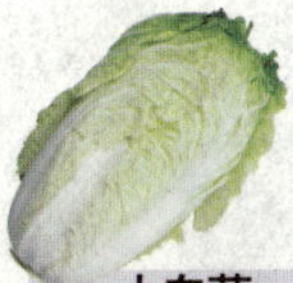

大白菜

性平，味甘，归肠、胃、肺经；清热润肺，缓解肺热咳嗽

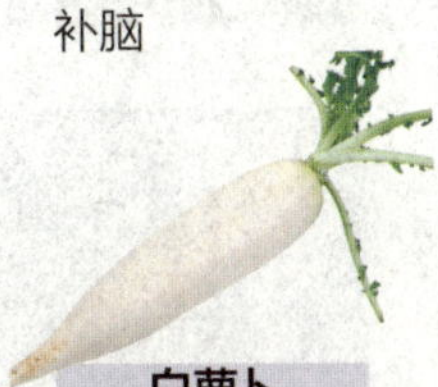

白萝卜

性凉，味辛、甘，归肺、脾经；清除肺胃积热，止咳化痰

辛味食物可养肺

中医认为辛入肺，辛味食物可以养肺。很多人认为辛就是辣，其实在中医眼里，除了辣，腥膻、味冲的食物都算“辛”，比如羊肉、大葱、韭菜等。秋天，肺气虚的人可多吃点辛味的食物，以增强肺气。适量的辛味食品能刺激胃肠蠕动，增加消化液的分泌，并可促进血液循环、祛风散寒、舒筋活血。

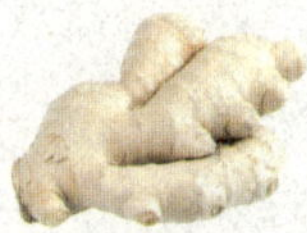

生姜

性温，味辛，归肺、脾、胃经；祛痰止呕、温肺止咳

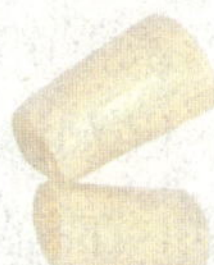

葱白

性微温，味辛，归肺、胃经；解表散寒，通阳解毒

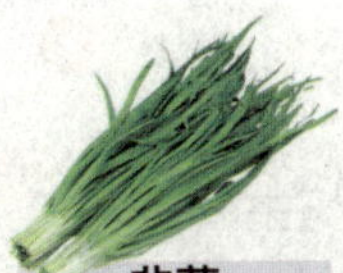

韭菜

性温，味辛，归肝、肾、胃经；增强肺气

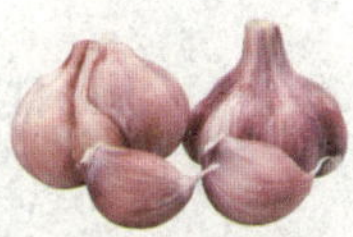

大蒜

性温，味辛，归脾、胃、肺经；养肺护肺，祛痰止咳

山药

养肺润皮毛

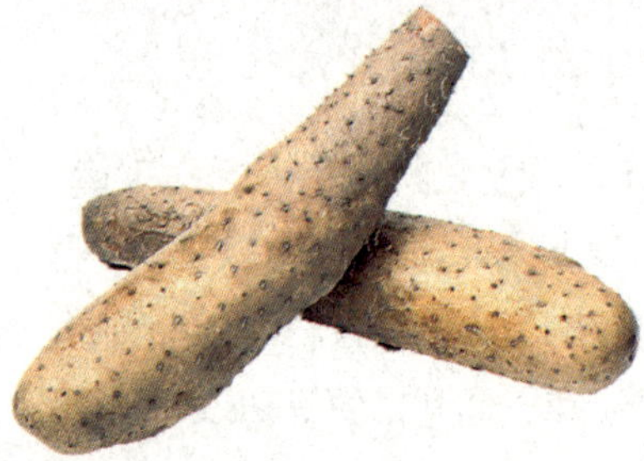

性味归经：性平、味甘；归脾、肺、肾经
功效：养心安神、生津益肺、补脾养胃
主要营养成分：胡萝卜素、烟酸、钾、钠、镁、磷
挑选窍门：份量较重、须毛多、横切面肉质呈雪白色，带有黏液的山药为佳

食用提醒

新鲜山药一定要煮熟煮透，因为山药含有一种碱性物质，在高温下才能被破坏，如果没熟透，口感会发麻，甚至还会引起恶心、呕吐等症状。

养肺小偏方

山药甘蔗羹

将120克鲜山药去皮蒸熟，捣成泥状，兑入200毫升甘蔗汁和匀加热食用，每日早、晚各服1次，2天服完。坚持吃几天，有止咳平喘的功效。

山药又名怀山、薯蓣，肉质洁白细嫩、质地柔滑鲜脆。古籍记载，多食山药有聪耳明目、延年益寿的功效。据载，慈禧为健脾胃而吃的“八珍糕”中就含有山药。

· 山药可生津益肺、美容养颜

中医认为，山药有生津益肺、健脾益胃的功效。经常食用山药，对于肺虚久咳、虚喘有很好的疗效。山药也是美容养颜的佳品，对健美养颜有独特疗效。元代李东垣说过：“治皮肤干燥以此物（山药）润之。”李时珍也说过：“山药能润皮毛。”

· 这样吃最养肺

熬粥。将山药与粳米、糯米熬成粥食用，可以滋养肺脏。

· 人群宜忌

✔ 气短体虚、筋骨酸软、面黄目眩者宜食。
✘ 感冒、大便干燥及肠胃积滞者忌食。

· 最佳营养搭配

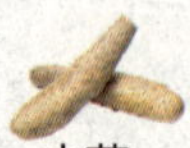
山药 + 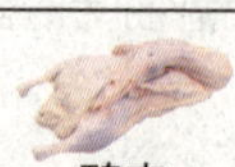
鸭肉 ✔ 补阴养肺

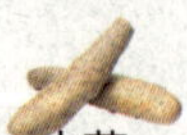
山药 + 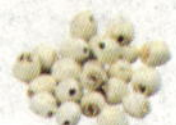
莲子 ✔ 滋阴补肾 养心健脾

· 杨力私房益肺食谱

百合山药枸杞甜汤 润肺清肠，护理肌肤

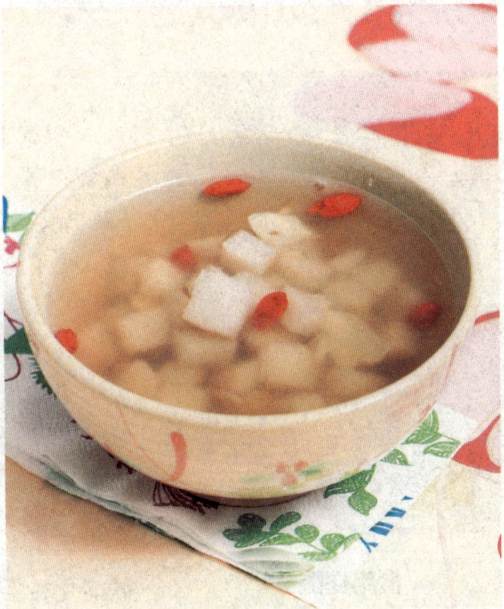

材料 山药150克，干百合15克，枸杞子10克，冰糖适量。

做法

❶ 山药去皮洗净，切小块；干百合、枸杞分别用清水洗净，泡发。

❷ 锅置火上，倒入适量清水，大火煮沸，放入山药块、百合，改小火煮至山药块熟烂，加入枸杞用小火煮约5分钟，加冰糖煮至化开即可。

功效 山药含黏液质和皂苷，有滋润作用，能改善久咳或肺虚症状。搭配润肺止咳、养阴清热的百合做成汤，滋养肺部的功效更佳。

蓝莓山药 滋阴润肺

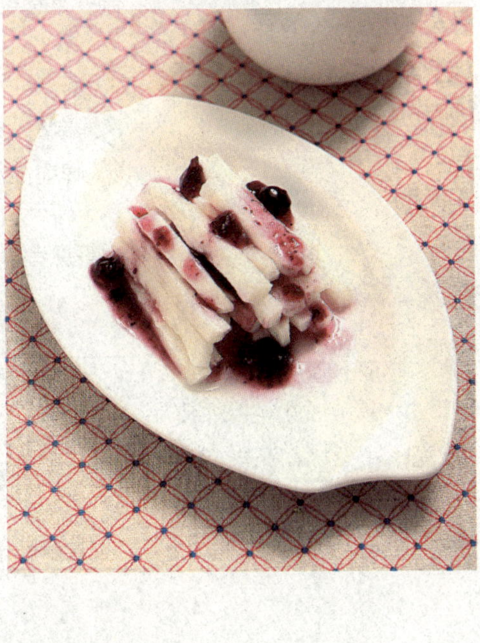

材料 蓝莓酱50克，山药300克。

做法

❶ 山药洗净去皮，切成长短一致的条状。

❷ 山药放锅中，用大火蒸熟，取出山药后过凉水，至冷却后装盘。

❸ 蓝莓酱略加些水稀释，淋在山药条上即可食用。

功效 滋阴润肺、健脾开胃。

小贴士

山药接触空气会氧化，所以去皮后的山药可泡在加了少许白醋的水中，以免表面变黑。

白萝卜

润肺止咳功效佳

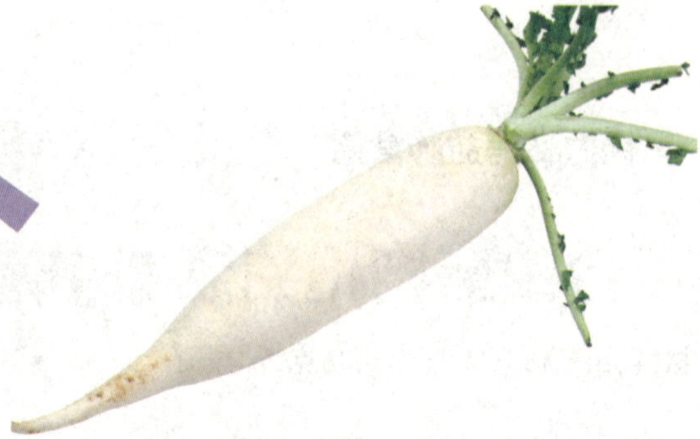

性味归经：性平，味辛甘；归肺脾经

功效：润肺止咳、消食行滞、利尿解毒、醒酒止渴

主要营养成分：含水量较高，约94%，热量较低，含有丰富的消化酶，膳食纤维、钙、磷、铁、钾、维生素C和叶酸的含量也较高

挑选窍门：表皮完整光滑，质地硬实，形状端正无畸形或无明显局部凹凸，须是直直的为佳

食用提醒

白萝卜宜生食，以汁多辣味少者为好，平时不爱吃凉性食物者以熟食为宜。切忌与胡萝卜、木耳、橘子、柿子等同食。

养肺小偏方

萝卜陈皮汤

白萝卜500克，陈皮30克，切小块，在锅内放入白胡椒6粒、生姜9克同煮汤即可。

白萝卜，一名莱菔，是一种常见的蔬菜，生食熟食均可，其味略带辛辣味，《本草纲目》称之为“蔬中最有利者”，食疗和药用皆佳。“萝卜响，咯嘣脆，吃了能活百来岁”等谚语早已广为流传。

· 白萝卜可润肺止咳、嫩肤抗衰、清肠排毒

中医认为白萝卜具有润肺止咳、消食行滞的功效，经常食用白萝卜有润喉理气、止咳化痰，加快胃肠蠕动、帮助消化的功效。白萝卜富含维生素A和维生素C等各种维生素及膳食纤维，具有防止皮肤老化，阻止色斑形成，润肠排毒的功效。

· 这样吃最养肺

清蒸。将白萝卜制成炖盅灌入蜂蜜，清蒸炖制，常食可以缓解冬季干咳。

· 人群宜忌

✓ 哮喘、急慢性咽炎、小儿肺炎等宜食。

✗ 脾虚泄泻者慎食或少食；胃溃疡、十二指肠溃疡、慢性胃炎、单纯甲状腺肿、先兆流产、子宫脱垂等患者忌食。

· 最佳营养搭配

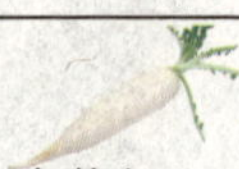 白萝卜	+	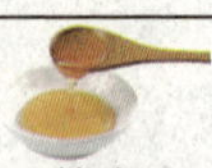 蜂蜜	✓ 润肺止咳 润肠通便
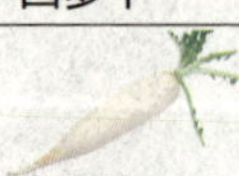 白萝卜	+	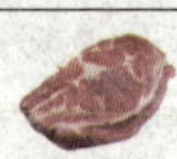 牛肉	✓ 健脾消食

· 杨力私房益肺食谱

白萝卜银耳汤 润肺止咳，滋阴养胃

材料 白萝卜、银耳、鸭汤适量。

做法

将白萝卜切丝，银耳撕成小块，两者放入清淡些的鸭汤中，开中小火清炖，注意时间不可过长。

功效 白萝卜含芥子油、淀粉酶和粗纤维，具有促消化、增食欲、止咳化痰的作用；银耳性平，味甘淡；鸭汤滋阴润肺，调理咳喘。三者合一，具有润肺止咳、滋阴养胃、益气安神、强心健脑等作用，能有效缓解“秋燥”等秋后不适，是很好的清补佳品。

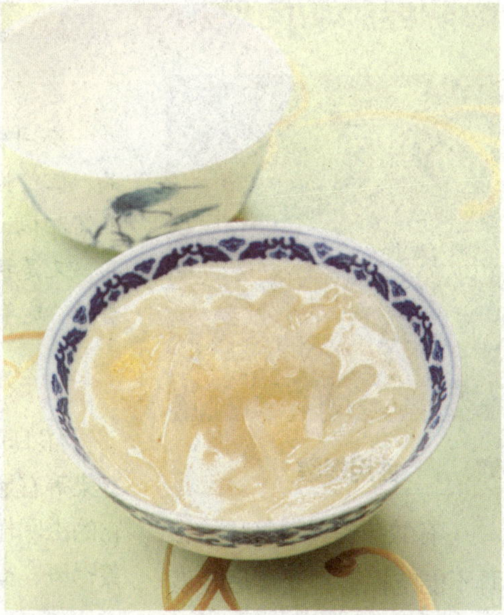

小贴士

该汤不可与参类一起食用。

白萝卜炖鸭 滋阴润肺，益气补血

材料 老鸭子半只，白萝卜半个，玉米1根，生姜1块，料酒、盐各适量。

做法

❶ 萝卜先削皮，之后和老鸭子、玉米、生姜一起洗净切好备用。

❷ 砂锅内放入大半锅温水，开火，然后放少许料酒，稍后就可依次放入老鸭子、白萝卜和生姜片，大火烧开后转小火炖40分钟。

❸ 最后放入玉米再炖20分钟，放少许盐即可出锅。

功效 鸭肉中的脂肪含量适中，易于消化且分布均匀；白萝卜有增强免疫、助消化，促进营养物质吸收及防癌抗癌等功效。

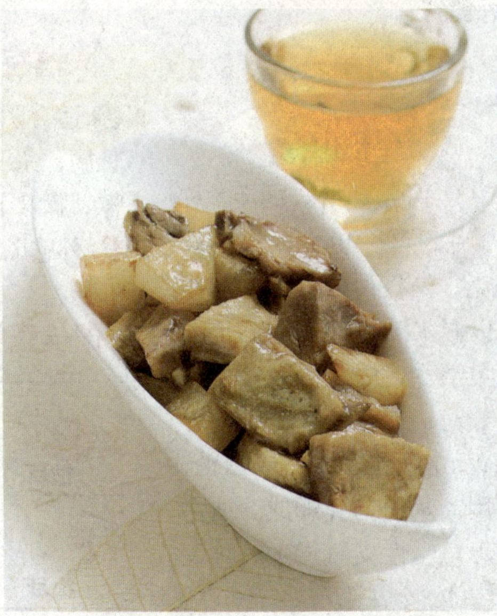

银耳

滋阴养肺功同燕窝

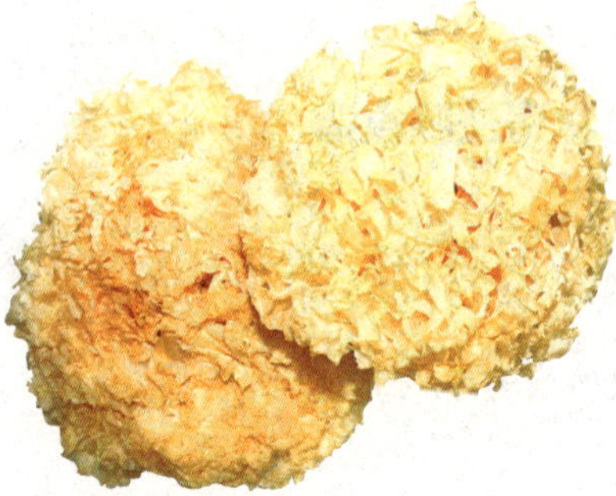

性味归经： 性平、味甘；归肺、胃、肾经
功效： 滋阴、润肺、益气、补脑、强心
主要营养成分： 多种维生素、糖类、胶质、膳食纤维、微量元素
挑选窍门： 优质银耳较干燥、色泽洁白、肉相对厚；无酸、臭、异味等

食用提醒

有酸味等异常气味的银耳不能吃；银耳受潮后会发霉变质，如发出酸味或其他异常气味，则不能食用；变质发黑的银耳食后易中毒，忌食。

养肺小偏方

洋参银耳羹

百合 20 克，西洋参片 3 克，天冬 10 克，银耳 15 克，先将百合、银耳洗净以温水浸泡 30 分钟，加适量清水，慢煎熬至银耳烂熟时，加洋参片、天冬再煮 10 分钟左右，放白糖，用莲藕粉勾芡即成。适用于急慢性支气管炎、神经官能症、失眠等。

银耳被称为“穷人的燕窝”，燕窝虽为上等补品，但价格昂贵，而银耳的口感、功效、颜色都和燕窝相似，且价格便宜。它既是名贵的营养滋补佳品，又是扶正强壮的补药。历代皇家贵族都将银耳看作“延年益寿之品”“长生不老良药”。

· 银耳可滋阴润肤

银耳中含有酸性异多糖，对支气管炎、肺部感染等有显著疗效。银耳富有天然特性胶质，加上它的滋阴作用，长期服用可以润肤，并有祛除脸部黄褐斑、雀斑的功效。

· 这样吃最养肺

煮粥。小米半碗，银耳 2 朵，枸杞 1 小把，放在一起煮粥。可滋阴养肺。

· 人群宜忌

✔ 适合阴虚火旺、老年慢性支气管炎、肺源性心脏病、免疫力低下、体质虚弱、内火旺盛、肺热咳嗽、肺燥干咳者食用。

✖ 外感风寒、出血症、糖尿病患者慎用。

· 最佳营养搭配

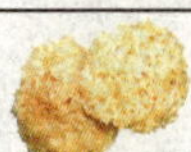 银耳	+	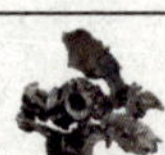 黑木耳	✔ 润肺、补血、益气
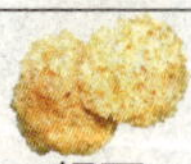 银耳	+	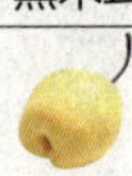 梨	✔ 滋阴润肺

· 杨力私房益肺食谱

冰糖银耳莲子汤 滋阴润肺，止咳嗽

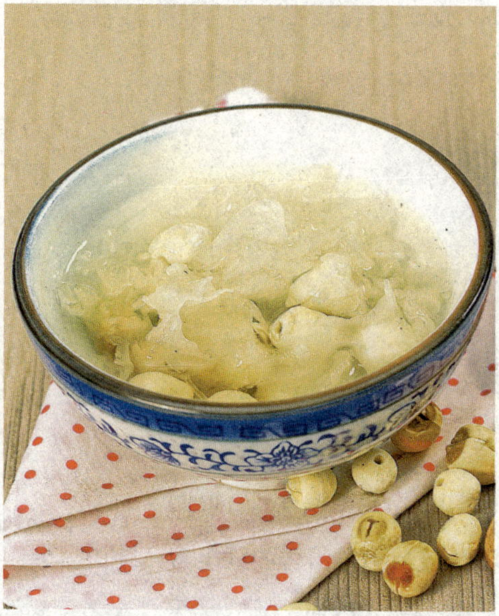

材料 去心莲子120克，银耳20克。

调料 桂花、冰糖各少许。

做法

❶ 莲子泡发后用温水洗净，倒入碗中，加上沸水，漫过莲子，上屉蒸40分钟，取出备用。

❷ 银耳用温水泡软，待其涨发后，将根蒂洗净，掰成瓣，上屉蒸熟备用。

❸ 锅中倒入1500毫升清水，加入桂花、冰糖烧沸，将浮沫撇净，放入银耳烫一下，捞在碗中，然后将蒸熟的莲子沥去原汤放在汤碗中，再将冰糖桂花汤倒入碗中即成。

功效 养阴润肺，对于虚劳咳嗽、痰中带血等症状颇有疗效。

樱桃银耳粥 润肺，美肤

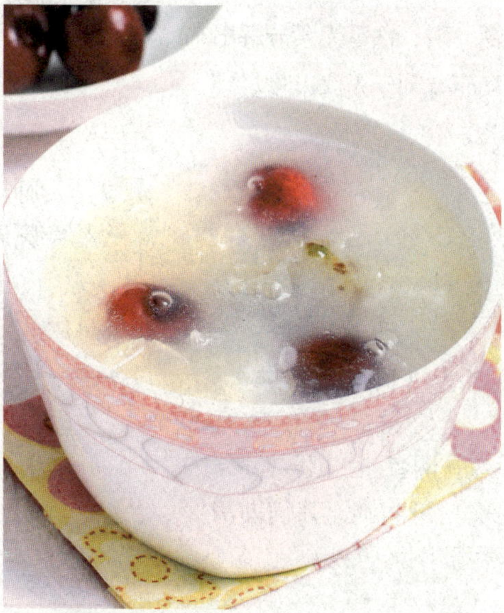

材料 大米100克，水发银耳50页，樱桃40克。

调料 糖桂花、冰糖各5克。

做法

❶ 大米淘洗干净，浸泡30分钟；樱桃洗净；水发银耳洗净，撕成小朵。

❷ 锅置火上，倒入清水大火煮沸，加大米煮开，转小火熬煮15分钟。

❸ 加入银耳煮15分钟后，再加入樱桃、冰糖、糖桂花，煮沸即可。

小贴士

樱桃不宜长时间熬煮，因为新鲜的樱桃中含有丰富的维生素C等水溶性维生素，长时间高温烹调会降低营养价值。

大白菜

“菜中之王”清热润肺

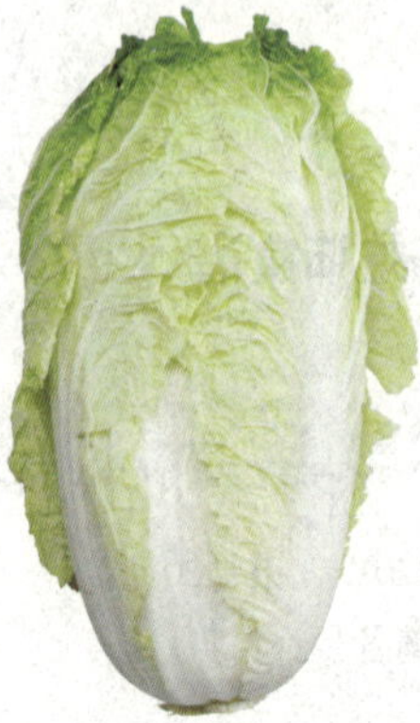

性味归经： 性微寒，味甘；归肺、胃、膀胱、大肠经
功效： 养胃生津，除烦解渴，清热润肺
主要营养成分： 纤维素、硒、钼、锌
挑选窍门： 优质的大白菜菜叶新鲜、嫩绿，菜帮洁白，包裹得较紧密

食用提醒

避免使用铜制锅具煮白菜，以免白菜所含的维生素C被铜离子破坏，降低营养价值。

在烹饪大白菜时，适当放点醋，可以使大白菜中的钙、磷、铁等元素分解出来，从而有利于人体吸收。

大白菜古时又叫菘，栽培时间距今已经六七千年了，有“菜中之王”的美名。民间素有“鱼生火，肉生痰，白菜豆腐保平安”之说。大白菜富含胡萝卜素、维生素 B_1、维生素 B_2、维生素C、粗纤维以及蛋白质、脂肪和钙、磷、铁等，是补充营养、净化血液、疏通肠胃、预防疾病的佳品。

· 白菜可通利肠胃、养胃生津

《本草纲目》中记载：“白菜，甘温无毒。通利肠胃，除胸中烦，解酒渴，消食下气，止热气咳，利大小便。”中医认为，白菜对支气管炎、肺热咳嗽等疾病都有很好的食疗效果。

· 这样吃最养肺

雾霾天适合吃白菜炒猪肝，白菜清热，猪肝富含维生素A，两者配合对于预防雾霾造成的呼吸道黏膜损害有一定益处。

· 人群宜忌

✔ 适合肺热咳嗽、便秘、肾病患者多食。

✘ 胃寒腹痛、气虚胃寒、大便溏泄者不可多食。

养肺小偏方

白菜根冰糖水

白菜根2个，冰糖30克，两者加水煎服，每日3次。可润肺，并辅助治疗百日咳。

· 最佳营养搭配

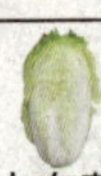 大白菜	+	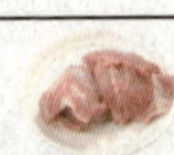 瘦肉	✔ 美白肌肤、消除疲劳
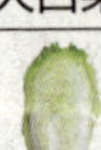 大白菜	+	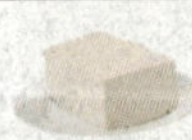 豆腐	✔ 益气、清热、利尿

· 杨力私房益肺食谱

木耳炒白菜 排毒，润肺

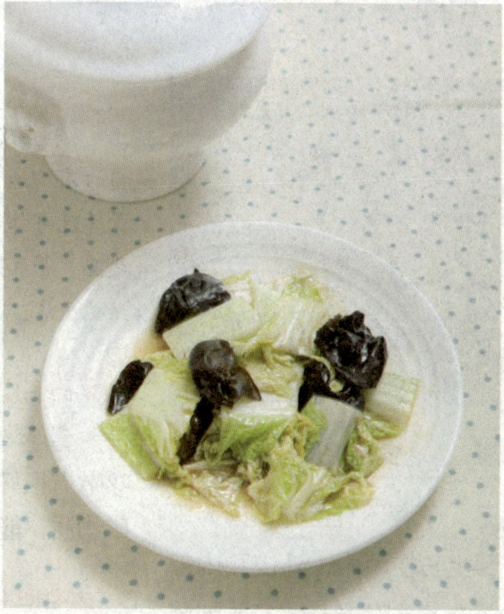

材料 白菜250克，木耳20克。

调料 盐3克，白糖5克，生抽10克，水淀粉15克，鸡精2克。

做法

❶ 白菜洗净，切片；木耳用水发好，撕成小朵，洗净。

❷ 锅内倒油烧至六成热，放入白菜片煸炒至发蔫，放入木耳煸炒。

❸ 调入生抽和白糖，翻炒至八成熟，放入盐、鸡精，略炒两下，放入水淀粉收汁即可。

功效 白菜中所含的矿物质能够清热润肺，木耳中含胶质能润肺、清洁消化道，两者搭配能帮助人体肠道内的毒素排出体外，还能对肺热咳喘有一定疗效。

白菜粉丝汤 润肺，滋阴

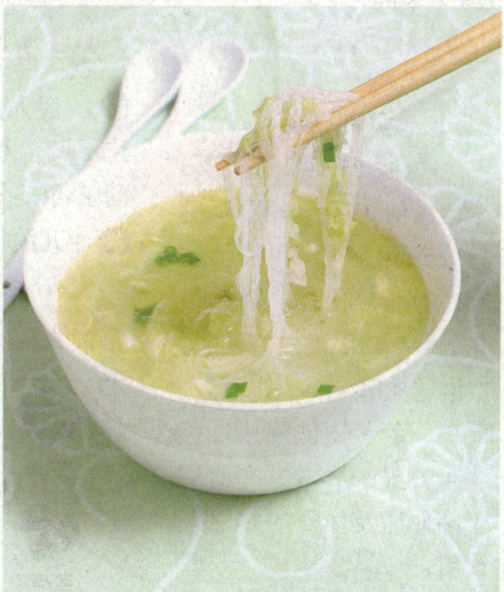

材料 白菜100克，粉丝50克。

调料 盐4克，葱末5克，香油、鸡精各少许。

做法

❶ 将白菜择去老叶，洗净、切丝；粉丝剪成10厘米长的段，洗净泡软。

❷ 锅置火上，倒油烧热，煸炒葱末至出香味，加入白菜丝稍加翻炒。

❸ 倒入足量水、粉丝，大火煮开，加入盐、鸡精调味，熟后淋香油即可。

功效 滋阴润肺，助消化，促进排毒，减肥。

小贴士

用高汤炖此汤，味道更为鲜美。

荸荠

润肺生津，补充营养

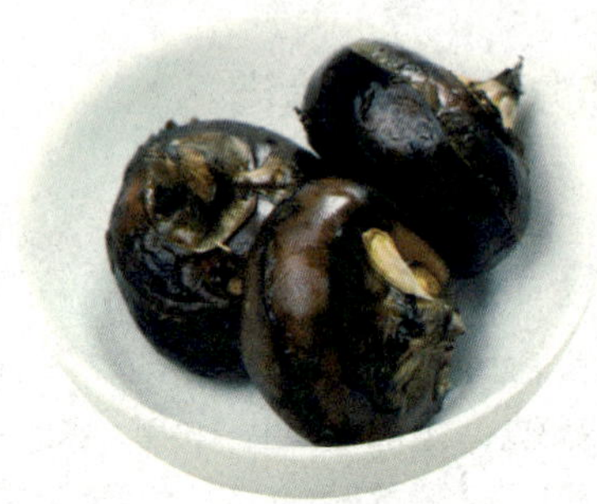

性味归经： 性寒，味甘；归肺、胃、肝经
功效： 凉血解毒、利尿通便、化湿祛痰、消食除胀
主要营养成分： 蛋白质、粗纤维、胡萝卜素、维生素B
挑选窍门： 挑选荸荠应选择老气的红黑色，避免挑选颜色鲜红的，还要注意有无异味

食用提醒

荸荠不宜生吃，因为荸荠生长在泥中，外皮和内部都有可能附着着较多的细菌和寄生虫，所以一定要洗净煮透后方可食用，而且煮熟的荸荠更甜。

养肺小偏方

荸荠豆浆

豆浆250克，荸荠5个，白糖25克。用豆浆机打成荸荠豆浆，可清肺润肺，对肠热便秘、肺热咳嗽、胃热口渴、血痢便血、血淋尿血等症有一定疗效。此外，荸荠还能降压，豆浆可补虚，故本方亦适用于高血压及体虚有热之人饮用。

荸荠皮色紫黑、肉质洁白、味甜多汁、清脆可口，自古有“地下雪梨”之美誉，北方人视之为江南人参。荸荠既可作为水果，又可作为蔬菜，是大众喜爱的时令之品。荸荠是寒性食物，有清热泻火的良好功效，既可清热生津，又可补充营养，最适用于发烧病人。

· 荸荠可清热润肺，化湿祛痰

荸荠有清热生津、化湿祛痰的功效，对于肺热咳嗽有很好的缓解作用。荸荠含有丰富的维生素和矿物质，能够清热润肺。

· 这样吃最养肺

荸荠和海蜇煮汤食用，具有清肺、化痰止咳、润肠通便的作用，适用于肺气肿、肺心病等引起的便秘。

· 人群宜忌

✔ 一般人群均可食用。咳嗽多痰、咽干喉痛、消化不良、大小便不利、癌症患者、高血压、便秘、糖尿病尿多者均有一定功效。

✘ 小儿消化力弱、脾胃虚寒、有血瘀者忌食。

· 最佳营养搭配

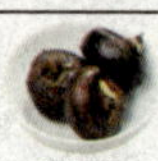 荸荠	+	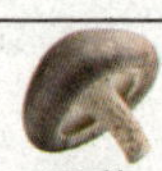 香菇	✔ 调理脾胃、清热生津
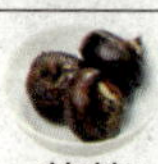 荸荠	+	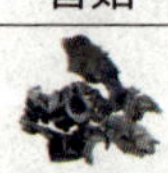 黑木耳	✔ 清热化痰、滋阴生津

· 杨力私房益肺食谱

荸荠银耳羹 润肺止咳

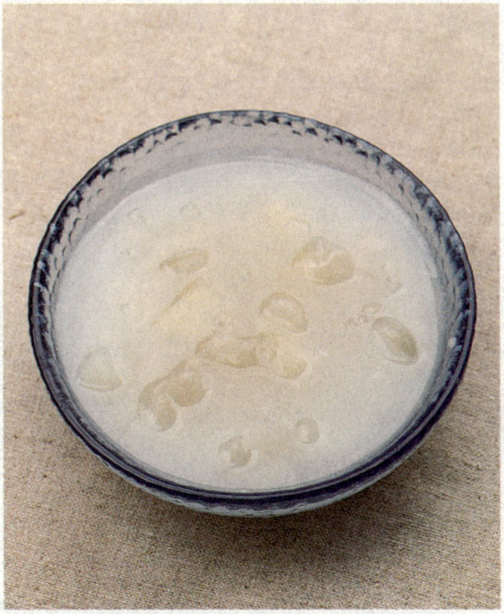

材料 荸荠150克，银耳25克。

调料 冰糖、水淀粉各适量。

做法

1. 银耳放温水中泡发，去蒂，洗净，撕成小朵；荸荠去皮，洗净，切丁。
2. 砂锅内放入荸荠丁和银耳，加适量温水置火上，大火烧沸，转小火煮至荸荠丁熟透，加冰糖煮至溶化，用水淀粉勾薄芡即可。

功效 润肺止咳、益气和血，可有效缓解痰浓难咳的症状。

小贴士

可加入杏仁，养生功效更好。注意，杏仁有微毒，只要炖煮时间超过1小时即可去除毒性。每次用量不超过10克。

百合荸荠粥 滋阴润肺

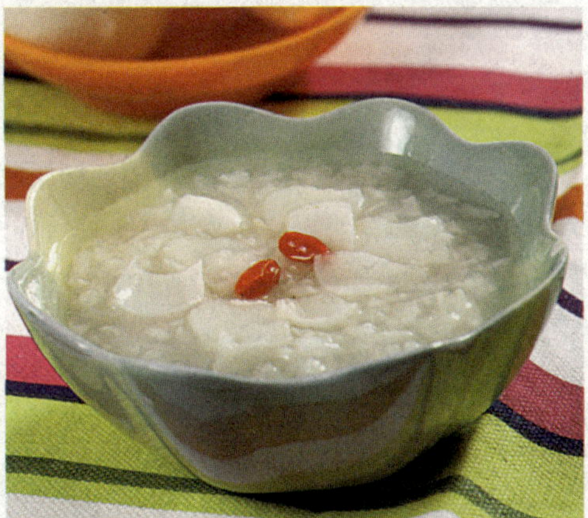

材料 糯米100克，荸荠25克，鲜百合20克，枸杞子5克。

调料 冰糖10克。

做法

1. 鲜百合洗净；荸荠去皮，洗净，切片；糯米洗净，用水泡 4 小时。
2. 锅置火上，倒入清水大火烧开，加糯米煮沸，转小火熬煮 30 分钟，放荸荠片煮熟，放鲜百合和枸杞子煮 5 分钟，用冰糖调味即可。

功效 润肺补气、生津止咳，用于调治感冒咳嗽、急性咽喉炎等症。

小贴士

一定不能用铁锅熬，最好用紫砂锅，否则会不利于营养的溶出，而且还会发黑。

冬瓜

餐桌上的养肺美肤菜

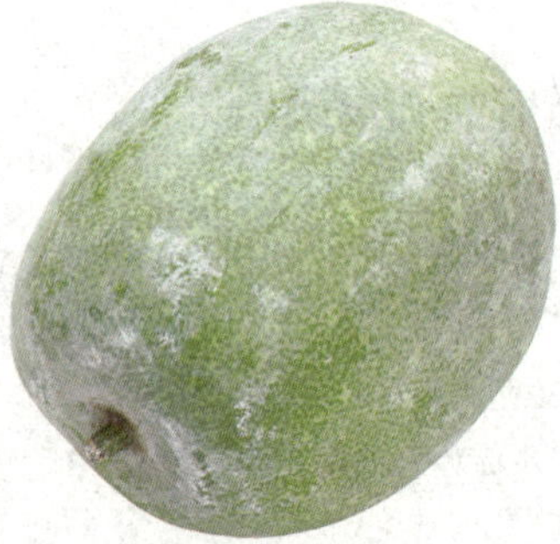

性味归经：性微寒，味甘、淡；归肺、胃、膀胱经
功效：利尿消肿、减肥、美容护肤、除烦止渴、清热化痰
主要营养成分：膳食纤维、钾、磷、维生素C、烟酸
挑选窍门：挑选冬瓜时，用指甲掐一下，皮较硬，肉质致密，种子已成熟变成黄褐色的冬瓜口感好

食用提醒

冬瓜虽好，但不宜多吃，因为它性寒凉，食用过多会加重体内寒气。

冬瓜不宜与猪肝同吃，因为两者会抵消营养成分。

养肺小偏方

莲藕冬瓜汁

选用藕节100克，带皮冬瓜200克。将冬瓜洗净，去瓤切块，与藕节共放锅内加水适量，煎煮20分钟，取汁即可。建议每天饮用一次，连续饮用一周。

《本草纲目》中记载：冬瓜“清热、镇咳、和五脏、涤肠胃、利尿息肿，除烦愦恶气”，表明冬瓜有消暑止渴、解毒、利尿退肿、镇咳祛痰的功效。

· 冬瓜可消脂利尿、润肺生津

冬瓜可归肺经，有清热解暑、润肺生津的功效，有助于人体的清肺排毒；冬瓜中富含丙醇二酸，能有效控制体内的糖类转化为脂肪，防止脂肪堆积。

· 这样吃最养肺

生饮冬瓜汁：将鲜冬瓜洗净，捣烂取汁液直接饮用即可。在炎热的夏季饮用，可预防中暑、缓解暑热给肺部和呼吸道带来的不适，尤其适合夏季的室外工作者。

· 人群宜忌

✔ 一般人都可食用，尤其适合肺热口干者，高血压、糖尿病、冠心病患者和肥胖者食用。

✖ 脾胃虚弱、腹泻便痛、胃寒疼痛忌食生冷冬瓜；女子月经来潮期间和寒性痛经忌食生冬瓜。

· 最佳营养搭配

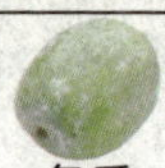 冬瓜	+	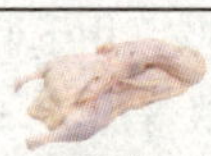 鸭肉	✔ 清热滋阴
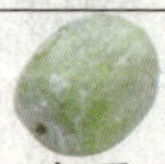 冬瓜	+	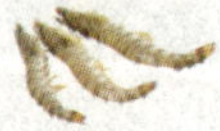 虾	✔ 帮助人体吸收钙

· 杨力私房益肺食谱

莲藕冬瓜扁豆汤 消炎退热

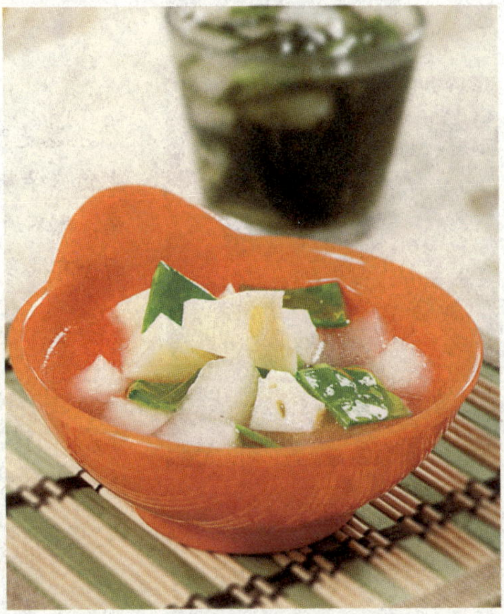

材料 莲藕块380克，冬瓜块450克，扁豆75克，瘦肉150克。

调料 盐、姜片各适量。

做法

❶ 扁豆洗净，切成段；瘦肉洗净，入沸水中焯一遍，再冲洗干净，切片。

❷ 将适量水倒入锅中烧开，下莲藕、冬瓜、扁豆、瘦肉、姜片，煲开后改小火继续煲2个小时，加盐调味即可。

功效 清热滋阴，敛肺止咳。

小贴士

这道汤还可利尿、消痰和清热，适合夏天饮用。

清蒸冬瓜球 清热消肿，润肺

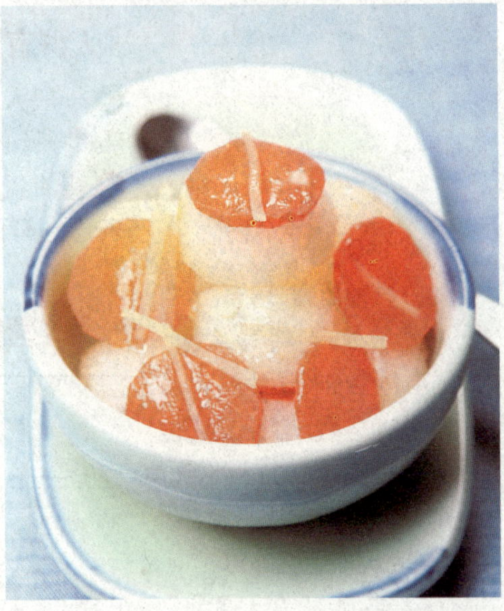

材料 冬瓜400克，胡萝卜150克。

调料 盐、香油、高汤、姜丝、水淀粉各适量。

做法

❶ 冬瓜去皮、去瓤，再用挖球器挖出呈球状；胡萝卜洗净，切薄圆片；将盐、高汤、水淀粉制成调味汁拌匀备用。

❷ 将冬瓜球、姜丝、胡萝卜片一起放入碗中，加入调味汁拌匀，再放入蒸锅，蒸10分钟。

❸ 将汤汁倒出，再淋入数滴香油即可。

功效 冬瓜含维生素C较多，且钾含量高，钠含量较低，可清热消肿、润肺生津。

葱白

助 肺 通 阳

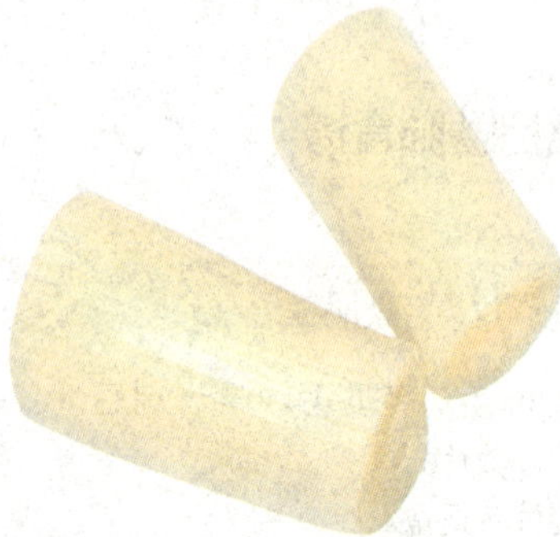

性味归经：性温，味辛；归肺、胃经
功效：开胃、杀菌、发汗、散寒，有“菜中和事佬”的雅称
主要营养成分：蒜辣素、歧化酶、蛋白质、维生素B_2、维生素C、钙、铁
挑选窍门：挑直的葱白多的、紧的水分足的，注意，如果捏起来很松，而且表皮都起了褶，说明不新鲜

食用提醒

葱白不宜长时间烹煮，因为其所含的大蒜素具有挥发性，长时间烹煮后会流失。

养肺小偏方

神仙粥

糯米50克洗净，加适量水与生姜片7片同煮，煮开一二沸后，加入葱白30克，待粥成后加入米醋20毫升，搅匀起锅。趁热服下，可驱寒、防感冒。

葱是百姓家常用的调味食材，是一种草本植物，生食味辛辣。医圣李时珍说过，葱白能治“喉中肿痛，气不通畅”。俗话“大葱蘸酱，越吃越壮”，葱里面含有很多营养，可以有效地保护人体。

· 葱白可解表散寒、通阳、解毒

中医认为，葱白具有解表散寒、通阳、解毒的作用，有较强的杀菌作用。适用于怕冷发热、恶寒头痛肢冷的感冒及阴寒的腹痛患者的治疗。

· 这样吃最养肺

1. 葱白可与其他润肺食材，如白萝卜一起煮汤食用，用于调养风寒感冒引起的咳嗽。

2. 葱白还可与具有驱寒作用的生姜一起熬煮成汤食用，能除寒邪，宣肺解表，化痰止咳。

· 人群宜忌

✔ 一般人群均可食用，尤其适合因受寒引起的肺部、呼吸道不适，缓解咳嗽等症状。

✘ 患有胃肠道疾病特别是溃疡病的人不宜多吃；表虚、多汗者也要忌食

· 最佳营养搭配

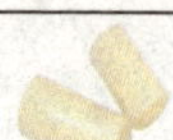 葱白	+	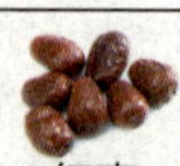 红枣	✔ 改善食欲不振、消化不良
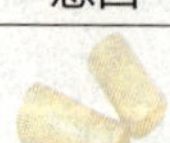 葱白	+	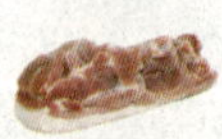 猪肉	✔ 增强抗疲劳能力

· 杨力私房益肺食谱

乌鸡糯米葱白粥 润肺止咳，养阴清热

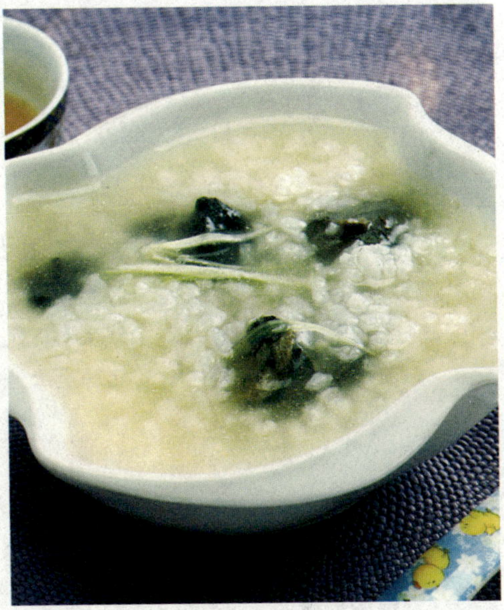

材料 乌鸡腿1只，糯米250克。

调料 葱白、盐各适量。

做法

1. 鸡腿洗净，切块氽烫后捞出洗净，沥干；糯米淘净，待用；葱白去头须，切粒。
2. 将氽烫后的乌鸡腿块加4碗清水用大火烧开后，改小火煮15分钟，然后放入糯米，烧开后改小火煮，糯米煮熟后加入盐调味，最后放葱粒焖片刻即可。

功效 乌鸡具有滋阴清热、滋润肌肤的作用，搭配能补养肺气的糯米做成粥，滋养肺部的功效更佳。

葱枣汤 祛风散寒

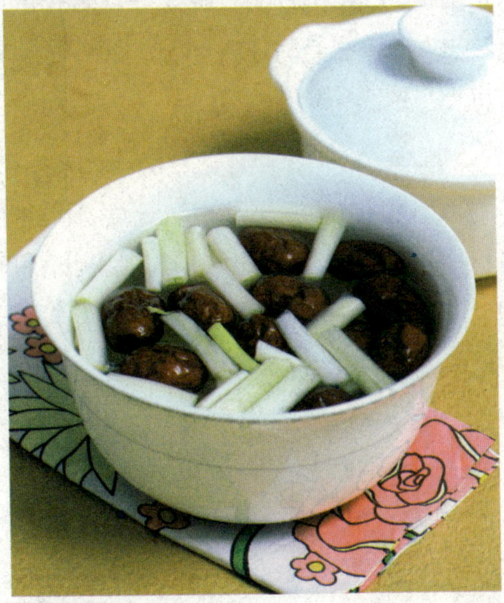

材料 红枣20个，葱白30克。

做法

1. 红枣洗净；葱白洗净，切段。
2. 将红枣用水泡发，洗净，放入锅内，置火上煮20分钟，再加入葱白，继续用小火煮10分钟即可。

功效 葱、枣搭配，有祛风散热、健脾养心之功，对春季感冒、咳嗽或神经衰弱、失眠、胸中烦闷有很好的辅助疗效。

小贴士

如果觉得味道不好，可以加少量白糖。

养肺水果、干果 营养美肤，促进排毒

雪花梨

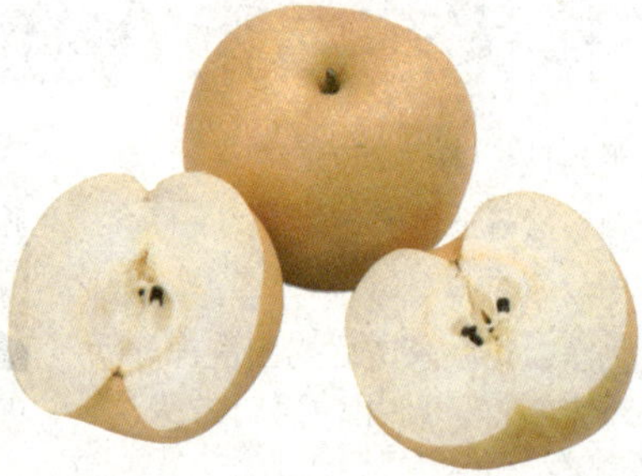

补水润肺的“先锋官”

性味归经： 性凉，味甘、微酸；归肺、胃经
功效： 清热生津、润燥化痰
主要营养成分： 胡萝卜素、维生素C、多酚、膳食纤维
挑选窍门： 梨皮薄而细，没有病虫害、疤痕或外伤者，为品质好的梨

食用提醒

《本草纲目》中说“梨甘寒，多食成冷痢”。又说，“多食令人寒中萎困”，所以一忌多食，二忌与油腻之物同食，三忌冷热杂进。

梨自古被推尊为“百果之宗”，具有润肺凉心、消炎降火、止咳去痰之功效。现代医学认为，梨富含维生素，能维持细胞组织的健康状态，梨或梨汁都可润肺生津，有益于人体肺部和呼吸道。

· 雪花梨可润肺、抗燥、止咳

中医认为，梨可以清喉降火，增加口中的津液，起到保养嗓子的作用。生食能滋养肺阴，秋天或是空气干燥的时候多吃梨可以润肺抗燥。

· 这样吃最养肺

生吃梨对急性气管炎和上呼吸道感染患者所出现的咽喉干、痒、痛，音哑，痰稠，便秘，尿赤等症状都有良好疗效。

· 人群宜忌

✔ 咳嗽痰稠或无痰、咽喉发痒干痛者；慢性支气管炎、肺结核患者宜食。

✘ 患有胃寒腹泻者忌食生梨；小儿出痘者忌食。

· 最佳营养搭配

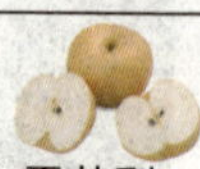 雪花梨	+	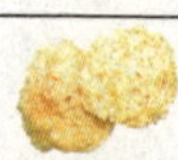 银耳	✔ 滋阴、润燥、去肺火
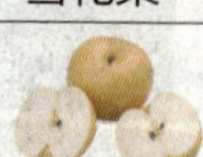 雪花梨	+	 蜂蜜	✔ 缓解咳嗽

养肺小偏方

雪梨荸荠水

因热病引起的口干燥咳、身热烦渴，可用梨30克、荸荠30克、桑叶10克煮水，有滋阴、清热、镇咳的效果。

川贝冰糖炖梨 清肺化痰

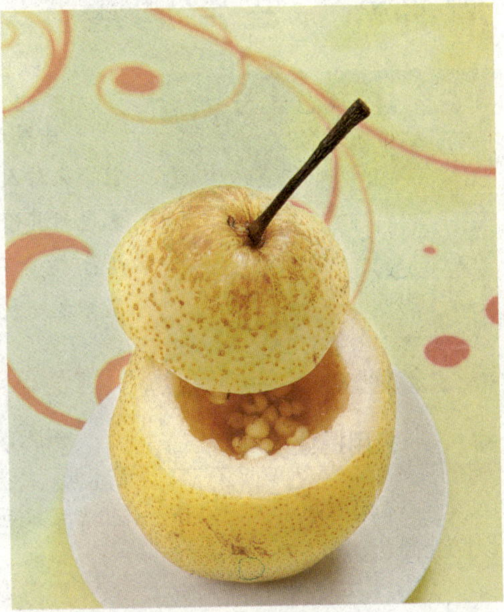

材料 雪梨1个，川贝10克，冰糖20克。

做法

1. 将雪梨洗净，从顶部切下梨盖，再用勺子将梨心挖掉，中间加入川贝粉和几粒冰糖。
2. 用刚切好的梨盖，将梨盖好，拿几根牙签从上往下固定住。
3. 将梨放在杯子或大碗里，加水，放在锅中炖30分钟左右，直至整个梨成透明色即可。

功效 清肺化痰，顺气解毒。

小贴士

做这道甜品一般选用汁多个大的雪花梨。川贝可在药店购买，因用量少，价格较贵，一次不必购买太多。

银耳红枣雪梨粥 润燥养肺

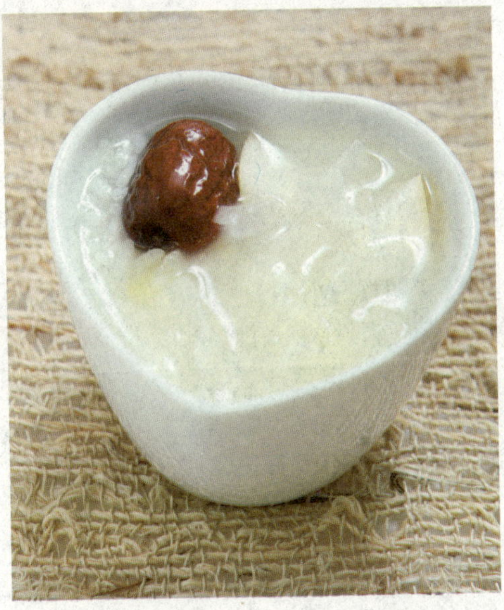

材料 雪梨200克，大米100克，去核红枣20克，干银耳10克。

调料 冰糖20克。

做法

1. 干银耳泡发，洗净去蒂，汆烫一下，捞出，撕成小块。
2. 雪梨洗净，连皮切块；大米洗净，浸泡半小时；红枣洗净。
3. 锅中倒清水烧开，加大米、银耳、红枣煮沸，转小火煮30分钟，再加入梨块煮5分钟，加冰糖煮至化开即可。

功效 雪梨与银耳一起煮粥食用可润燥、养肺，还有助于肾脏排泄尿酸，有预防痛风、风湿病和关节炎的作用。

甘蔗

清肺热，生津润燥

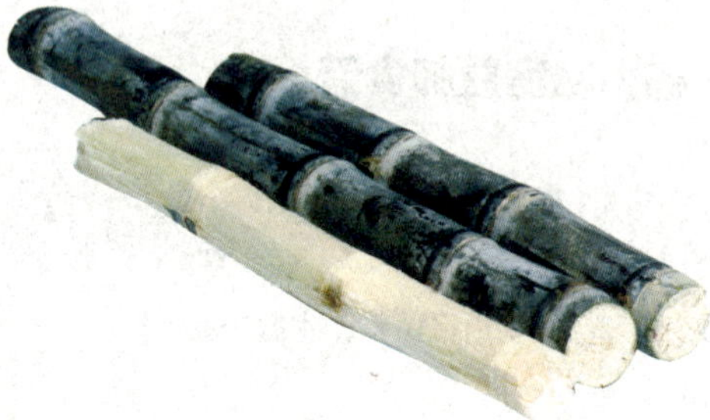

性味归经： 性寒，味甘；归肺、胃经
功效： 清热除烦、润燥生津、和胃下气、润肺止咳
主要营养成分： 铁、糖、有机酸
挑选窍门： 好的甘蔗，比较粗、直，没有斑点和虫咬，两端不缺水、新鲜

甘蔗是能清、能润，甘凉滋养的食疗佳品，古往今来被人们广为称道，就连那些清高儒雅的文人墨客也对其情有独钟。唐代诗人王维在《樱桃诗》中写道："饱食不须愁内热，大官还有蔗浆寒。"将甘蔗的微妙之处表现得淋漓尽致。

食用提醒

1. 吃完甘蔗后应漱口，以防止龋齿。

2. 发霉变质的甘蔗不宜食用，以免引起中毒。

· 甘蔗可清热解毒、生津止渴

中医认为，甘蔗具有清热解毒、生津止渴、和胃止呕、滋阴润燥、润肺润喉等功效，对调理咽喉肿痛有一定疗效。

· 这样吃最养肺

1. 榨汁温服。将甘蔗去皮，切块，榨汁温服，能益气滋阴，很适合心脏衰弱患者。

2. 甘蔗性寒，煮水食用，可清热解毒、生津止渴、润肺滋阴。

· 人群宜忌

✔ 一般人群均可食用。尤其适合低血糖、大便干结、小便不利、反胃呕吐、虚热咳嗽等患者食用。

✘ 脾胃虚寒、胃腹寒痛者不宜食用；孕妇不宜经常食用。

· 最佳营养搭配

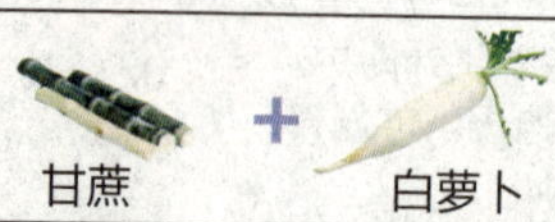

甘蔗 + 白萝卜 ✔ 调理气管炎、肺结核有效

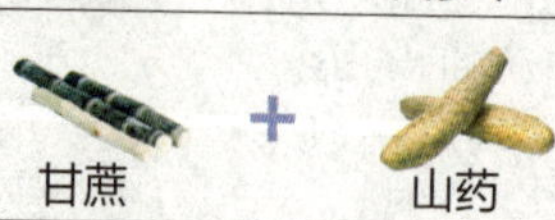

甘蔗 + 山药 ✔ 化痰效果好

养肺小偏方

甘蔗萝卜汁

甘蔗汁、萝卜汁各半杯，将100克百合煮烂后调入两汁中，每天临睡前服用1杯，可改善因雾霾天引起的慢性咽炎。

· 杨力私房益肺食谱

甘蔗荸荠百合汁 缓解咽喉肿痛

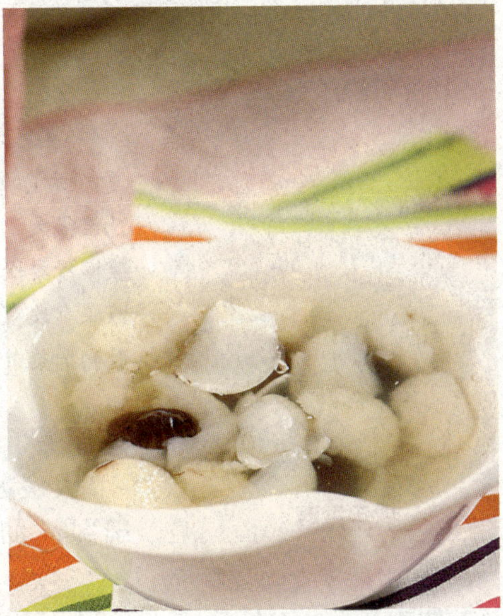

材料 甘蔗100克，荸荠50克，百合5克。

做法

❶ 将甘蔗、荸荠去皮，洗净，切碎；百合洗净。

❷ 将三者放入锅内，加适量水，小火炖煮60分钟，冷却后取汁，随需随饮即可。

功效 清热生津、消肿止痛，适用于咽喉炎、扁桃体炎导致的咽干肿痛。

小贴士

可用隔水炖盅慢炖，口感更好。

猪骨炖甘蔗 清虚热，解燥火

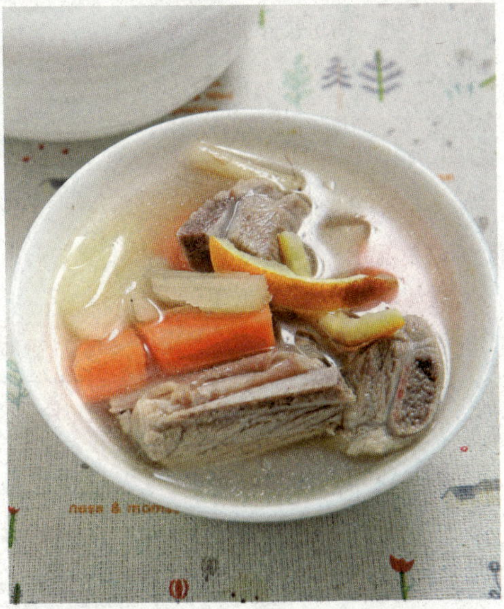

材料 甘蔗200克，猪排骨500克，胡萝卜1根，鲜茅根100克，鲜怀山50克，莲子50克，干橘皮13克。

调料 盐适量。

做法

❶ 甘蔗去皮洗净后切段，茅根洗净，胡萝卜去皮切块，猪排骨切块焯水冲净。

❷ 煲内加水适量，先放进干橘皮煮开，将各种食料放入，先用大火煮开，再改小火慢煲3小时，调入盐即可。

功效 护肝润肺、清虚热、解燥火、消瘙痒。

小贴士

猪排骨下锅炖煮前，先用热水烫一下，撇去浮沫。

苹果

生津止渴，润肺减肥

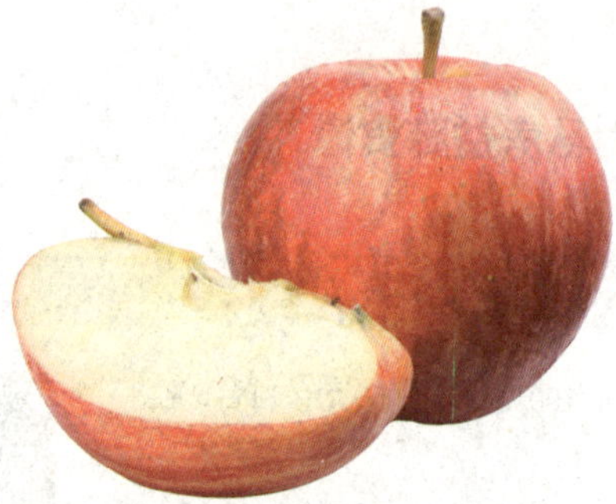

性味归经： 性凉，味甘、微酸；归脾、胃、肺经

功效： 润肺、生津、健脾、胃、止渴、消烦、解暑、醒酒

主要营养成分： 鞣酸、苹果酸、果胶、纤维素、多酚

挑选窍门： 选购苹果时，应挑选个大适中、果皮光洁、颜色艳丽、软硬适中、果皮无虫眼和损伤、肉质细密、酸甜适度、气味芳香的

食用提醒

1. 苹果不宜与海味同食。苹果中含有鞣酸，与海味同食不仅会降低海味中蛋白质的营养价值，还易引发腹痛、恶心、呕吐等。

2. 吃苹果最好的时间是两餐之间。

养肺小偏方

绿茶苹果饮

苹果 300 克，绿茶粉 15 克，蜂蜜适量。苹果洗净，去皮，去核，切小丁，放入榨汁机中，加入适量饮用水搅打；苹果汁打好后倒入杯中，加入蜂蜜和绿茶粉搅拌均匀即可。这道饮品可预防肺炎。

苹果在中国已经有两千多年的栽培历史，相传夏禹所吃的“紫柰”，就是红苹果，可见中国有苹果已经很久了。苹果是美容佳品，既能减肥，又可使皮肤润滑柔嫩。苹果中的营养成分可溶性大，易被人体吸收，故有“活水”之称，有利于溶解硫元素，使皮肤润滑柔嫩。

· 苹果可生津止渴、健脾益胃

中医认为，苹果具有生津止渴、润肺除烦、健脾益胃、润肠、止泻、解暑、醒酒等功效。

· 这样吃最养肺

带皮食用。苹果中的维生素和果胶等有效成分多分布于皮和近皮部分，所以应该把苹果洗干净带皮食用，尽量不要削去表皮。

· 人群宜忌

✔ 尤其适合肺热咳嗽、便秘、肾病患者多食，女性也应该多吃。

✘ 胃寒腹痛、气虚胃寒、大便溏泄及寒痢者不可多食。

· 最佳营养搭配

苹果	+	银耳	✔ 润肺止咳
苹果	+	猪肉	✔ 消除疲劳

· 杨力私房益肺食谱

苹果桂花粥 润肺止咳

材料 苹果2个，大米100克，干桂花适量。

调料 白糖适量。

做法

1. 苹果洗净去皮切块；大米淘净，用温水浸泡；干桂花洗净泡开。
2. 锅里放水，烧开，放进大米煮至米烂，加入苹果块、干桂花煮熟，加白糖调味即可。

功效 润肺止咳。

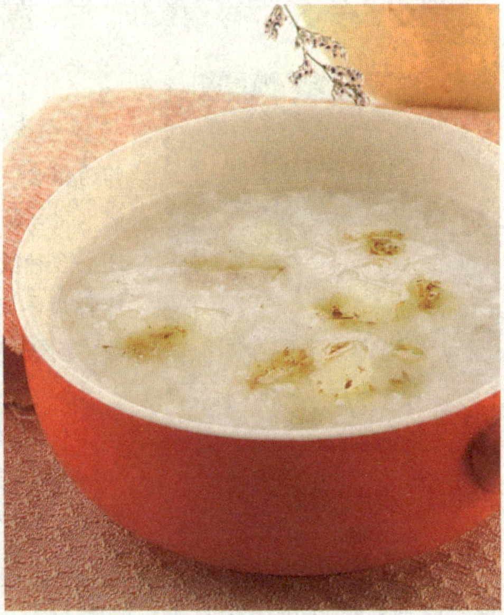

小贴士

此粥熬制时间越长，苹果越软，可以根据个人喜好调节熬制时间。熬粥时注意用小火，以免熬焦。

苹果蔬菜汁 滋阴润肺

材料 苹果100克，油菜80克，柠檬30克。

调料 蜂蜜适量。

做法

1. 油菜洗净，切小段；柠檬去皮、去子；苹果洗净、切块。
2. 将切好的食材倒入全自动豆浆机中，加入适量凉饮用水，按下“果蔬汁”键，搅打均匀后，加入蜂蜜搅匀即可。

功效 蔬菜加上苹果榨汁饮用不仅可以润肺，还能排毒。

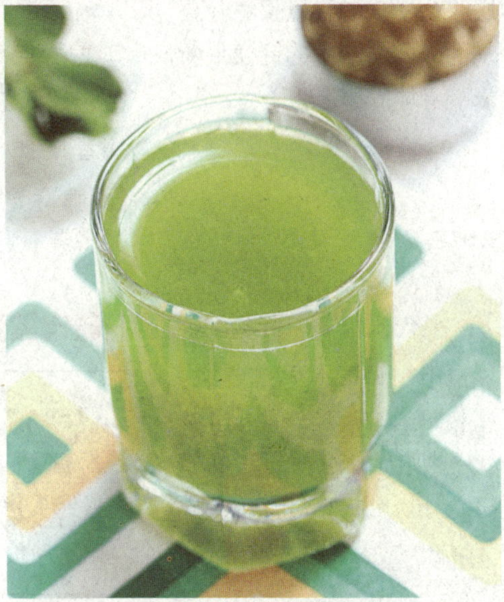

小贴士

如果是夏季，可以放入冰箱稍稍冷藏再饮用，口感更好。

香蕉

益胃生津、养阴润肺

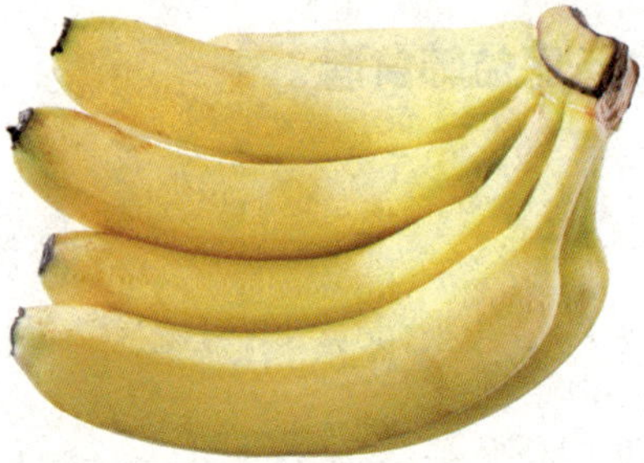

性味归经： 性寒，味甘；归肺、胃、大肠经
功效： 清热解毒、益胃生津、养阴润肺、润肠通便
主要营养成分： 5-羟色胺、钾、镁、膳食纤维
挑选窍门： 选购香蕉时，以果指肥大，果皮外缘棱线较不明显，果指尾端圆滑者为佳。不购买蕉柄泛黑、枯干的香蕉

食用提醒

1. 香蕉为热带水果，不适合冷藏，放进冰箱会加速腐败。

2. 空腹不宜吃香蕉，因为香蕉含有较多镁元素，空腹吃会使镁的含量骤然升高，从而破坏血液中的钙镁平衡，影响身体健康。

养肺小偏方

香蕉藕丸

香蕉、藕各30克，香蕉切丁，藕去皮，磨碎，加淀粉，团成丸，上屉蒸熟。锅内放水，加冰糖烧开，再加淀粉勾成芡，浇在藕丸上。可润肺生津。

香蕉属高热量水果，在一些热带地区香蕉还可作为粮食。香蕉果肉营养价值颇高，每100克果肉含碳水化合物20克、蛋白质1.2克、脂肪0.6克。此外，还含多种微量元素和维生素。从营养角度看，香蕉是淀粉质丰富的有益水果。民间验方更有用香蕉炖冰糖，医治久咳；用香蕉煮酒，作为食疗。

· 香蕉可清肺降燥

香蕉有清肺降燥的功效，对于肺燥、干咳无痰有一定的疗效。

· 这样吃最养肺

香蕉可煮粥食用，与富含膳食纤维的杂粮一起煮粥食用，可有效润肺滋阴，维护皮肤毛发的健康，还能令皮肤光润细滑。

· 人群宜忌

✔ 一般人群都可食用。尤其适合口干烦躁、咽干喉痛者。

✘ 脾胃虚寒、便溏腹泻者不宜多食、生食，胃酸过多者不可食用，急慢性肾炎患者忌食。

· 最佳营养搭配

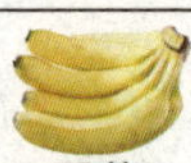 香蕉	+	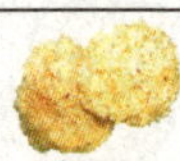 银耳	✔ 养阴润肺、生津整肠
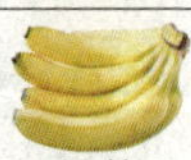 香蕉	+	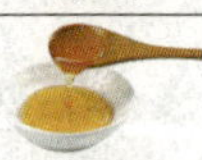 蜂蜜	✔ 美容养颜

· 杨力私房益肺食谱

香蕉菠萝苹果汁 化痰止咳

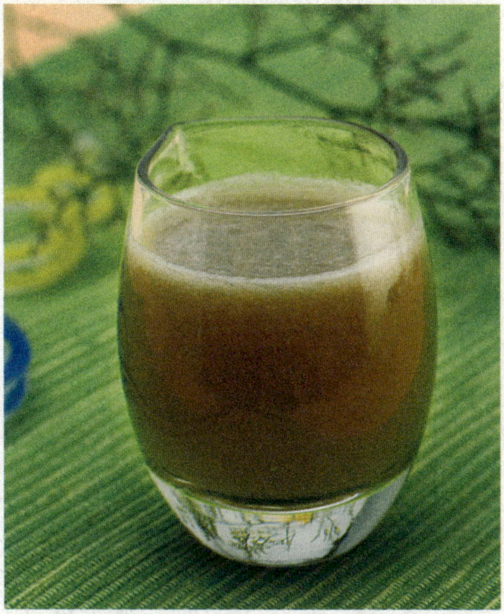

材料 香蕉2根，菠萝1/4个，苹果1个。

调料 淡盐水、蜂蜜各适量。

做法

❶ 香蕉、菠萝去皮，苹果去皮、去核，切成大小适中的块，将菠萝块放入淡盐水中浸泡一会儿。

❷ 将3种水果一起放入榨汁机中榨汁，用蜂蜜调味即可。

功效 润肺化痰，止咳。

小贴士

这款果汁要现榨现喝，不要存放，这样才能很好地吸收维生素A。

百合炖香蕉 润肺，补中益气

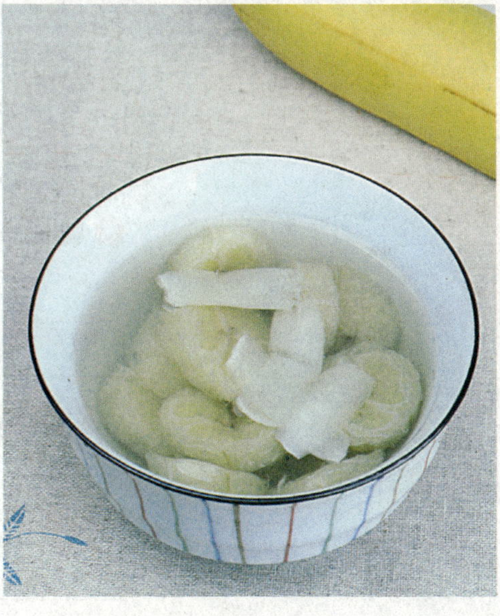

材料 鲜百合120克，香蕉2根。

调料 冰糖适量。

做法

❶ 鲜百合洗净；香蕉去皮切片。

❷ 炖盅内放入百合、香蕉和冰糖，加盖隔水炖半小时即可。

功效 百合可补中益气、润肺降燥，香蕉可润肺止咳，两者一起食用有很好的润肺、补中益气的功效。

小贴士

可以用干百合替代鲜百合，提前泡软即可。

枇杷

保护呼吸道黏膜

性味归经： 性平，味甘、酸；归脾、肺、肝经
功效： 润肺止咳、和胃降逆、利尿清热、止渴解暑
主要营养成分： 胡萝卜素、钙、磷、铁、钾等
挑选窍门： 选购枇杷时要选择表皮茸毛完整、果粉完好，同时颜色越深其成熟度越好，口感也更甜

食用提醒

枇杷的根、叶、花以及树之嫩皮均可入药，不宜丢弃。

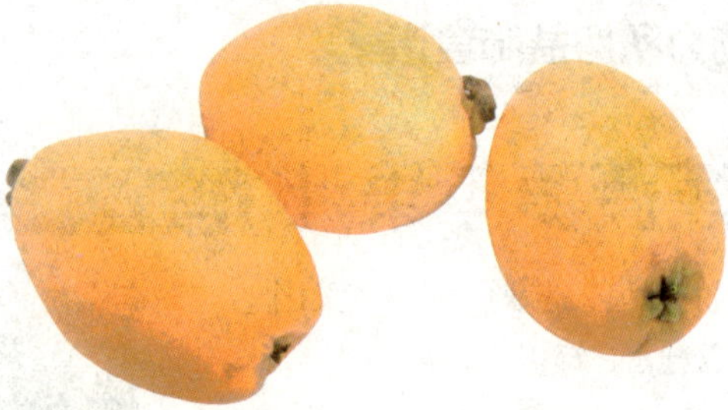

《本草纲目》上说："枇杷能润五脏，滋心肺。"中医认为，枇杷果肉有润燥清肺、止咳和胃之效，可用于肺痿咳嗽、胸闷多痰、暑热声嘶、呕吐呃逆等病症的治疗。枇杷的果实中含许多生物活性物质，多吃能增加人体免疫力，有助于预防雾霾对呼吸道黏膜造成的损害。

· 枇杷可清肺化痰

枇杷有一定的清肺化痰作用，初夏如果出现感冒上火、流黄鼻涕、大便干、小便黄等症状，都可以吃点枇杷清热去火。枇杷含有的苦杏仁苷能够镇咳祛痰。

· 这样吃最养肺

熬汤。将鲜枇杷 50 克，洗净去皮，加冰糖 5 克，熬半小时后服用，对于扁桃体发炎引起的咽喉红肿疼痛很有效。

· 人群宜忌

- ✔ 肺痿咳嗽、胸闷多痰以及劳伤吐血者宜食。
- ✖ 脾虚泄泻者、糖尿病患者忌食。

养肺小偏方

枇杷冰糖汤

枇杷 12 个，冰糖 30 克。将枇杷去皮、去核，与冰糖入锅，加适量水煎汤即可。每日 1 剂，连服 5 日。可治疗咳嗽痰多的症状。

· 最佳营养搭配

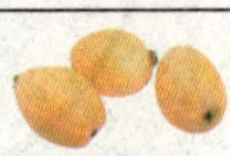 枇杷	+	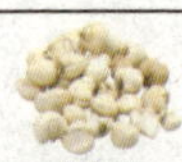 川贝	✔ 镇咳化痰
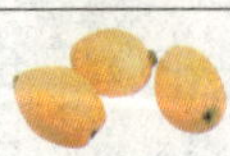 枇杷	+	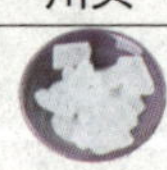 冰糖	✔ 润肺化痰

百合杏仁枇杷粥 清肺化痰

材料 鸭梨20克，杏仁10克，百合15克，枇杷果20克，糯米50克。

调料 蜂蜜少许。

做法

❶ 百合、杏仁分别洗净，糯米洗净，用水浸泡4小时，梨和枇杷分别去皮、切丁。

❷ 用大火煮到米粒开始膨胀，加入杏仁、百合，待米水融和时再换小火，放入枇杷丁、梨丁，稍煮，即可食用。

功效 鸭梨有润肺止咳、滋阴清热的功效；百合质地肥厚，甘美爽口；杏仁润燥补肺，枇杷果化痰消积，合而为粥能清润祛热，化痰止咳。

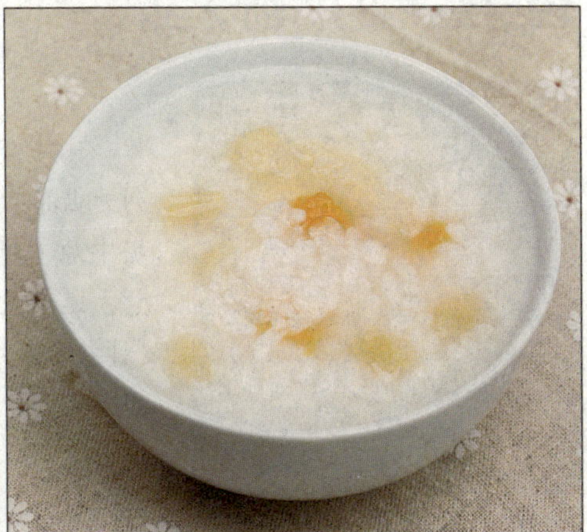

小贴士

可在粥放至温热时加入蜂蜜，化痰效果更好。

枇杷百合银耳羹 润肺止咳

材料 银耳、干百合各10克，枇杷30克。

调料 冰糖5克。

做法

❶ 银耳、干百合洗净后浸泡4小时，枇杷去皮去内膜切块备好。

❷ 煮锅放入泡发好的银耳，加入1500毫升清水。

❸ 银耳煮开后微煮一会，然后用小火，大火反复几次，待起胶，放入冰糖。

❹ 然后把泡发好的干百合倒入微煮3~5分钟。

❺ 再倒入枇杷块，煮至枇杷变色即可。

功效 枇杷核中含有苦杏仁苷，能够镇咳祛痰，治疗各种咳嗽；银耳富有天然植物性胶质，具有滋阴作用；百合可镇咳祛痰。

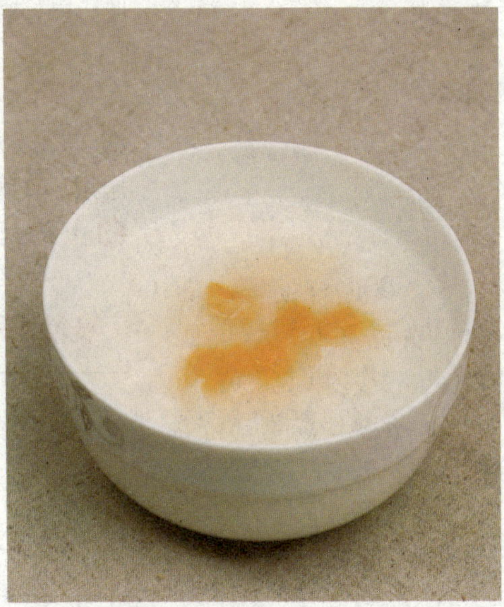

核桃

轻身益气的养肺之宝

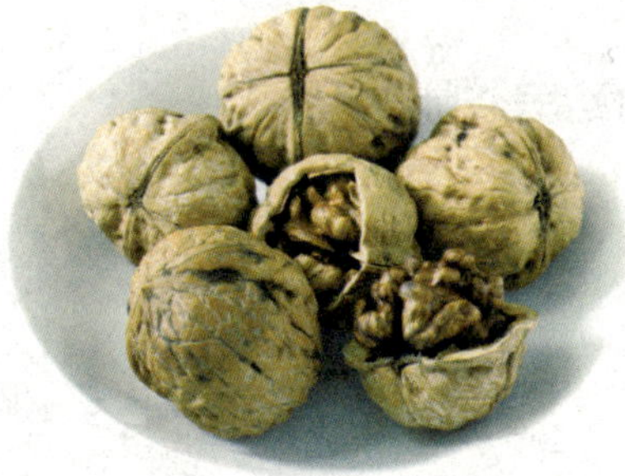

性味归经：性温，味甘；归肾、肺、大肠经

功效：补肾固精、纳气定喘、润肠通便

主要营养成分：亚油酸甘油脂、亚麻酸、油酸干油脂

挑选窍门：购买时应选择外壳薄而洁净，颜色呈淡黄色或浅琥珀色的核桃，摇一摇，不发出声音的为佳

食用提醒

核桃不宜过多食用，因为核桃含有较多的脂肪，脂肪具有很高热量，如果无法充分利用，就会被人体作为胆固醇储存起来，从而损害健康。

核桃又名胡桃，与扁桃、腰果、榛子一起，并列为世界四大干果。史料记载，公元319年，石勒占据中原，建立后赵，因“胡桃”有轻蔑“胡人”之意，遂令改称“核桃”，这个名字一直沿用到今天。《神农本草经》将核桃列为久服轻身益气、延年益寿的上品。核桃营养丰富，被誉为“长寿果”。

· 核桃可益肺平喘

核桃味甘性温，含有多种微量元素，益肺镇咳平喘作用十分明显，在寒冷或者干燥的季节，对慢性气管炎和哮喘病患者疗效较佳，对肺气肿也有一定的食疗功效。

· 这样吃最养肺

煮粥食用。核桃与薏仁、栗子等干果同煮粥吃，能补肾益精、润肺生津。

· 人群宜忌

✔ 便秘、动脉粥样硬化、高血压、冠心病、肺虚、尿频、咳嗽等患者适宜食用。

✖ 上火、腹泻、阴虚有热者不宜食用。

养肺小偏方

核桃杏仁露

黄豆40克，核桃仁20克，杏仁10克。黄豆、杏仁、核桃仁洗净后一起放入豆浆机中，打成豆浆。这款饮品不仅润肺、止咳，还有美白的功效。

· 最佳营养搭配

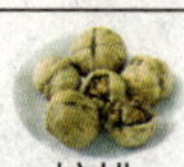 核桃	+	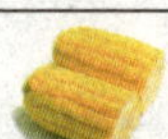 玉米	✔ 延缓衰老
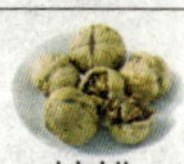 核桃	+	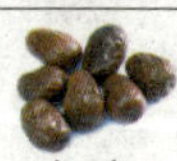 红枣	✔ 美容养颜、健脑

核桃紫米葡萄干粥 滋阴润肺，美白肌肤

材料 紫米80克，核桃仁30克，大米20克，葡萄干10克。

调料 冰糖15克。

做法

1. 将核桃仁剁碎；葡萄干洗净；紫米洗净，用水泡4小时；大米洗净，浸泡30分钟。
2. 锅置火上，倒入清水用大火烧开，加紫米煮沸，加大米改小火熬煮至黏稠，加葡萄干、冰糖继续熬煮5分钟，待粥凉后，撒上碎核桃，拌匀即可。

功效 滋阴润肺，美白肌肤。

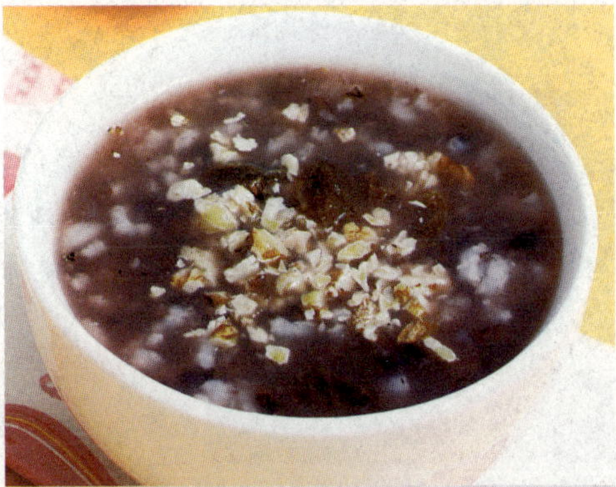

小贴士

紫米富含纯天然营养色素和色氨酸，入水清洗或浸泡会出现掉色现象，因此不宜用力搓洗，浸泡后的红水应随同紫米一起煮食，不用倒掉。

芝麻核桃粥 润肺补肾

材料 大米100克，核桃仁30克，黑芝麻20克。

调料 白糖5克。

做法

1. 核桃仁和黑芝麻各洗净，碾末；大米洗净，浸泡30分钟。
2. 锅置火上，倒入适量清水煮沸，加大米煮沸，改小火熬成粥，放核桃仁末、黑芝麻末煮黏稠，加白糖即可。

功效 核桃仁和黑芝麻富含不饱和脂肪酸，不仅滋阴润肺还可补益肾脏。

小贴士

黑芝麻也可以先入锅炒熟，待粥成后加入，这样芝麻的香味更浓，吃起来口感更好。

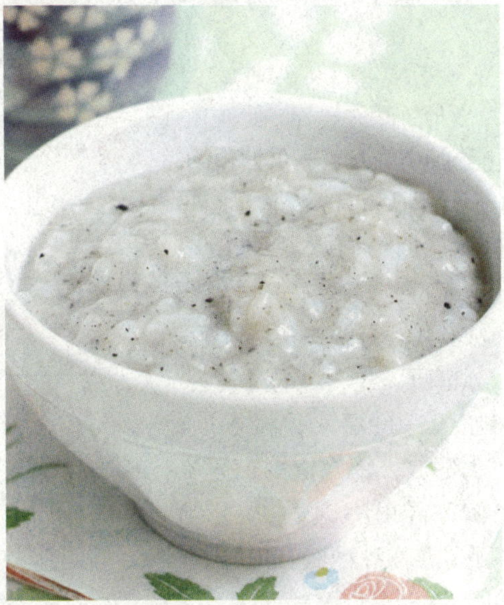

葡萄

抗氧化、抗肺炎

性味归经：性平，味甘、酸；归肺、脾、肾经
功效：补气血、益肝肾、强筋骨，止渴除烦、通利小便
主要营养成分：类黄酮、鞣花酸、白藜芦醇、葡萄糖、果糖等
挑选窍门：选购葡萄时要选择颗粒硬实、颜色均匀的

食用提醒

1. 吃葡萄后不宜马上喝水，否则会引起腹胀。

2. 海鱼、虾、藻类含丰富的蛋白质和钙，如果与含有鞣酸的葡萄同食，易使海味中的钙质与鞣酸结合成一种新的不易消化的物质。

养肺小偏方

养肺小偏方：木瓜葡萄汤

葡萄 300 克、木瓜 30 克、冰糖适量，将木瓜用适量清水润透并洗净后切成薄片；葡萄去皮后洗净；冰糖研碎成屑。锅置火上，加入适量清水，将木瓜、葡萄放入锅内，用大火烧沸，再用小火煮 25 分钟后，加入冰糖搅匀即可。

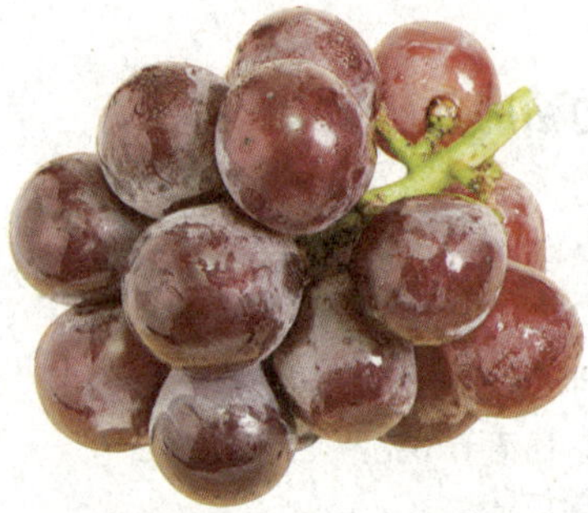

葡萄具有很强的抗氧化能力，并可清除体内自由基，抑制发炎物质的运作，有效缓解呼吸道炎症，从而杜绝肺部感染的可能。

· 葡萄可有效防癌、抗癌

葡萄具有较强的抗癌性能，其含有的白藜芦醇可以防止健康细胞癌变，并能抑制已恶变细胞扩散，可有效缓解雾霾天有害物质对肺部伤害，降低肺癌的发生率。

· 这样吃最养肺

葡萄最好整粒吃。因为葡萄皮和葡萄籽都含有对人体有益的营养成分，所以，吃葡萄时最好整颗吃。但在吃之前一定要清洗干净。

· 人群宜忌

✔ 肺虚咳嗽、盗汗者，风湿性关节炎，儿童，孕妇和贫血患者宜食。

✘ 糖尿病患者、便秘者、肥胖者不宜多食。

· 最佳营养搭配

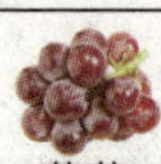 葡萄	+	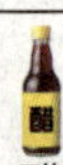 醋	✔ 抗衰老、健脾胃
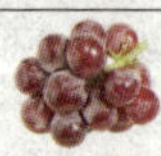 葡萄	+	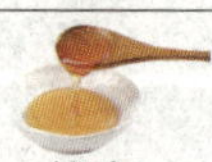 蜂蜜	✔ 清热、润肺

· 杨力私房益肺食谱

葡萄藕地蜜汁 润肺养肝

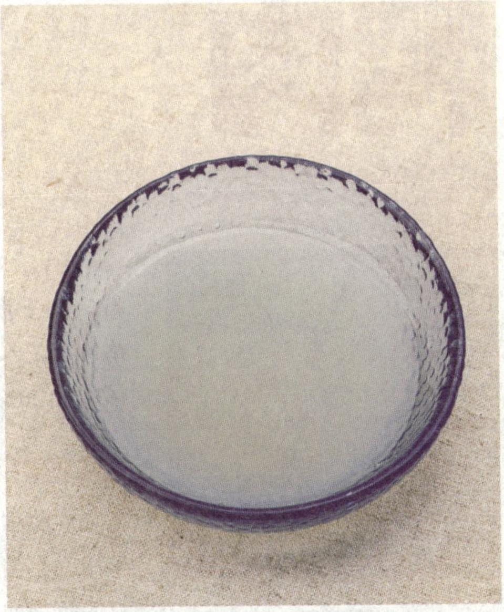

材料 鲜葡萄、鲜藕、鲜生地（三鲜）各适量，白沙蜜500毫升。

做法

1. 三鲜分别捣烂取汁，各取汁 100 毫升。
2. 加入白沙蜜调匀即可食用。

功效 葡萄中的花青素能够清除自由基、润肺养肺；藕润肺养肝效果很好。两者一起食用可补益气血，润肺养肝。

小贴士

鲜生地性寒，脾虚湿滞的人不能使用。

葡萄汁浸山药 抗炎，抗感染

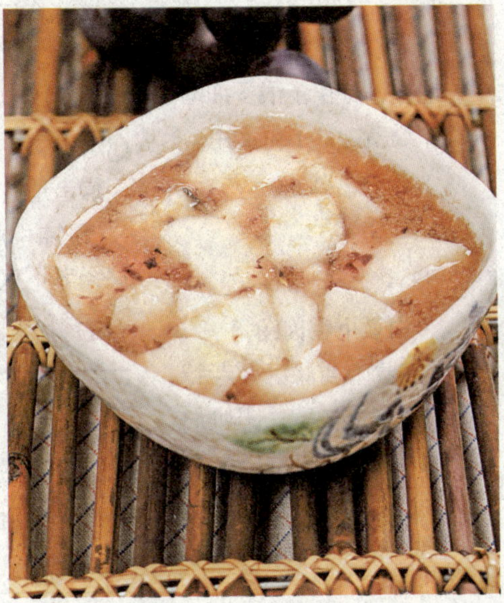

材料 葡萄100克，山药100克。

调料 蜂蜜、白糖、盐各适量。

做法

1. 葡萄洗净，控水；山药去皮，洗净，切块。
2. 取葡萄放入榨汁机打成汁；蒸锅加水煮沸，放入山药（最好用锡纸盖好），中火蒸 10 分钟后凉凉。
3. 将凉凉的山药倒入盛葡萄汁的碗里，加白糖、蜂蜜、盐调匀，放入冰箱冷藏室里冷藏 1 小时即可食用。

功效 可缓解肺虚咳喘，抗炎、抗感染，预防肺炎。

小贴士

用面粉洗葡萄效果很好。

养肺肉、蛋 血肉有情之品滋阴护肺

鸭肉

热量低，滋阴又养肺

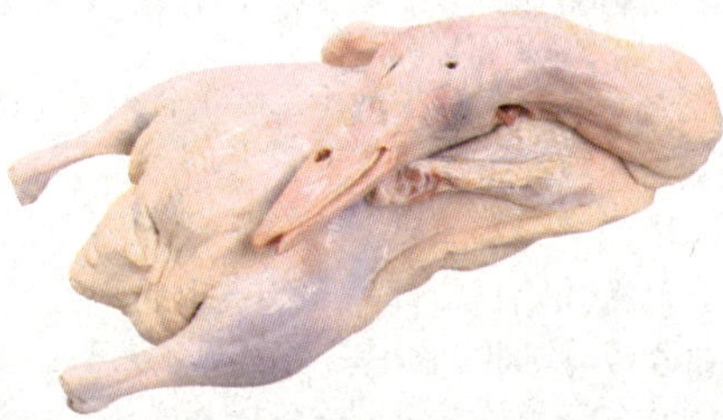

性味归经：性寒，味甘、咸；归肺、脾、胃、肾经
功效： 滋阴养胃、利水消肿、健脾补虚
主要营养成分：蛋白质、B族维生素、维生素E
挑选窍门：以肉质光滑平整且饱满、鸭嘴部分呈现均匀鹅黄色、按压有弹性感觉的为佳

鸭，又名家凫，别称“扁嘴娘”。鸭肉味道鲜美，富含营养，与鸡肉并称为餐桌上的上乘佳肴。鸭肉也是人们进补的优良食品，鸭肉蛋白质含量为16% ~ 20%，比畜肉含量高，脂肪含量适中。

· 鸭肉可清肺补血、利水消肿

《本草纲目》中记载鸭肉“填骨髓、长肌肉、生津血、补五脏”。鸭肉是一种滋阴清补食品，具有清肺补血、利水消肿的功效。

· 这样吃最养肺

煮汤食用。鸭肉适宜与具有润肺功效的食材一起煮汤食用，既可润肺生津，还可补中益气。

· 人群宜忌

✔ 营养不良、食欲缺乏、水肿、体内有热、大便干燥者适宜食用。

✘ 受凉引起的胃部冷痛，腹泻清稀、腰痛及寒性痛经者不宜食用。

· 最佳营养搭配

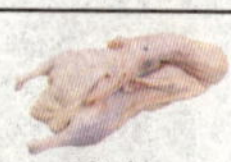 鸭肉	+	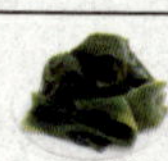 海带	✔ 软化血管、降低血压
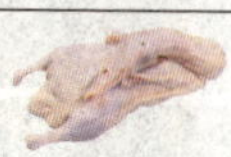 鸭肉	+	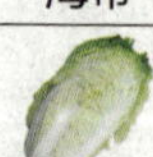 大白菜	✔ 促进体内胆固醇代谢

食用提醒

1. 多食鸭肉，会出现滞气、腹胀等症状，故千万不能多吃。

2. 鸭屁股是淋巴最集中的地方，储存了很多细菌、病毒和致癌物，不可食用。

养肺小偏方

白萝卜鸭肉汤

白萝卜400克，老鸭半只，分别洗净、切块后煲汤食用。这两者搭配可润肺生津、健脾养胃、清热理气、滋补身体。

荸荠玉米煲老鸭汤 清肺热，止咳利咽

材料 老鸭块400克，荸荠100克，鲜玉米1根。

调料 盐5克，葱花、姜片各适量，香油、胡椒粉各少许。

做法

1. 荸荠去皮，洗净；玉米洗净，剁成段；将鸭肉块入沸水焯去血水，捞出沥水。
2. 煲锅置火上，加入适量清水煮沸，放入鸭肉块、姜片，大火煮沸后改小火煲40分钟，放入玉米段、荸荠一同煲至熟，加盐、胡椒粉调味，撒上葱花，淋入香油即可。

功效 这道汤有润肺、养身的功效，尤其适合低热、虚弱患者，对疾病恢复有益。

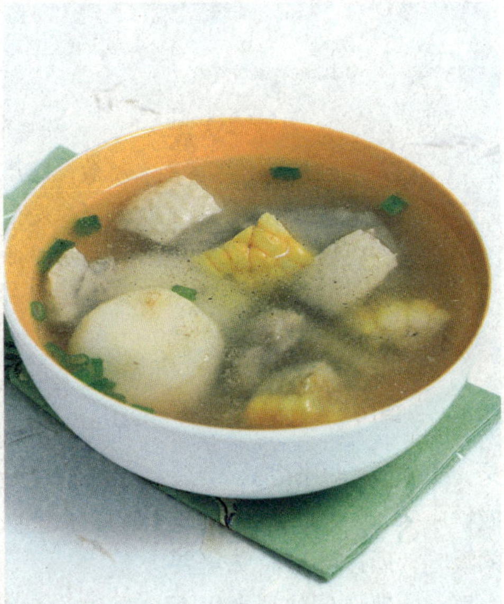

蒜薹鸭丝 润肺补肾

材料 鸭肉300克，蒜薹100克。

调料 盐、白糖、料酒、植物油、香油各适量。

做法

1. 将蒜薹洗净，切段。
2. 鸭肉洗净，汆烫，捞出，沥干水分，切丝。
3. 锅内倒油烧热，下鸭丝翻炒，再加蒜薹段，调入盐、白糖、料酒，翻炒均匀，淋上香油即可。

功效 润肺补肾，强筋健骨。

小贴士

蒜薹不宜烹制得过烂，以免破坏其所含有的辣素，使杀菌作用降低。

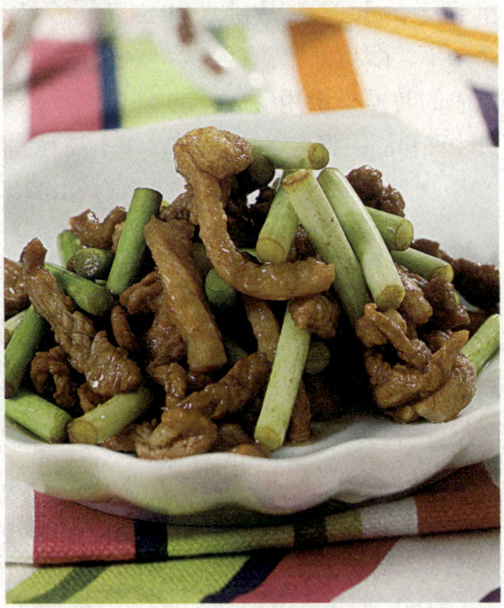

猪血

滑 肠 排 毒

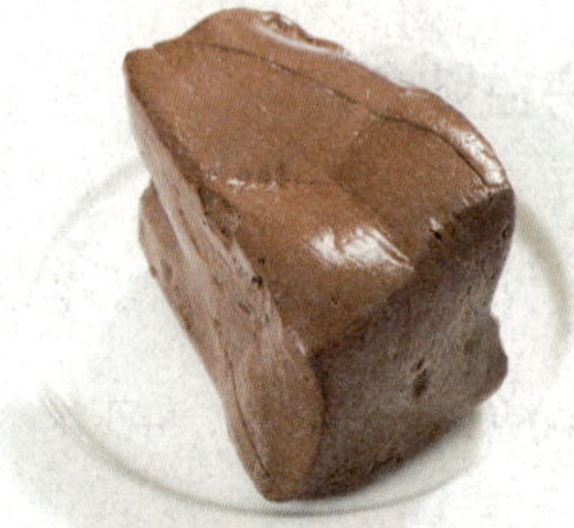

性味归经： 性平，味咸；归肝、心经

功效： 生血、温中下气、清肺解毒

主要营养成分： 铁、锌、铜、卵磷脂

挑选窍门： 猪血一般呈黯红色、较硬、易碎、有淡淡腥味

食用提醒

1. 过量食用猪血，会造成铁中毒，影响其他矿物质的吸收，所以除非特殊需要人群，一般一周建议食用不超过 2 次。

2. 买回猪血后注意不要让凝块破碎，除去黏附着的猪毛及杂质，然后放沸水中氽一下，即可开始烹饪。炒猪血的时候一定用猛火，加以少许料酒去腥。

养肺小偏方

猪血鲫鱼粥

将鲫鱼 100 克去鳞、内脏和鳃后切成小块，与 200 克猪血、100 克大米同煮，再加入一点白胡椒，待粥熟后即可食用。可改善轻度贫血、润肺养胃。

猪血中的血浆蛋白，经过人体胃酸和消化液分解后，能产生一种解毒物质，与肠道的粉尘、有害金属微粒发生化学反应，使其成为不易被人体吸收的废物而排泄掉。

· 猪血清肺排毒

猪血中的血浆蛋白被胃酸分解后，能产生一种解毒、清肠的分解物，与经呼吸道吸入人体内的粉尘、有害金属微粒发生化学反应，从消化道排出体外，从而保护肺脏。

· 这样吃最养肺

在雾霾天，猪血和韭菜是绝配，尤其是鲜嫩的韭菜，可以促进排便，排出毒素。

· 人群宜忌

✔ 适宜贫血患者、血虚头风眩晕患者、肠道寄生虫患者、腹胀嘈杂者食用。

✘ 高胆固醇血症、肝病、高血压、冠心病患者慎食；上消化道出血患者忌食。

· 最佳营养搭配

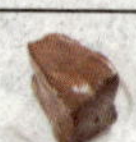 猪血	+	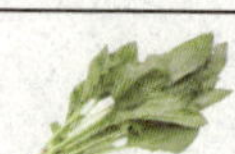 菠菜	✔ 补铁补血、润肺养胃
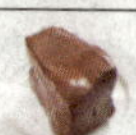 猪血	+	 粉丝	✔ 润滑肠道、除尘排毒

· 杨力私房益肺食谱

韭菜猪血汤 清除肺中尘埃

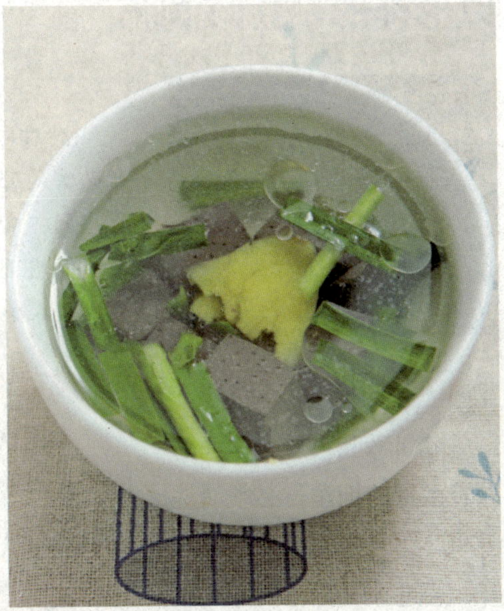

材料 猪血500克，韭菜250克，生姜50克。

调料 盐、香油各适量。

做法

1. 将猪血洗净，切块；韭菜洗净，切段；生姜去皮，切为大块状，用刀背拍裂。
2. 在铁锅中加清水1200毫升，加入生姜，武火煮沸后，加入猪血，稍熟，再加入韭菜，煮沸。再加适量食盐、香油即可食用。

功效 清除肺部积尘。

小贴士
猪血刚入锅时不宜搅拌，以免碎掉。

菠菜猪血粥 补血，清肺

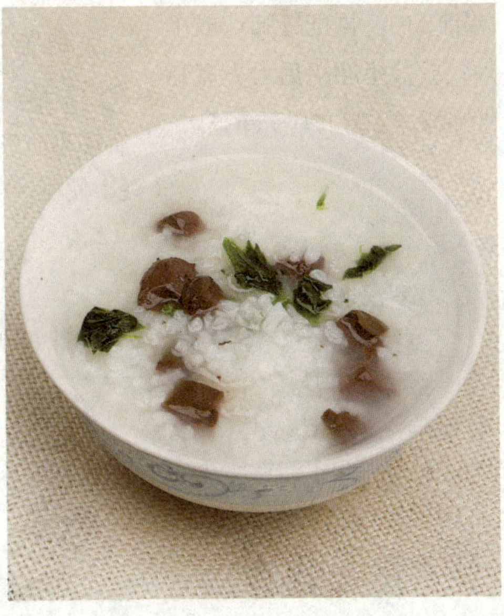

材料 猪血、大米各100克，菠菜80克。

调料 盐适量。

做法

1. 将猪血切小块，放沸水中稍煮，捞出。
2. 菠菜洗净，放入沸水中，略烫一下，捞出后切段。
3. 大米加水煮粥，待粥成时放入猪血、菠菜略煮，加盐调味即可。

功效 此粥能润肺、除尘，同时能补血、补铁，适合缺铁性贫血患者食用。

小贴士
菠菜焯水有利于去掉其含有的草酸，而且口感更好。

猪肺

以形补形，止咳润肺

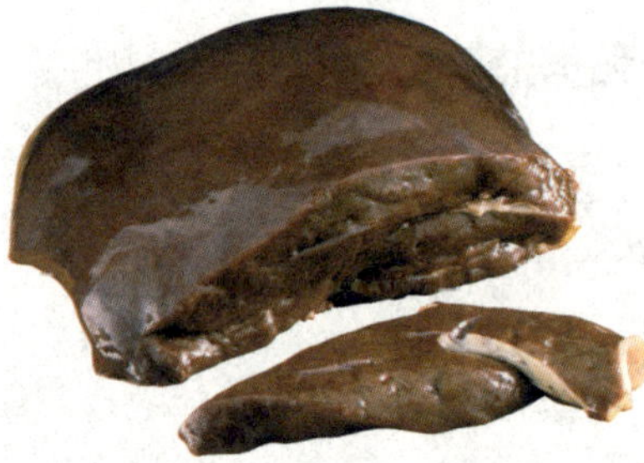

性味归经： 性平，味甘；归肺经
功效： 止咳、润肺、强身
主要营养成分： 磷、硒、钠、胆固醇等
挑选窍门： 表面色泽粉红、光泽、均匀，富有弹性的为新鲜猪肺

猪肺即猪肺部肉，色红白。猪肺含有大量人体所必需的营养成分，适宜虚劳瘦弱者食用；适宜脾胃虚弱，食欲不振，泄泻下痢者食用；适宜中气不足，气虚下陷，男子遗精，女子带下者食用；适宜体虚之人小便频多者食用；适宜小儿疳积者食用。

食用提醒

猪肺为猪内脏，里面隐藏着大量的细菌，必须清洗干净。买回来的猪肺不要切开，通过大气管往里面冲水至膨胀，用手抓肺叶用力把水挤出来，反复多次，直至冲洗干净猪肺里面的血水，猪肺变白。再把猪肺切成小块，放盆里冲洗后大火煮熟洗净浮沫，就非常干净了。

· 猪肺可治疗肺虚咳嗽

中医认为，食用猪肺可补人的肺脏。据《本草图经》记载：猪肺，补肺。猪肺可补虚、止咳、止血，对于治疗肺虚咳嗽、久咳咯血有一定功效。

· 这样吃最养肺

1. 适于卤、凉拌。可事先将猪肺煮熟后卤或凉拌，如“卤五香肺”。

2. 适用于炖食，如“银杏炖肺”。

· 人群宜忌

✔ 适宜一般人群，尤其适合肺虚久咳、肺结核、肺痿咯血患者食用。

✘ 便秘、痔疮者不宜多食。

养肺小偏方

罗汉果猪肺汤

罗汉果 1 个，杏仁 10 克，猪肺 250 克。用清水将猪肺洗净，切块并挤出泡沫；杏仁用水浸洗去皮；将猪肺和杏仁与罗汉果加水煲汤，加盐后食用。

· 最佳营养搭配

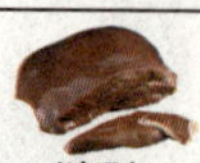 猪肺	+	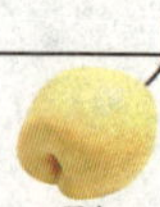 梨	✔ 润肺止咳
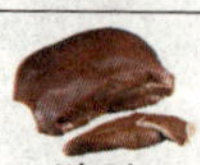 猪肺	+	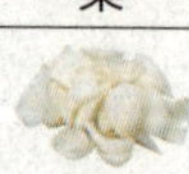 百合	✔ 滋阴生津、润肺止咳

陈皮蜜枣猪肺汤 润肺，化痰

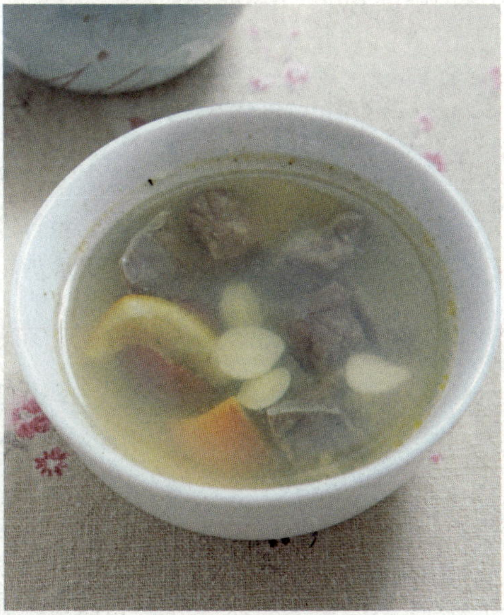

材料 猪肺1个，陈皮1片，蜜枣2枚，杏仁10克。

调料 盐适量。

做法

1. 蜜枣、陈皮洗净；杏仁去皮，洗净；猪肺洗净，切块。
2. 猪肺放到沸水中煮5分钟。
3. 瓦煲内加入清水，用大火煲至水沸，后放进材料，改用中火煲两小时，加少量盐调味，即可食用。

功效 清热解毒、润肺止咳，主治口干咽痛、烦躁口渴、肺热咳嗽等症。

小贴士

选购陈皮以皮薄而大，色红，香气浓郁者为佳。

猪肺萝卜煲 润肺，滋阴

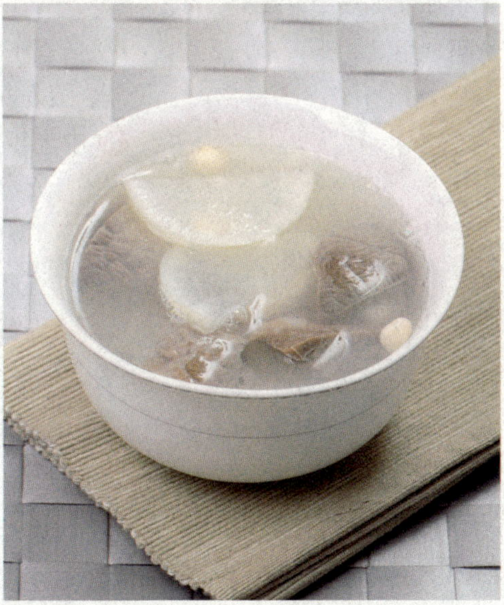

材料 猪肺1个，萝卜1个，杏仁10克。

调料 盐、生姜块各适量。

做法

1. 将猪肺洗净后切成小方块，萝卜洗净去皮，切成0.5厘米厚一片，备用。
2. 将锅内水煮沸，把猪肺块放入汆烫到没血水为止。
3. 将焯过血水的猪肺块放入已经加入水的砂锅，加入杏仁、生姜块一起煲。
4. 20分钟后，加入萝卜片用中火到小火把萝卜煲软，加盐调味即成。

功效 补益肺气，用于热证哮喘。

小贴士

用高汤炖此汤，味道更为鲜美。

鸭蛋

滋阴清热，呵护肺脏

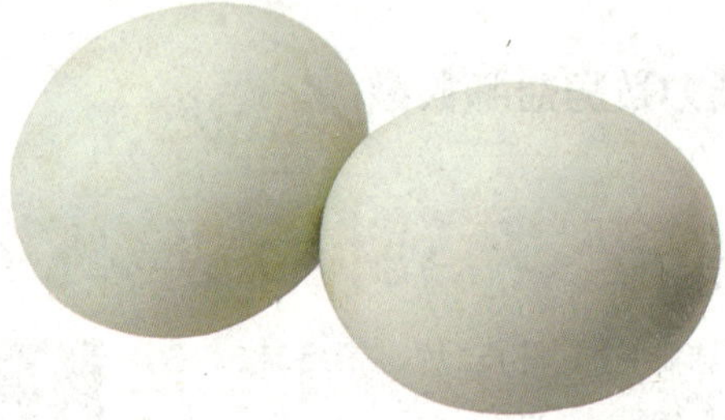

性味归经：性凉，味甘；归心、肺经
功效：滋阴清肺、止咳、止痢
主要营养成分：卵磷脂、氨基酸
挑选窍门：选购时，握住鸭蛋左右摇晃，不发出声音的就是好鸭蛋

食用提醒

不宜食用未完全煮熟的鸭蛋。因为鸭子容易患沙门病，鸭子体内的病菌能够渗入到正在形成的鸭蛋内。只有经过一定时间的高温处理，这种细菌才能被杀死。因此鸭蛋在开水中至少煮 15 分钟才可食用。

养肺小偏方

腌咸鸭蛋

将鸭蛋 200 克放在白酒中浸泡片刻，再捞出来均匀撒上一层盐，然后放入透明的塑料食品袋中密封，放在阴凉干燥处，10 天后即可食用。咸鸭蛋可养胃生津、滋阴润肺。

鸭蛋又名鸭子（《齐民要术》）、鸭卵（《南史》）。为鸭科动物家鸭的卵，主要含蛋白质、脂肪、钙、磷、铁、钾、钠、氯等营养成分。鸭蛋有滋阴清热、生津益胃、养肺的功效。

· 鸭蛋可滋阴、生津

鸭蛋主治肺阴亏虚，干咳少痰、咽干而痛等，以及胃阴亏虚，口干而渴、干呕、大便干燥等。

· 这样吃最养肺

1. 新鲜鸭蛋可用炒、蒸、煮等烹饪方式，均可达到滋阴润肺的功效。

2. 做成咸鸭蛋食用时，宜搭配清淡饮食，同时减少用盐，才不会造成身体负担。

· 人群宜忌

✅ 适合于病后体虚、燥热咳嗽、咽干喉痛、高血压、腹泻痢疾等患者食用。

❎ 中老年人不宜多食久食，儿童不宜多吃，肾炎患者忌吃。

· 最佳营养搭配

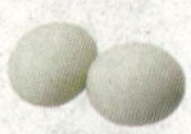 鸭蛋	+	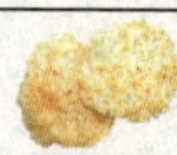 银耳	✓	滋阴润肺、生津止咳
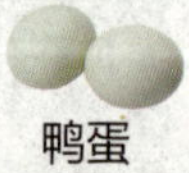 鸭蛋	+	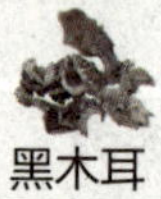 黑木耳	✓	滋补强身、排毒

· 杨力私房益肺食谱

鸭蛋青葱汤 缓解咽喉肿痛

材料 鸭蛋1～2个，青葱（连白）数根。

调料 冰糖适量。

做法

❶ 青葱洗净后，和煮熟的鸭蛋一同放入锅中，加水适量同煮。

❷ 出锅时，加适量冰糖调匀，吃蛋饮汤。

功效 消炎止痛，辅助调理慢性咽炎。

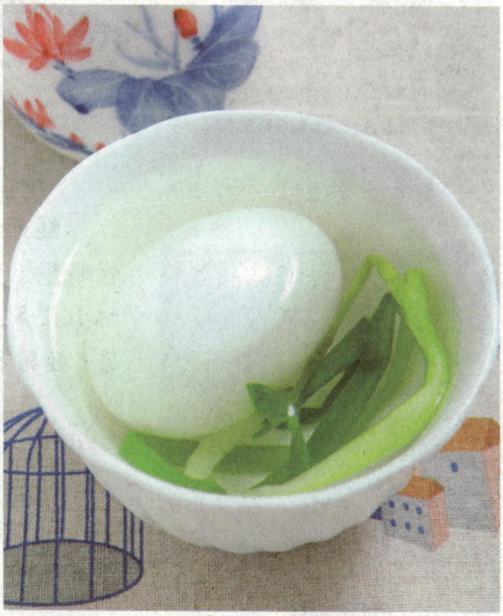

小贴士

不喜欢鸭蛋的腥味，可以在烹调时加少量黄酒去除腥味。

茶叶蛋 润肺滋阴

材料 鸭蛋6个，大料2块，桂皮、陈皮、姜各1块、桂枝、香叶各1匙。

调料 老抽、冰糖各1匙，盐适量。

做法

❶ 将各种香料清洗干净，装入料包中封口，锅内加水适量，再加入调料和料包，将鸭蛋放入。用大火煮沸，再转小火煮 40 分钟。

❷ 将煮熟的鸭蛋凉凉，剥皮后放进煮好的汤卤中，小火煮 10 分钟，关火后即可。

功效 滋阴润肺，化解咳嗽。

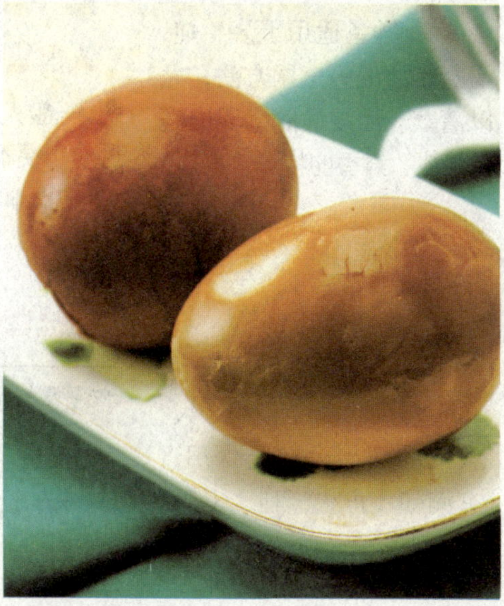

小贴士

如果做的量大，不用剥皮，敲碎即可，做好后浸泡在汤汁里放入冰箱冷藏。

鲢鱼

缓解咳嗽气喘

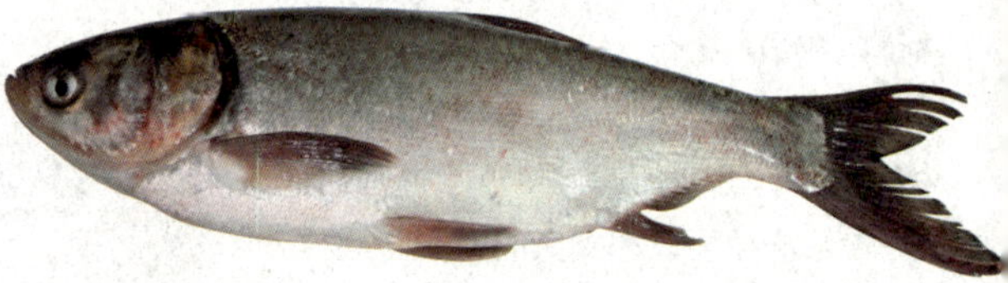

性味归经：性温，味甘；归脾、胃经
功效：健脑益智、延缓衰老、健脾胃
主要营养成分：胶原蛋白、氨基酸
挑选窍门：四季均产，以冬季产的最好。鲢鱼体侧扁，腹腔大而狭窄，头大眼小

食用提醒

1. 清洗鲢鱼的时候，要将鱼肝清除掉，因为其中含有毒质。

2. 鲢鱼适用于烧、炖、清蒸、油浸等烹调方法，尤以清蒸、油浸最能体现出鲢鱼清淡、鲜香的特点。

鲢鱼又叫白鲢，体形侧扁、稍高，呈纺锤形，背部青灰色，两侧及腹部白色。肉软嫩且细腻，刺细小且多，营养丰富，能调理脾胃虚弱、食欲减退、瘦弱乏力、腹泻等病症。

· 鲢鱼可温中益气、补益脾胃

鲢鱼能起到温中益气、祛除脾胃寒气、暖胃补气、利水止咳的作用，尤其适合冬天食用。常用于脾胃虚弱、水肿、咳嗽、气喘等病的调理。

· 这样吃最养肺

将鲢鱼去鳞剖腹洗净后，放入盆中倒一些黄酒，就能除去鱼的腥味，并能使鱼滋味鲜美。

· 人群宜忌

✔ 一般人群均可食用，尤其适合肾炎、肝炎、水肿、小便不利、脾胃虚弱、营养不良者食用。

✖ 无名肿毒、目赤肿痛者及瘙痒性皮肤病患者忌食。

· 最佳营养搭配

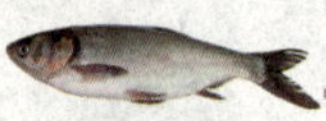 鲢鱼	+	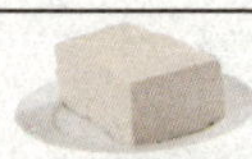 豆腐	✔ 解毒美容、温补脾胃
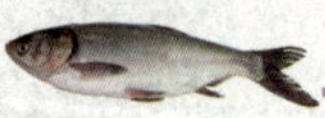 鲢鱼	+	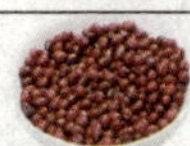 赤小豆	✔ 健脾利湿、补血

养肺小偏方

鲢鱼萝卜汤

鲢鱼200克和白萝卜100克分别洗净、切块，大火煮沸后小火熬汤食用，有润肺、止咳、利水消肿的功效。

·杨力私房益肺食谱

清炒鱼片 润肺生津

材料 净鲢鱼肉300克，水发木耳20克，青椒片30克，鸡蛋清1个。

调料 葱丝、姜丝、蒜片、白糖各5克，料酒10克，盐4克，淀粉适量。

做法

1. 鲢鱼肉洗净切片，用鸡蛋清、姜丝、料酒、淀粉和少许盐腌渍20分钟。
2. 锅置火上，加水煮沸，下鱼片焯熟后捞出控干；木耳焯水捞出。
3. 锅内倒油烧热，爆香葱丝、蒜片，倒入鱼片，加盐、白糖翻炒，倒入木耳和青椒片，炒熟即可。

功效 润肺生津、排毒养颜。

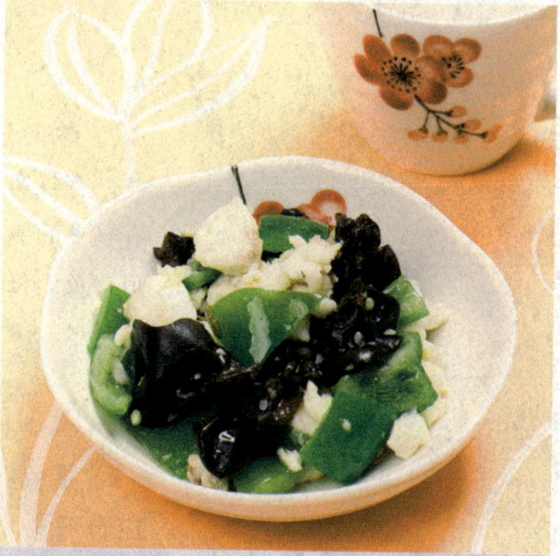

小贴士

鱼片翻炒时要小心，不要将鱼片炒散。

清蒸鲢鱼 养肺润肤

材料 净鲢鱼1条，香菜段20克。

调料 葱段、姜片、盐各5克，料酒10克，胡椒粉少许。

做法

1. 鲢鱼治净，在鱼身上划几刀，用料酒、胡椒粉和盐腌渍20分钟，放在蒸盘内，在鱼身上摆好姜片、葱段。
2. 蒸锅置火上，开锅后将鱼盘放入锅内，大火蒸10分钟后，将鱼取出，拿掉葱段、姜片。
3. 锅内倒入油烧热，将油均匀浇在鱼身上，撒上香菜段即可。

小贴士

鲢鱼清蒸时要多放葱姜，在鱼身上划几刀有助于入味。

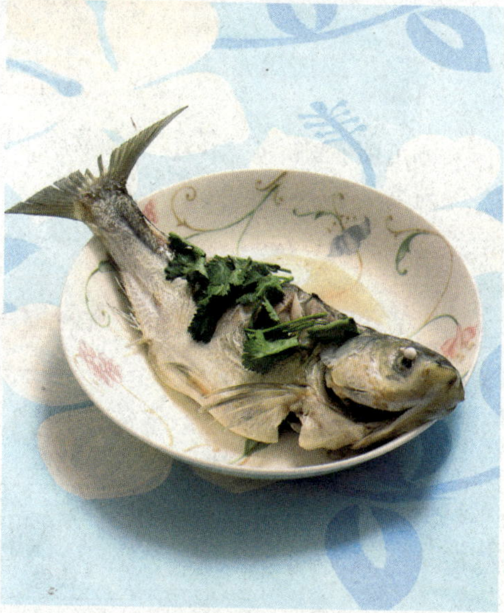

鲫鱼

益气、润肺、健脾

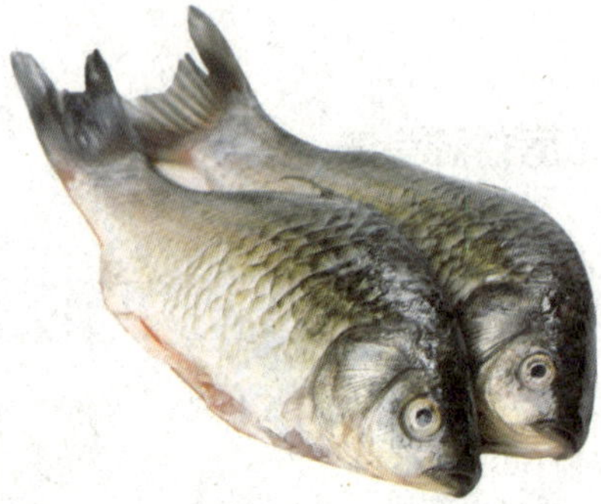

性味归经：性平，味甘；归脾、胃、大肠经

功效： 健脾利湿、降胆固醇、强身健体、通乳

主要营养成分：蛋白质、不饱和脂肪酸、维生素A、维生素B_1、维生素B_2、维生素B_{12}、烟酸、钙、磷、铁

挑选窍门：优质鲫鱼好动、反应敏捷，体表有一层透明的黏液

食用提醒

处理鲫鱼时，应该去掉咽喉齿，这样做出的鲫鱼泥味不会太重。

鲫鱼是常见的淡水鱼类，其肉质细嫩，味道鲜美，有较高的营养价值。鲫鱼蛋白质含量高，而且含有较多的钙、磷、铁等矿物质和多种维生素。民间常用鲫鱼汤催乳。鲫鱼味甘、性温，具有和中补虚、除湿利水、温胃进食、温中下气的食疗功效。

· 鲫鱼可增强人体抗病能力

鲫鱼蛋白质齐全，易于消化，为人体良好的蛋白质来源，常吃可以增强肺部的抗病毒功能，增强人体抗病能力。

· 这样吃最养肺

清蒸或做汤。鲫鱼含有较多的核酸以及全面而优质的蛋白质，清蒸或做汤是最适宜的烹饪方式，能够把营养保留得更加完整。煎炸方式不利于养肺，尽量少采用。

· 人群宜忌

✔ 营养不良性水肿、脾胃虚弱、肺功能减弱的患者宜食。

✘ 皮肤病患者、感冒发热者不宜多吃。

· 最佳营养搭配

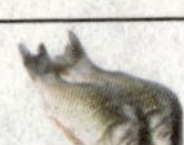 鲫鱼	+	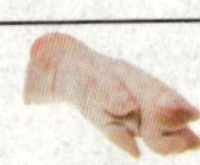 猪蹄	✔ 通乳、滋补
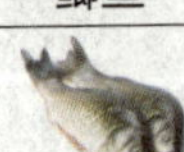 鲫鱼	+	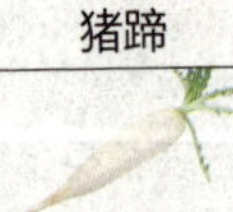 白萝卜	✔ 理气健脾、润肺生津

养肺小偏方

木瓜莲子鲫鱼汤

木瓜一个，去皮、切块；莲子20克，洗净、浸泡4小时。鲫鱼两条洗净、去杂，入油锅慢火煎至微黄后入砂锅，放入莲子和木瓜块，加入适量清水大火煮沸后转小火，慢炖1小时，加盐调味即可食用。这道汤可清心润肺。

· 杨力私房益肺食谱

白萝卜鲫鱼汤 调肺化痰

材料 鲫鱼1条，白萝卜100克。

调料 盐、料酒、胡椒粉、葱段、姜片各适量。

做法

1. 鲫鱼去鳞、鳃及内脏后洗净备用。
2. 白萝卜去皮洗净，切丝，用清水冲洗后，放入沸水中焯一下，捞出用凉水冲凉备用。
3. 锅内放油烧热，放入葱段、姜片爆香，再放入鲫鱼略煎，添鱼高汤，加白萝卜丝，先用大火煮沸，再用中小火煮。
4. 待鱼汤呈乳白色时，加入盐、料酒、胡椒粉，煮开即可。

功效 调肺化痰，祛风清热。

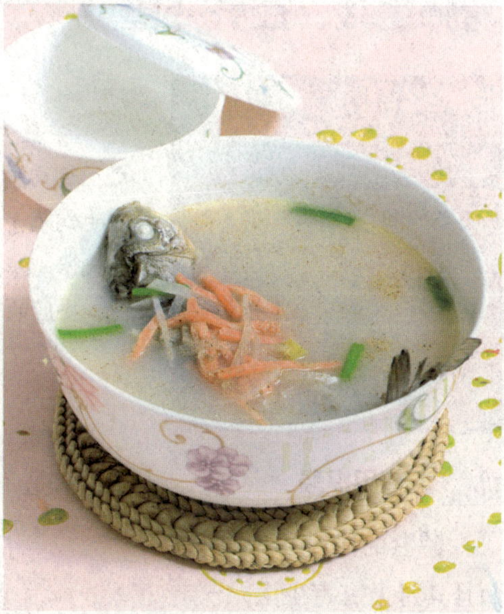

回锅鲫鱼 养肺消炎

材料 鲫鱼400克，青蒜30克，青椒片、红椒片各10克。

调料 豆瓣酱30克，甜面酱、料酒各10克，干红辣椒、葱段、姜片、蒜片、白糖、老抽各5克，盐、淀粉各适量。

做法

1. 鲫鱼收拾干净剁成块，用料酒、姜片、盐和淀粉抓匀，腌渍15分钟；青蒜洗净切段；干红辣椒切段。
2. 锅内倒油烧热，下鱼块炸黄捞出。
3. 锅内留底油，烧热后下豆瓣酱炒香，下葱段、蒜片和干红辣椒段爆炒，倒入鱼块，加老抽、白糖、甜面酱翻炒均匀，放入青蒜、青椒及红椒片炒熟。

功效 增强肺部的抗病毒能力。

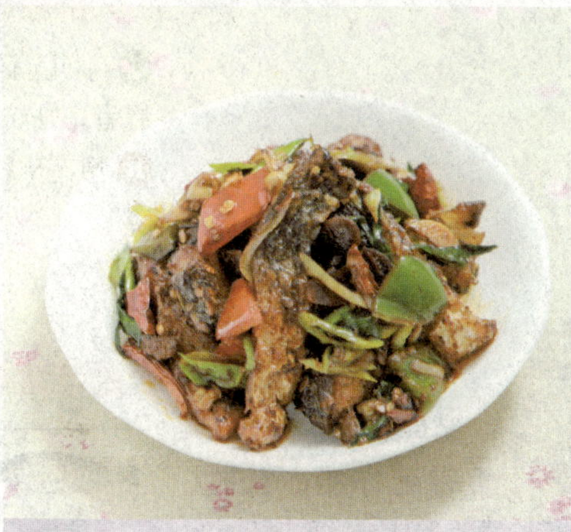

小贴士

鲫鱼入锅前，可用生姜在锅壁涂一下，防止粘锅。

鲈鱼

清肺止咳，益肝补肾

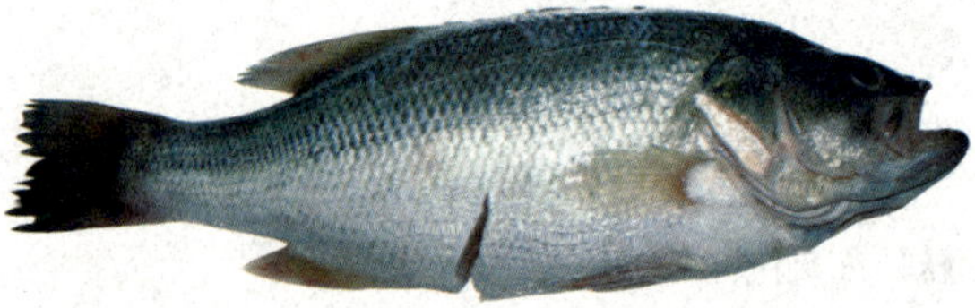

性味归经：性平，味甘、淡；归脾、胃、肝、肾经

功效：补脾胃、益肝肾、安胎

主要营养成分：蛋白质、维生素A、B族维生素、钙、铜等

挑选窍门：新鲜鲈鱼鱼身偏青，鱼鳞有光泽，翻开鳃呈鲜红色，表皮及鱼鳞无脱落。鲈鱼以750克大小为宜，太小的肉少，太大的肉质粗糙

食用提醒

鲈鱼的内脏不能食用，而且其身上有寄生虫，一定不能生食。

鲈鱼俗名四鳃鱼、花鲈，具有生长快、适应性广、抗病能力强、肉质鲜美等特点。鲈鱼血中含有较多的铜元素，铜能维持神经系统的正常功能、促进新陈代谢。鲈鱼具有滋补肝肾、益筋骨、和肠胃、治水气、安胎的食疗功效。

· 鲈鱼可缓解咳嗽症状

咳嗽可以吃鲈鱼，因为鲈鱼有化痰止咳的作用，但是不要吃麻辣、煎炸或者是太咸太油的鲈鱼，蒸煮的方式最为适宜。

· 这样吃最养肺

清蒸。清蒸鲈鱼是最营养健康的吃法，口感清香，细嫩爽滑，有润肺止咳的功效。

· 人群宜忌

✔ 小儿消化不良，脾虚泄泻，肺炎、呼吸道疾病患者，妊娠水肿、胎动不安的孕妇宜食。

✖ 患有皮肤病疮肿者忌食。

养肺小偏方

鲈鱼寄生汤

桑寄生10克，五加皮9克，狗脊6克，装纱布袋，与鲈鱼200克同炖，可补肝益肾、润肺生津。

· 最佳营养搭配

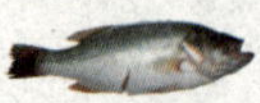 鲈鱼	+	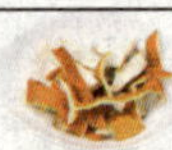 陈皮	✔ 可治脾虚泄泻
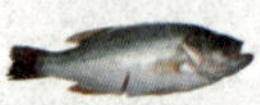 鲈鱼	+	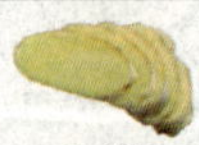 生姜	✔ 缓解消化不良

·杨力私房益肺食谱

纸包鲈鱼 滋补肾脏

材料 鲈鱼1条，洋葱150克，青尖椒段、红尖椒段各20克。

调料 盐5克，酱油、姜丝、姜片、蒜片各10克，白糖适量。

做法

1. 鲈鱼治净，擦干，抹盐；洋葱去老皮，洗净，切丝。
2. 平底锅倒油烧热，炒香姜片，再放入鲈鱼煎至金黄色，盛出，放到准备好的锡纸上。
3. 另起锅入油，爆香蒜片和姜丝，加洋葱、青尖椒、红尖椒翻炒，再加酱油、盐、白糖和水，炒好后浇到鲈鱼身上。
4. 锡纸封口，烤箱 200℃预热，上下火烤 20 分钟即可。

功效 滋补肺脏，健脾益胃。

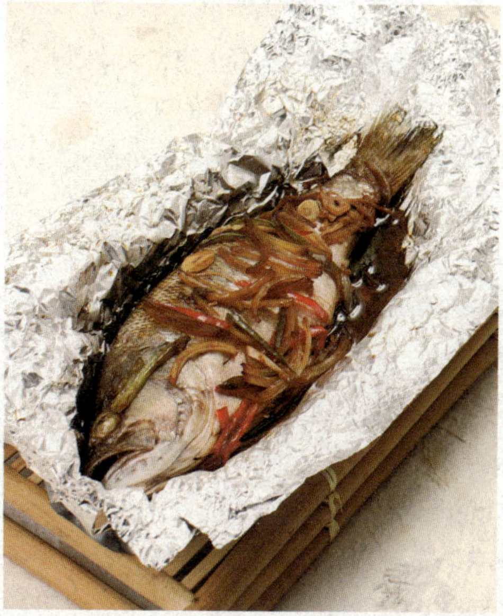

清蒸鲈鱼 养肺健脾

材料 鲈鱼500克。

调料 姜丝、葱段、青椒丝各20克。

做法

1. 鲈鱼去内脏、鱼鳃、鳞，洗净，划几刀。
2. 把鱼放入一个盘子装好，放在锅里隔水蒸上 10~15 分钟，去水。
3. 油锅烧热，加入姜丝、葱段、青椒丝翻炒至熟，放在蒸好的鱼上即可。

功效 鲈鱼的DHA含量很高，健脑益智，养肺健脾。

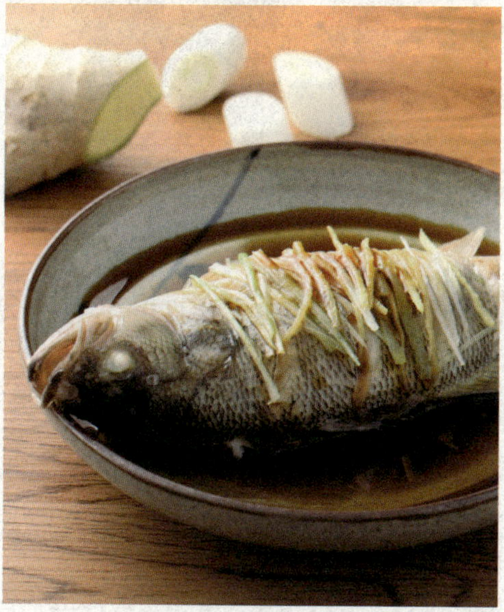

小贴士

葱姜能去腥提鲜，可适当多放。

专题 伤肺的食物千万不能吃

过食冷饮会伤肺

中医古籍《黄帝内经》有"大饮则气逆""形寒饮冷则伤肺"的观点。中医认为，寒食会伤肺胃之气；因外感寒邪，过食生冷之物，导致寒凝于胃，胃中阳气不展，气机阻滞，胃失通降之职。胃气不能合理疏降，就会引发感冒、咳喘、气管炎等各种肺部疾病。

喜欢吃冷食和冷饮，是最容易损伤肺的。比如有些人容易得过敏性鼻炎，这就和喜欢吃冷饮有很大关系。冷饮的寒凉之气，损伤鼻腔的保护黏膜，就会受到鼻炎的困扰。

有句民谚说得非常好，叫"冬吃萝卜，夏吃姜"，萝卜是清凉的，姜是热的。越是夏天越要吃点温热的东西。

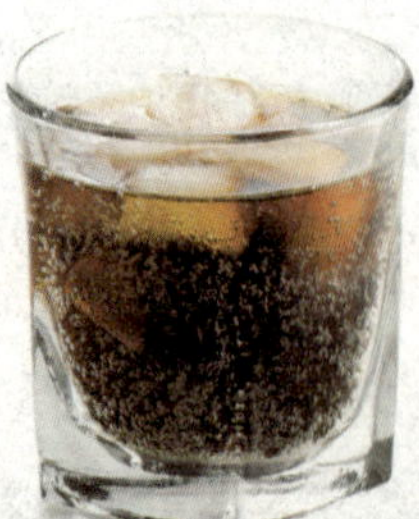

油炸熏烤食品会伤肺

熏烤油炸食物如烤鸭、烤鸡、腊肠等，因为具有一种特殊的扑鼻而来的香味，一直为人们所青睐。然而，经常而大量地吃熏烤、油炸食物会伤肺，甚至引发肺癌。

烧烤食品中含有一种强致癌物——苯并芘，这种物质是在烧烤食品时产生的，经常食用会在体内蓄积，能诱发肺癌、肠癌等多种恶性肿瘤。同时，在烧烤类食品中还含有一种致癌物——亚硝胺，亚硝胺的产生主要是因为肉类在烧烤前都要腌制，如果腌制时间过长，则容易产生此物质。

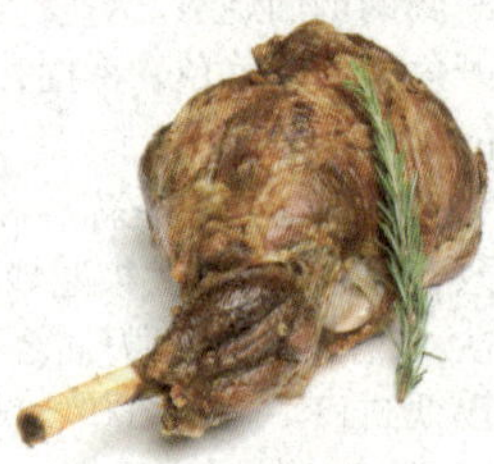

肥腻食物会伤肺

肥甘厚腻之品，多属于甜味、油腻性食物。经常吃这些食物，容易使体内产生燥火，易伤肺阴，尤其在秋季，更要注意。中医认为，燥易伤肺，极易引发呼吸系统疾病，因此对肥肉的诱惑不能掉以轻心。

国外专家分析，肥腻高脂饮食会使人体肺功能下降，这一现象，在哮喘患者身上更为明显。

肥肉、油脂等高脂肪食物摄入过多，会产生肺火，肺火不能在体内得到宣泄，肺部就会滋生各种疾病，比如伤食感冒、肺炎、肺结核，甚至肺癌等。

第七章

忧愁伤肺人显老，养肺需要好心情

悲忧情绪伤肺不浅

情绪与肺的健康有密切的关系。平和的心态能让人肺气通畅，不被肺病盯上；而糟糕的情绪则会引发各种肺病，损害人的健康。那么直接对肺有损害的情绪有哪些呢？

忧

中医认为，忧为肺之志。忧，即忧愁，也就是忧思不尽、闷闷不乐，整天一副杞人忧天的表现。忧愁容易引起情志郁闷，精神不振，会导致肺气不利而发生疾病。

悲

《素问·阴阳应象大论》中说："悲伤肺。"悲，是伤感而哀痛的一种情志表现，当人有隐忧或痛苦很悲伤的时候，往往通过暗耗肺气而涉及到心、肝及心包络等多脏器的病变。如悲哀太过，会引起肺气耗损，可见意志消沉、委靡不振等症状。悲伤容易引起气滞，微笑可以缓解。

生气

悲、忧可以伤肺，生气也可以伤肺。因为生气会导致肝热，肝热再发展下去就会影响到肺，有肺热的人群通常会失眠，经常失眠的人气血就会比较差，从而引发各种肺病。另外，生气、不良情绪和压抑还会引起心脏病、哮喘等疾病。因此，经常保持平和的心态，心胸宽阔，豁达大度，有益于维护肺部健康。

肺的想法，你了解吗

肺，最不能受气

生活中，人们生气时常会说“我肺都要气炸了”。肺真的能气炸吗？这得从肺部的功能说起。

肺的呼吸功能正常，才能保证体内气体顺利交换

中医认为，肺在五行中属金，在人体内处于五脏六腑的最高处，能够负责气的宣发肃降。简单而言，肺主气的功能和呼吸功能类似。只有肺主呼吸的功能正常，才能保证体内浊气顺利排出，大自然的清气能够吸入；若呼吸停止，不能吸入清气，不能排出浊气，体内外的气体不能做交换，人就会一命呜呼。

为什么说大怒伤肝，也会伤肺

大怒是伤肝的。“怒则气上”，愤怒之下，肝气上冲，血也跟着上冲，所以人在十分生气时会脸红脖子粗。这股怒气不能发泄，就会在体内郁积，横冲直撞就会伤害肺。这就是中医所说的“诸气愤郁，皆属于肺”。

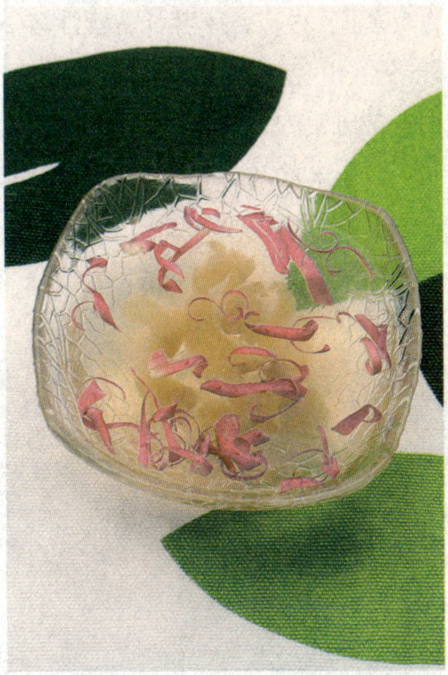

因为肺主呼吸，“怒火攻肺”时肺气不畅，人就会出现呼吸困难。所以，人们有时是“生气到无法呼吸”。

月季花桂圆茶，缓解生气对肺的影响

月季花5朵，桂圆肉50克，蜂蜜适量，将桂圆肉切成碎块，月季花用清水洗净后切成丝。向锅中加入适量清水，水煮沸后将桂圆肉放进锅中；3分钟后将月季花放入锅中，均匀搅拌，稍煮片刻即可熄火；饮用时加适量蜂蜜调味。

打开紧缩的愁眉，给肺放个假

肺是表达人的忧愁、悲伤的情志活动的主要器官。过度的悲愁情绪，往往会使肺受到伤害，常表现为：多咳喘、皮肤变差、人过早衰老等。

悲愁为什么会伤肺

人在极度悲愁时，会痛哭流涕，这主要是因为肺开窍于鼻，肺主气，为声音之总司。忧愁悲伤、哭泣过多会导致声音嘶哑、呼吸急促等。肺主皮毛，所以悲愁伤肺，还可表现在某些精神因素所致的皮肤病上，如情绪抑郁，忧愁悲伤可以导致荨麻疹、斑秃、牛皮癣等。

化解忧愁，喜是良药

有一个男孩喜欢上了一个女孩，男孩家长不同意。男孩每天都很悲伤，然后就生病了，咳嗽，甚至吐血，这就是典型的忧愁过度伤了肺。

这该怎么办呢？《易经》认为，火克金，心属火，肺属金，心火自然克肺金，所以喜胜悲。针对上面这个案例，只要家里人随了他的愿，让他和那女孩子结婚这个病也就好了。所以，当一个人忧愁的时候，要保持心态开朗、胸襟开阔。

五汁饮，清热养阴、缓解悲愁

梨汁 25 克，荸荠汁、藕汁各 20 克，麦冬汁 10 克，鲜芦根汁 20 克。将上述 5 种汁放进锅内，加适量水，放在大火上煮沸，改小火煮 30 分钟即可。该汁饮有生津止渴、润肺止咳的功效，代茶常饮有缓解悲愁情绪的功效。

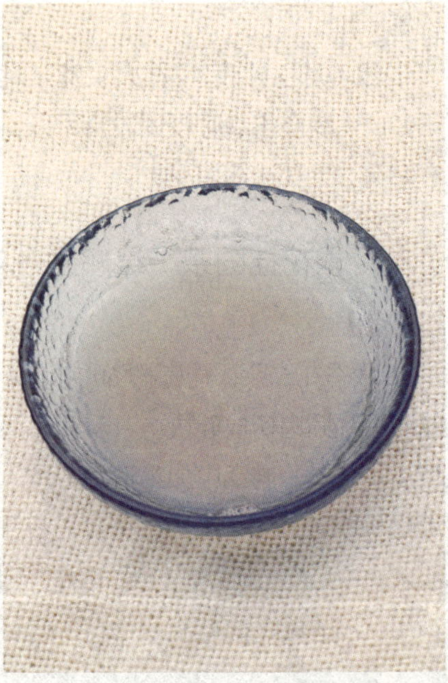

放宽胸怀，令肺无忧

养肺首先要心情舒畅，切忌悲忧伤感，即使遇到伤感的事，也应主动予以排解。

心平气和是养肺的最好方法

通俗地说，心平气和是养肺的最好方法。肺是呼吸器官，而情绪变化表现最明显的地方就是呼吸。呼吸急促、不平稳不仅提高肺的负担，同时也会使身体里的气外泄。因此，精神调养很重要。

多吃些促进肺脏排毒的食物

肺部是最容易积存毒素的器官之一，每天的呼吸将约 8000 升的空气送入肺中，空气中飘着的细菌、病毒、粉尘等有害物质也随之进入肺脏。所以，要时常在空气清新的地方或雨后练习深呼吸，然后主动咳嗽几声，促进肺脏排毒。也可以多吃些黑木耳，黑木耳含有较强的吸附力的植物胶质，能够清肺、清洁血液，有效清除体内污染物。

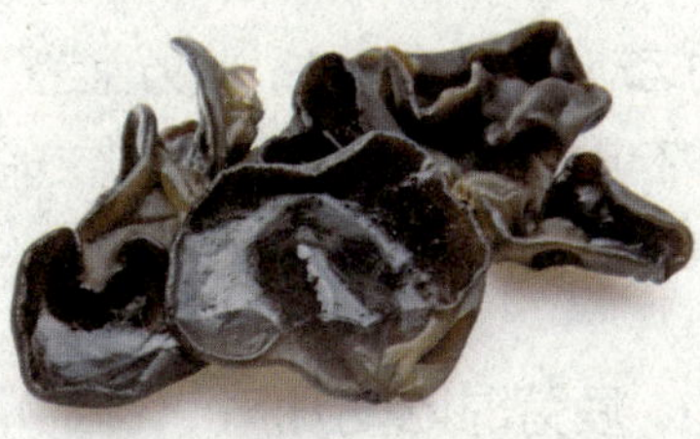

能够清肺、清洁血液的肺脏排毒食物

做一些愉快的活动

在日常生活中，当人处于过忧状态时，不妨自己或在别人帮助下去想一点令自己快乐幸福的事情，或者做一些愉快的活动，如唱歌、跳舞、看电影或戏剧等，以达到排忧消愁的目的。

快乐人生的法则

记住每个人的名字。

每天赞美三个人。

先向别人打招呼。

像自己希望得到的善待一样善待他人。

意志要坚强，心地要善良。

履行自己的诺言。

让肺开心有妙招

大声吆喝，畅通心肺有活力

我们都有这样的体会，在搬移沉重难动的东西时，大声吆喝能使自己力气倍增，搬动或抬起“庞然大物”。举重运动员有的在试举前要大喊一声，给自己打气，使自己充满激情。在害怕时，大声吆喝可以提高胆量，抑制和消除恐惧的心理。

大声吆喝，有利于肺气的调节

中医认为，大声吆喝有益于健康。因为大声吆喝不仅仅是声带运动，更是气的运动。在中医看来，气为血之“帅”，能起到推动血液运行的功效。既然大声吆喝不但有利于气的调节，而且又能促进血液的流通，因此可称得上是怡情养气的理想“良方”。

疲劳时吆喝几声

人在非常疲劳时，不妨大声吆喝几声，可以放松神经和肌肉，稳定情绪，改善睡眠，减轻疲劳。在心情忧郁惆怅时，有意识地大声吆喝，能够调节体内激素，调整大脑中紊乱的思维，释放心中的忧愁与烦恼，使情绪在较短的时间内恢复到最佳状态，让人感到心宽神定，豁达舒畅。

受伤后有意识地大声吆喝

身体受伤后有意识地大声吆喝，可以提升体内横膈，促使肺部气体排尽，增加肺活量，让血液得到充足的氧。随着血液循环的加快，身体处于松弛状态，可调节神经中枢，改善大脑兴奋和抑制失调的状态，从而回避和化解伤痛的压力，获得暂时解脱痛苦的感受。

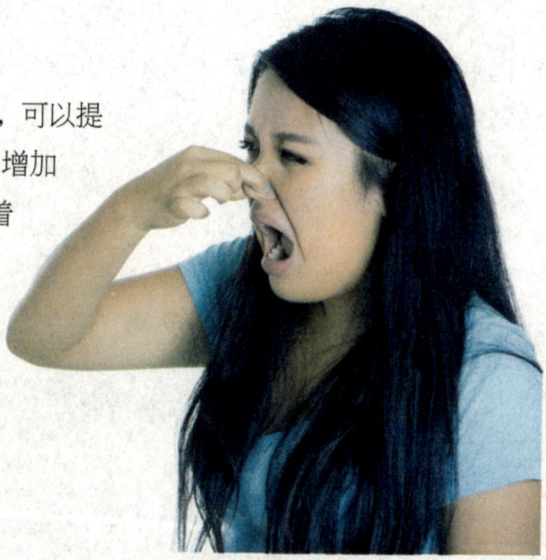

朗读补肺气

不少人一步入中年，就常感到气短乏力，尤其是患有老慢支、哮喘的人，就更为此感到苦恼了。其实，这都是肺气不足惹的祸。现代医学研究证实，35 岁以后，人体肺活量开始下降，并出现肺虚的情况，表现为咳嗽乏力、畏风自汗、气短、容易感冒等症状。如果中老年人被医生判定为肺虚，可以试试下面这些小方法。

朗读也能补肺气

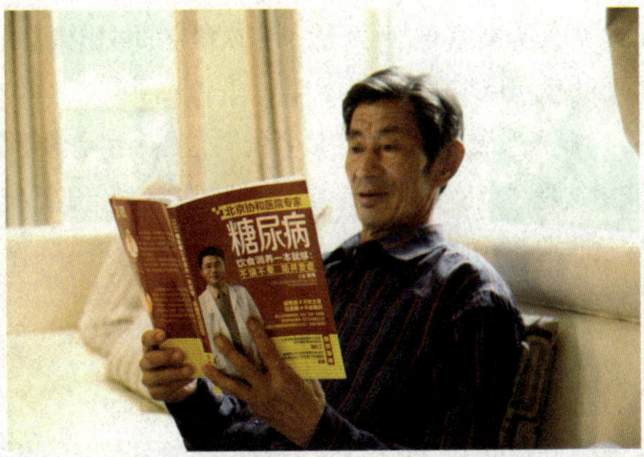

朗读可以起到扩胸作用，通过横膈肌的运动，将气吸入肺部，气息冲击声带，产生的声音经过共鸣腔体，进行综合调节。朗读，呼吸量的大小、快慢节奏，都是根据曲调和文章情感需要，进行高低、大小等变化来调整呼吸，这就能让肺气得到调养。但这个方法必须使用适度，用科学的发声方法锻炼，而不是一通乱喊，否则适得其反。

朗读可治哮喘

在人们的印象中，哮喘患者一般不太适合朗读，但有位大妈通过参加朗读社，不仅没有让自身的哮喘加重，反而越唱身体越健康。二十多年前，这位大妈患上了哮喘病，治疗后病情有所好转，但从此身体就一直不太好，哮喘不时发作，说话、做事总是觉得“气”不够用。退休后，这位大妈抱着老有所乐的想法参加了社区组织的老年人朗读社。每天两小时的运气、发音练习，让她心情舒畅。坚持一段时间后，她便感觉到说话底气足了，活动起来也不再像以前那样容易出现气喘了。到医院一复查，哮喘病好了不少。其实，不少患者认为唱歌会让呼吸道的压力增大而加重哮喘病情的想法是片面的。唱歌是一种有效的治疗哮喘的方法，因为唱歌时一般采用腹式呼吸，可以减轻哮喘发作时的呼吸困难，使哮喘的痛苦得到缓解。

> **小贴士**
>
> **平时吃这些食物，可以补肺气**
>
> 平时饮食中，可以选择百合、花生、黄芪、党参等食材，帮助润肺补气。但是，黄芪吃多了容易上火，一定要把握好量。

情绪健康，远离肿瘤和肺病

好情绪，能增强免疫力

在生活中，不少人发现自己很容易生肺病，那是因为免疫力低下的原因所造成的。如何提高免疫力呢？除了在饮食方面做出调整之外，心态也很重要。保持乐观的心态就可以增强免疫力。

很多人最初记住“免疫系统”这几个字是源于那个令人恐惧的词“AIDS”，译成中文是“免疫系统缺乏症”，即艾滋病。免疫系统是身体的卫士，如果缺少它会导致非常严重的后果。

免疫系统如何工作

免疫系统是人体中仅次于大脑的复杂系统，它帮助人们抵御外部细菌和病毒的侵入。人们的皮肤、鼻腔黏膜和呼吸道黏膜是第一道防线。病菌即使能够通过此道防线，也会马上受到白细胞中的 B 细胞的阻击。B 细胞制造的抗体将消灭入侵的细菌。同时，其他的白细胞，如我们所熟知的 T 细胞，专门对付病毒、寄生虫和癌细胞，它运用有毒的化学成分摧毁那些有害身体的物质，从而保证人体免受细菌的侵害。

好情绪让免疫力起飞

研究发现，平和乐观的心境可增强人体的免疫力。很多研究都表明，积极乐观的人身心更健康，死于心血管疾病的概率更低，肺部功能也更健全。而巨大的压力会导致对人体免疫系统有抑制作用的激素分泌增多，使机体容易受到感冒或其他疾病的侵袭。

小贴士

保持乐观态度的好方法

每晚抽出一点时间，坐下来回想一天中成功的、积极的和快乐的事情。

坚定信心过好每一天，不沉湎于往事，不过于担心未来。

学会积极思考，积极地面对人生。

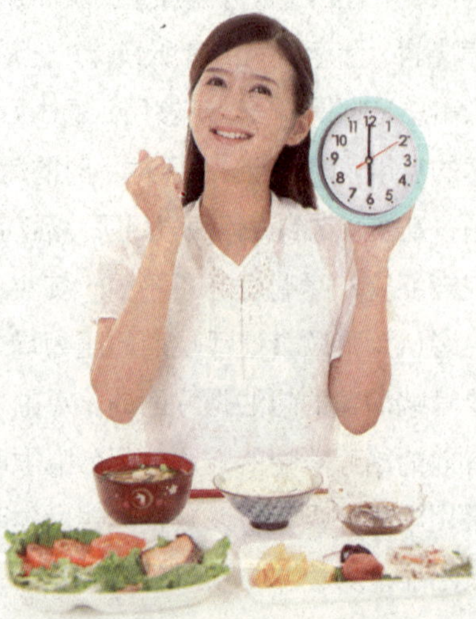

肺癌喜欢坏情绪

防治癌症，积极的心态是很重要的。癌症的治疗方法有很多种，但无论是哪一种治疗方法，积极的心态对于患者的康复都是非常重要的。

肿瘤喜欢坏情绪

胡天兰德有一句话："一切不利的影响因素中，最能使人短命夭亡的莫过于不良的情绪和恶劣的心境，如忧虑、恐惧、探求、怯懦、嫉妒和憎恨等。"我们知道每个人体内都有原癌基因，都有可能得癌症，但为什么大多数人不会得？因为人体有一群"健康卫士"叫作淋巴细胞，其中有50亿是特别能战斗可以抗癌的细胞。一个人每天大概产生3000个癌细胞，但多数人并不得肿瘤，这是因为人体的免疫系统是一支军队，肿瘤细胞一出现，就会受到这支军队的攻击。当人体免疫力强大时，就会杀死癌细胞。而研究显示，免疫细胞里的50亿个"抗癌战士"往往被人的精神状态所影响。发现肿瘤细胞后，人体的NK细胞（自然杀伤细胞）就会向肿瘤细胞靠拢，5分钟之内将其杀死。杀死一个癌细胞需要5～10个NK细胞。但当一个人经常情绪低落、生气抑郁时，NK细胞功能就会受到抑制。据测试，情绪经常低落的人，其NK细胞活性能力会降低20%以上。

难怪在肿瘤患者身上，医生大多可以发现被称作"癌性格"的致病因素，如孤僻、多疑、抑郁、好生闷气、沉默寡言、郁郁寡欢、狭隘嫉妒、急躁易怒等不良情绪，都是癌细胞产生和发展最有效的媒介。因此，从抵抗肿瘤这个角度，保持良好的情绪是非常重要的。

对抗肺癌，心理很重要

学会与肺癌和平共处，做一个没痛苦的病人，包括中晚期的病人，心理状态极为重要。有位先生50多岁，老是咳嗽，去医院检查后医生说很可能是肺癌。后来他知道自己患肺癌后，因为没有思想准备，一下子精神崩溃。每次在病房，他都瞪着眼看天花板，一动不动，结果他手术后3周就去世了。他是被心理压垮的，人一旦没有了心理支柱，很快就垮了。

相反，有一位作家叫苏叔阳，他1993年患肾癌，左肾切除，2001年肺转移，左肺叶切除，2005年患脾肿瘤，接受了大剂量放疗。这个期间他创作了7本著作（300余万字），他说："既然病来了，就把它当作朋友，一起玩呗。"他的做法就是高高兴兴、从容对待。所以这一条无论对肺病还是对其他病都非常有效。

专题 别让喜怒哀乐伤了你的五脏

《黄帝内经》中指出“怒伤肝、喜伤心、思伤脾、悲伤肺、恐伤肾”。“喜怒哀乐”情绪的变化，对于人的五脏有很重要的影响。所以，要想五脏健康，就要学会控制“喜怒哀乐”情绪的变化。

五脏与情绪间的对应关系图表

喜伤心	人在高兴的时候，气血运行舒缓平和、通达顺畅，但喜不可太过。中医认为“心主神明”，心是情志思维活动的控制和调节中枢，不可过旺，不可过弱。如果出现超常的“喜”，就会扰乱心神，令人举止失常。	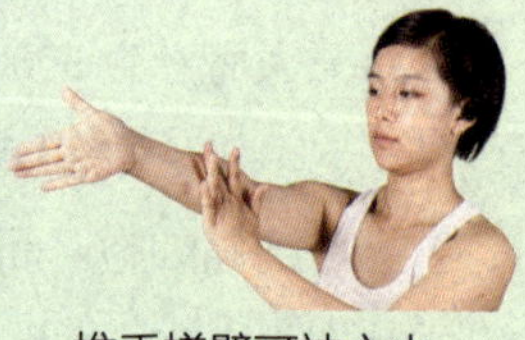 推手搓臂可祛心火
怒伤肝	中医认为，肝主疏泄、条达气机，因此肝气最喜条达舒畅，肝柔则气顺血和，肝郁则气逆血乱。所以当人发怒时，就会损伤人的气机，导致肝失条达，肝气横逆。	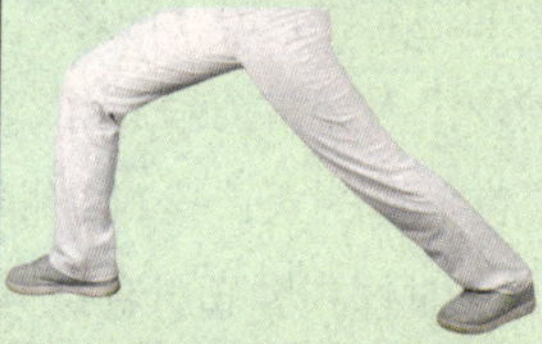 前屈后伸可激发肝脏机能
思伤脾	思虑过度，就会影响消化吸收功能，时间长了还会导致机体气血虚亏。再者“思则气结”，切不可忧思太过，避免造成体内气血郁结、痰湿瘀阻、经脉不通，从而危及身体健康。	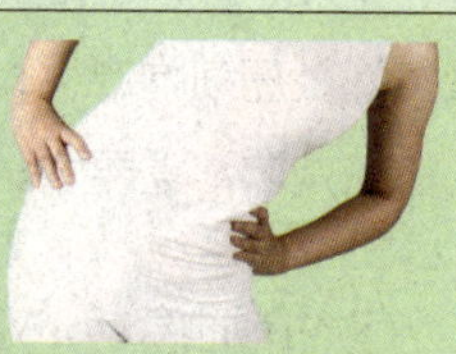 扭扭腰，让脾胃活跃
悲伤肺	《黄帝内经》中说“悲则气消”，就是说悲伤最容易伤肺耗气，因为在脏腑中肺主一身之气。中医认为，气宜聚不宜散，宜藏不宜漏。过度的悲伤，就会造成肺气泄漏和耗散，最终导致身体虚损。	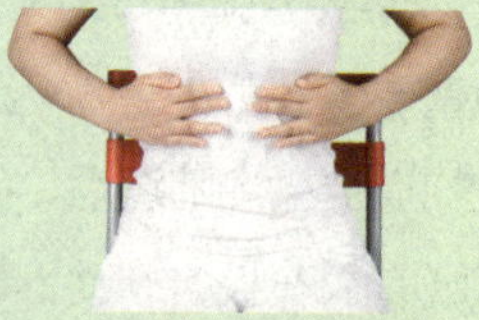 没事拍肺就养肺
恐伤肾	人在遭遇惊恐时，大多会下肢无力，甚至发生小便失禁。所以《黄帝内经》中说“恐则气下、恐则气乱。”这里的“下”字，一是说人在恐惧时，气血多会向下运行；二是指肾，因为肾位于人体躯干下端，属下焦，司二便，所以中医常说“恐伤肾”。	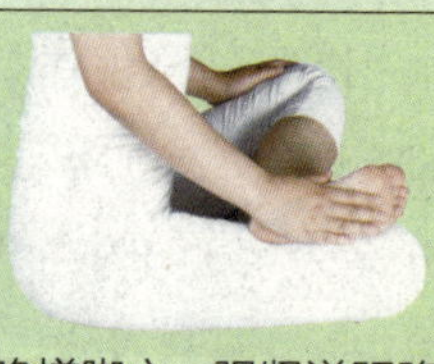 早晚搓脚心，强肾滋阴降火

第八章

动动身子骨，强健的肺才有生命力

动静结合，肺才有活力

经常运动能够增强血液循环、舒筋活血、疏通肺经，使肺脏保持健康。传统中医学认为，做运动也应该有门道，讲究动静结合。

强调动静结合

养肺运动要动静兼修、动静适宜，不能因为强调动而忽视了静。要动静结合一切顺其自然，进行自然调息、调心，使神态从容、神形兼顾。

不同年龄的人，选择不同的养肺项目

中青年人可选择长跑、打球、爬山、游泳等；年老体弱者宜选择散步、慢跑、做健身操、打太极拳等。无论采取哪种方式锻炼，皆宜动静结合，动则健身，静则养神，有安神清肺的功效。

一天中养肺的最佳时间：早7～9点

一天的时间里，早7～9点肺脏功能最强。这时候最好进行慢跑等有氧运动，能使肺功能强健。多做做扩胸运动对养肺很有帮助，应该特别注意呼吸系统的锻炼。可以做腹式呼吸法：伸开双臂，尽量扩张胸部，然后用腹部带动呼吸，可以增加肺容量。

晨起用冷水洗脸

晨起用冷水洗脸，可以增强鼻黏膜对冷空气的适应能力。晨起做半小时有氧运动，能够增强机体抵御感冒的能力。

冬季养肺注意事项

冬季凌晨霜寒重、雾气浓、空气质量差，不建议太早做晨练；不能运动过量而大汗淋漓，避免损伤肺气，同时也避免因出汗后肌肤腠理大开而使寒邪入侵。

老祖宗传下来的养生功法，让肺常葆青春

“吐纳法”，吐故纳新肺清爽

吐纳即吐出浊气、纳入人体所需之清气，简而言之就是换气。庄子说：“吹嘘呼吸，吐故纳新……为寿而已矣。”意思是说，通过吐故纳新、清浊之气做交换，能够帮助肺部及人体清除身体内部的浊气，从而达到培养五脏、延年益寿的目的。

操作方法:

❶ 取自然站立位，双手交叉放在腹部，使全身心放松。

❷ 缓缓吐出胸腔及腹腔的全部之气，用手感觉腹部渐渐瘪下去。

❷ 气吐净后，稍停几秒钟；腹部自然放松，再缓缓吸气，腹部也随之鼓起。

❹ 重复以上方法 5～10 遍或 3～5 分钟。

功效：清肺补肺，解除疲劳，清醒头脑，延年益寿。

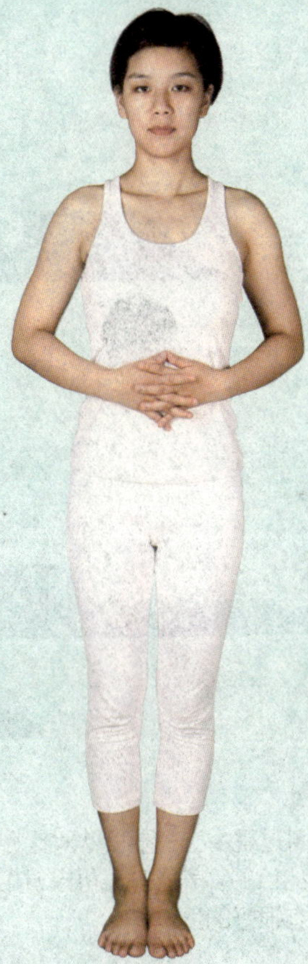

小贴士

做该动作姿势不限，站、坐甚至是躺下均可。不受时间和地点限制，但是一定要选择在空气清新的环境中进行。

常练“养肺功”，增加你的肺活量

为了强壮肺部功能、增强肺活量，可以时常练习唱歌，或加强运动。如果担心练歌扰民，又没太多的时间去运动，那就可以每天忙里偷闲 10 分钟，练练“养肺功”。

操作方法：

1. 端坐在干净的地板上，使身心全部放松，并将呼吸调匀。
2. 两腿自然伸直，两脚交叉。
3. 上身稍后倾，左右两手支撑地面，用力将身体抬起，持续 3～5 秒后放下。
4. 重复该动作 3～5 次，若体力能够支持，也可以反复做这套功 3～5 遍。

功效： 增加肺活量，通达肺气，疏通肺脉。

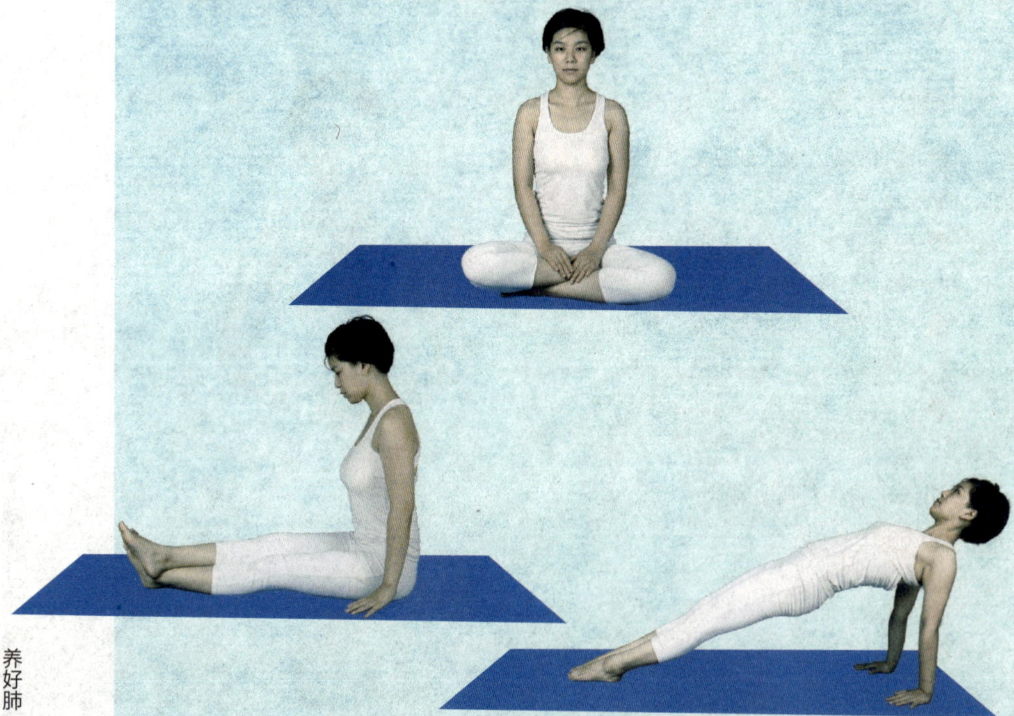

小贴士

练习过程中，主要借助双臂的力量及躬身弯腰对于上肢及肺部的扩张拉伸，以达到锻炼的目的。养肺功既可以日常保健，对风邪伤肺及肺气虚损所致的感冒、咳嗽、气喘也有很好的疗效。

太极养肺五式，练出好气色

练太极拳时，呼吸讲究“细、慢、深、长”，有助于锻炼横膈肌，保持肺组织弹性，增强肺活量。常年坚持打太极拳，会使肺部血流均匀，是一种四季皆宜的养肺运动。

操作方法：

1. 双脚分开与肩同宽站立，微曲双膝下蹲。
2. 掌心向上从小腹位置缓缓抬起，至膻中穴位置处，双臂向外翻转。
3. 掌心从里向外翻，指尖朝上，左右展臂向身体两侧推掌，同时呼气。
4. 气呼尽时，两臂随之自然下落。
5. 双手重叠覆盖在下丹田位置，调息。

功效：改善心肺功能，增加肺活量，强身健体。

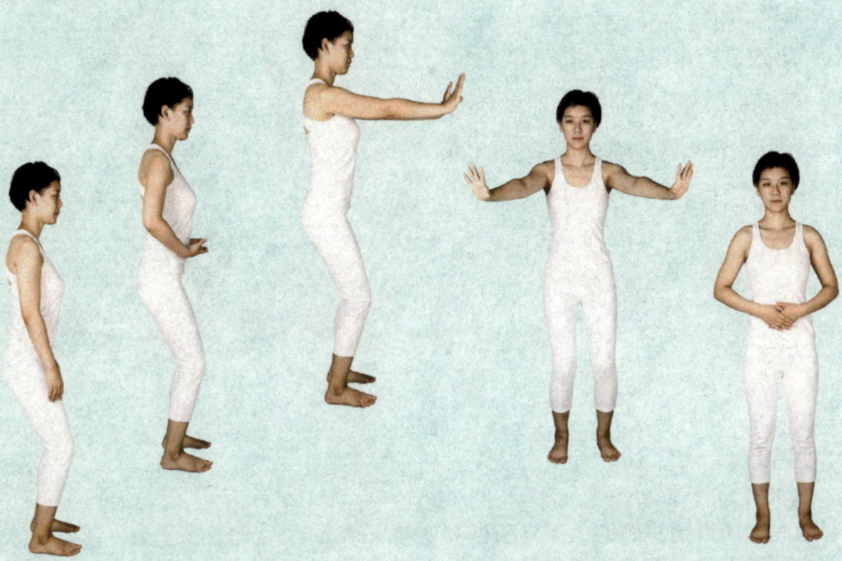

小贴士

太极拳运动不受时间约束、不受空间限制、不需设备、不费金钱，而且运动伤害很少，很适合推广。

云手宣肺，肺气充足皮肤好

云手宣肺法，能使肺气充足，从而使全身的气机运行流畅。肺又主皮毛，气血的充足能使人白里透红、气色绝佳。

操作方法：

❶ 站立，左手为掌，右勾手变掌，沉肘向上画圈，从身体中线位置向上与眉平齐。

❷ 脚原地不动，以脚跟为轴，脚尖随手的动作摆动。

❸ 左右手循环往复，右手到身体中线，左手在左侧；右手向上齐眉，左右到裆。

❹ 抬脚左右换步，呈弓箭步，配合云手的系列动作。

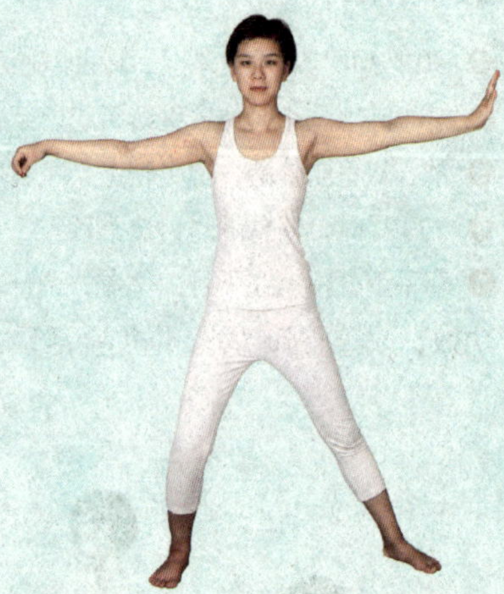

功效： 有利上焦心肺气机的宣达，可振奋培补胸中阳气，在助肺司呼吸、助心行血、增强呼吸运动的同时，增大了肺活量。

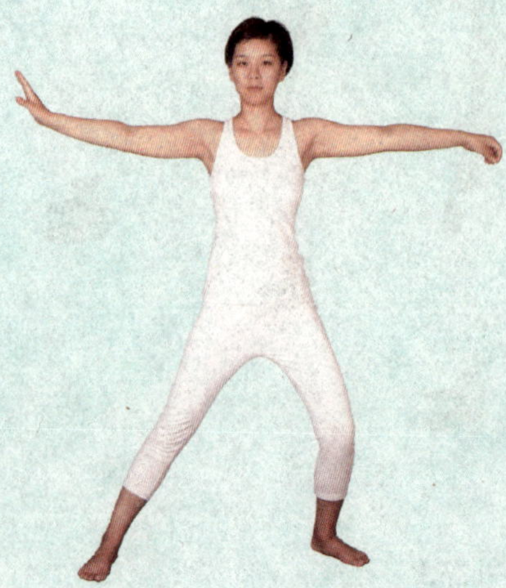

小贴士

因肺较大，宜多运化，而且不能有遗漏，所以要将肺的上下界在意识中分辨清楚。肺最高点为肺尖，上界于锁骨内侧端以上，下界于肋膈角。在运化的同时，意想两肺的大小、形状，肺区呈一片银白之色。还要注意体会运化时肺部的温凉感觉和气动效应。

仿仙鹤飞翔，呼吸顺畅咳喘少

鹤形飘逸潇洒，飞则直冲云天，落则飘然而至，颈长灵活。鹤的呼吸功能很发达。练鹤戏，主要为仿飞翔式。

操作方法：

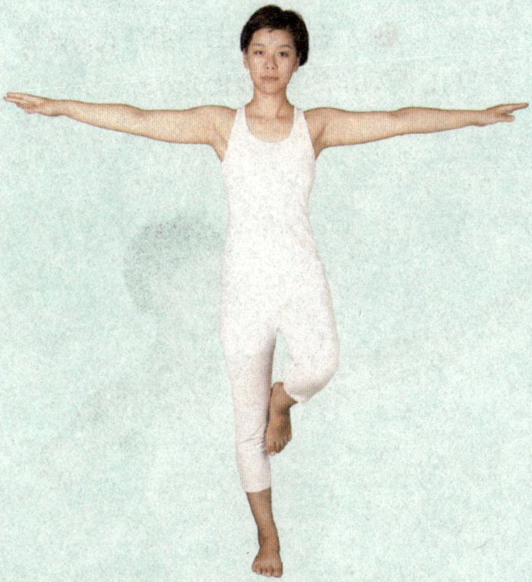

❶ 自然站立。吸气时跷起左腿，两臂侧平举，扬起眉毛，鼓足气力，做鸟展翅欲飞之状。

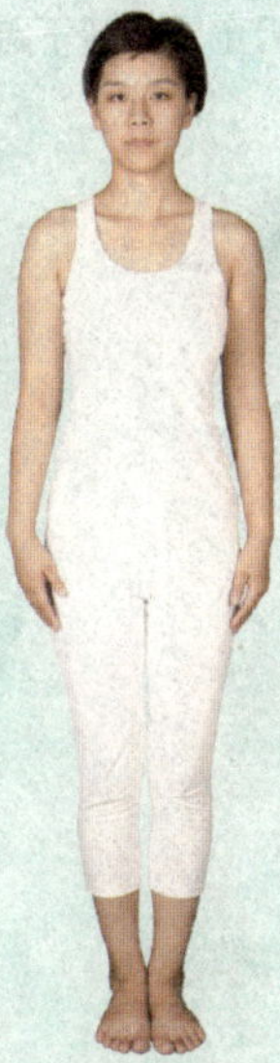

❷ 呼气时，左腿回落地面，两臂回落腿侧。接着，跷右腿如法操作。如此左右交替各7次。

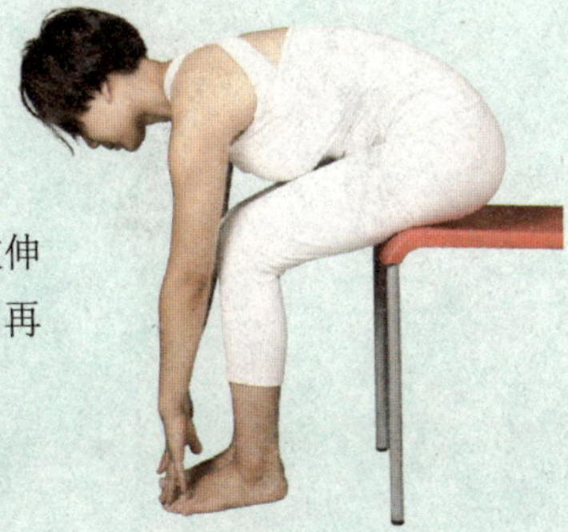

❸ 取坐位，下肢伸直，弯腰用手摸足趾，再屈伸两臂各6次。

功效：鹤戏以胸式呼吸为主，可以增强肺的呼吸功能。鹤戏动作轻翔舒展，可调达气血、疏通经络、祛风散寒、活动筋骨关节，预防关节炎的发生，还能增强机体免疫力。

小贴士

时常练鹤戏，可使形体轻灵、身心愉悦。

“左右开弓”，抒发肺气除胸闷

该动作为中医传统养生功法八段锦第二招“左右开弓似射雕”，该动作通过“左右开弓”的姿势达到了肝肺二脏相互协调、气机条畅的生理作用。

操作方法：

❶ 两脚分开一肩宽，缓缓下蹲。

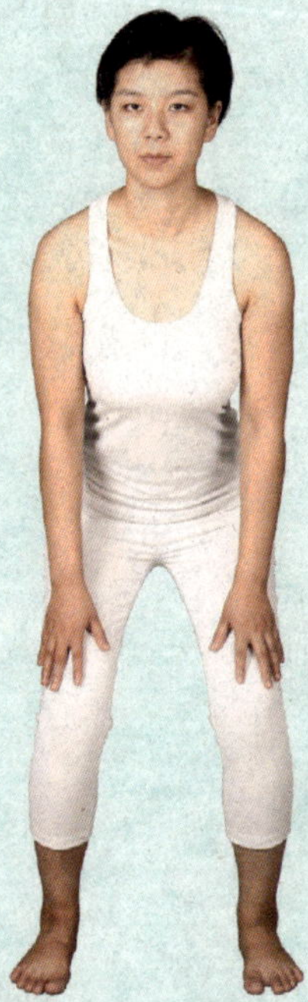

❷ 左右手如同拉弓射箭式，做展肩扩胸动作，姿势要优美。

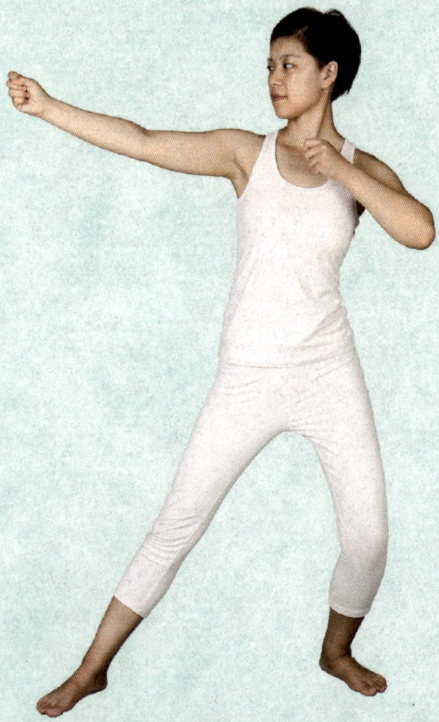

功效：该动作可以抒发胸气、消除胸闷、疏肝理气，调理胁痛；同时消除肩背部的酸痛不适。

小贴士

这招适合那些长期伏案、压力较大的白领，练习它能够增加肺活量，使精力充沛。

小小健身操，养肺大绝招

呼吸健肺操，让肺不虚劳

在做呼吸健肺操时，为了满足各组织的需氧量，会加大呼吸深度和加快呼吸频率，从而锻炼了呼吸肌，增强了胸廓活动性，使肺活量增大，让肺泡具有更好的弹性。

操作方法：

❶ 坐在椅子上双脚自然踩地，深吸气，然后缓缓将气呼出，同时两手交叉抱在胸前，上身向前稍倾，呼气时还原坐正。

❷ 坐在椅子上双脚自然踩地，双手放在胸部两侧，深吸气后缓缓呼出，同时用两手挤压胸部，上身前倾，呼气时还原坐正。

❸ 两脚间距与肩同宽，双臂自然下垂。双手从体侧缓慢向上伸展，做最大限度的扩胸运动，同时抬头挺胸，呼气时还原。

❹ 直立双腿并拢，深吸气然后缓缓呼出，同时屈膝下蹲，用双手抱膝，大腿挤压腹部和胸部来排出肺中存留的气体，吸气时还原。

功效：舒展胸部肌肉，扩大肺活量，促进肺部血液循环。

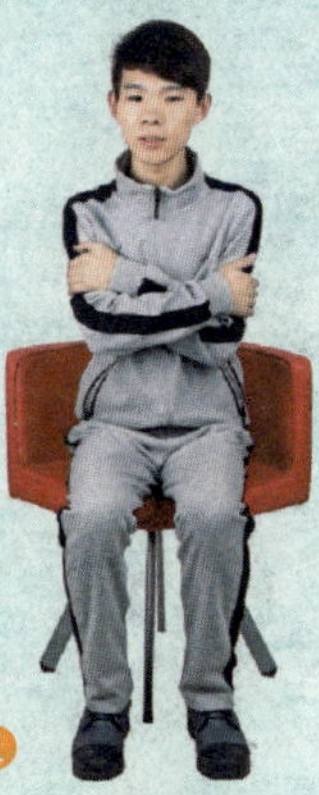
❶

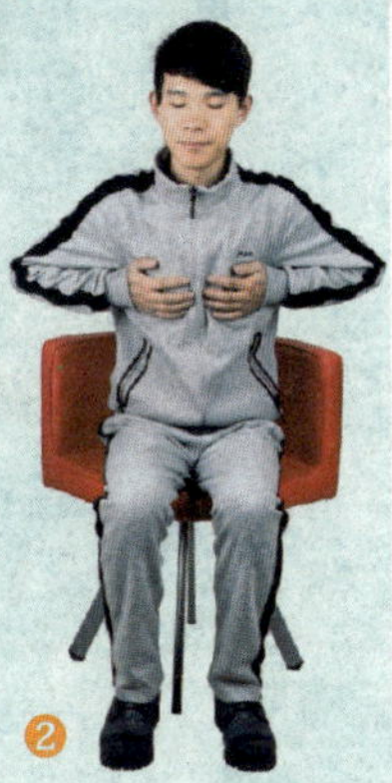
❷

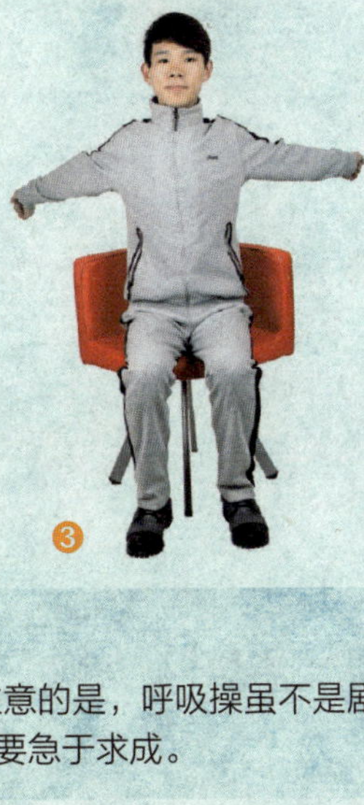
❸

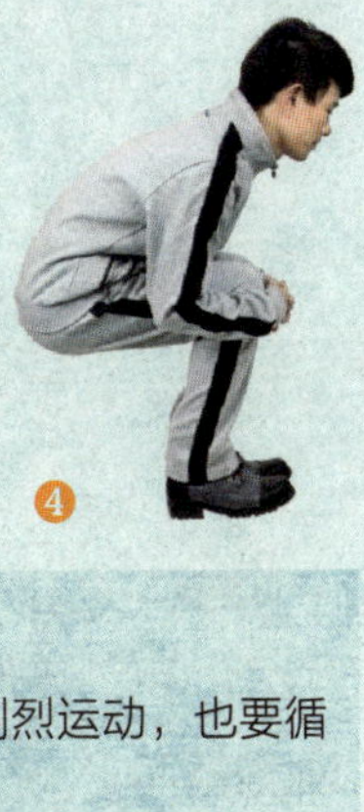
❹

小贴士

每天可练习1～2次，贵在坚持。应注意的是，呼吸操虽不是剧烈运动，也要循序渐进，尤其是对于肺功能差的患者，不要急于求成。

简单拍肺操，让肺部血流顺畅

人体的血液循环途径只有两条：体循环和肺循环。在肺循环中，血液中的二氧化碳进入肺泡内，肺泡内的氧气进入血液，跟血红蛋白结合。只有保持肺部的血液循环流畅，才能让肺部健康。

操作方法：

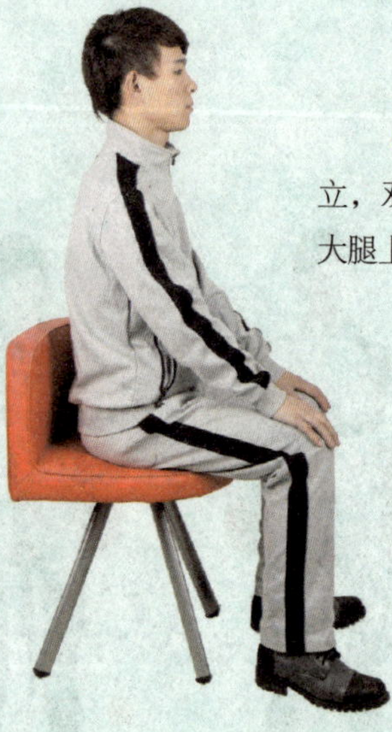

❶ 坐在椅子上，身体直立，双腿自然分开，双手放在大腿上。

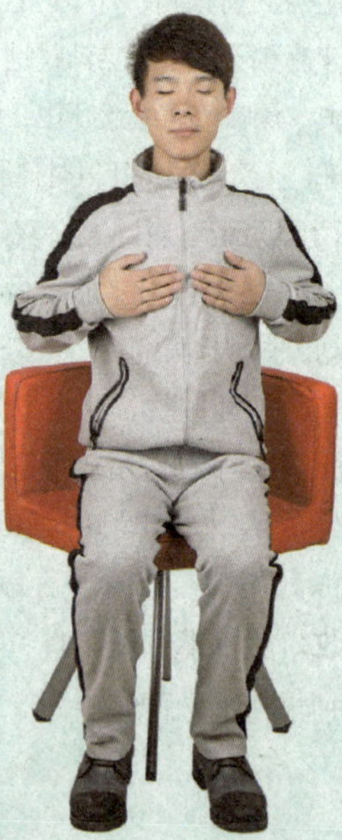

❷ 闭目，向胸中吸气的同时用双手手掌从胸部两侧由上至下轻拍；呼气时从下向上轻拍。

功效：该动作是拍打肺经上的主要穴位，可以改善胸部肌肉，促进肺部血液循环。

小贴士

拍打的最佳时间是凌晨3～5点；次选时间是上午9～11点。

常做瑜伽护肺操，呼吸畅通不咳嗽

肺最怕“燥”，养肺就要润肺去燥。经常练习瑜伽护肺操，可以通过瑜伽体式打开身体，尤其是胸廓和肺脉，有助于更好地促进深层次呼吸，让新鲜空气和血液在肺部得以更好运行，驱除浊气，进而达到滋润肺部的效果。

操作方法：

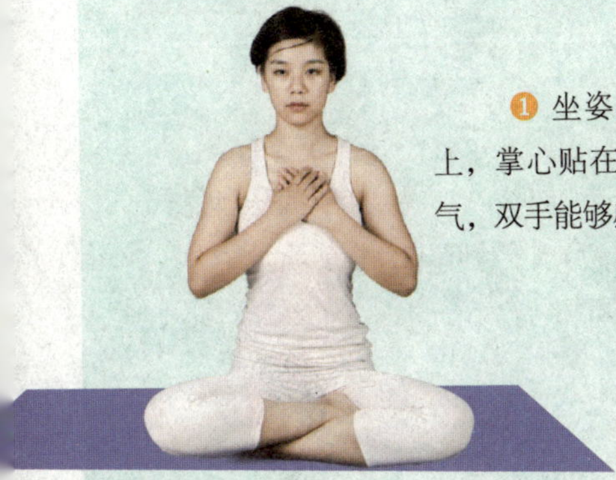

❶ 坐姿，将双手重叠放在胸骨上，掌心贴在胸口。同时用鼻腔深吸气，双手能够感觉到胸腔慢慢地扩张。

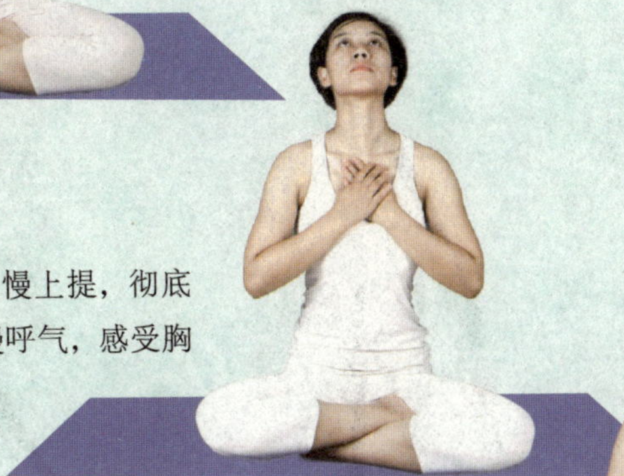

❷ 下颌缓慢上提，彻底打开胸腔，缓慢呼气，感受胸腔慢慢地收回。

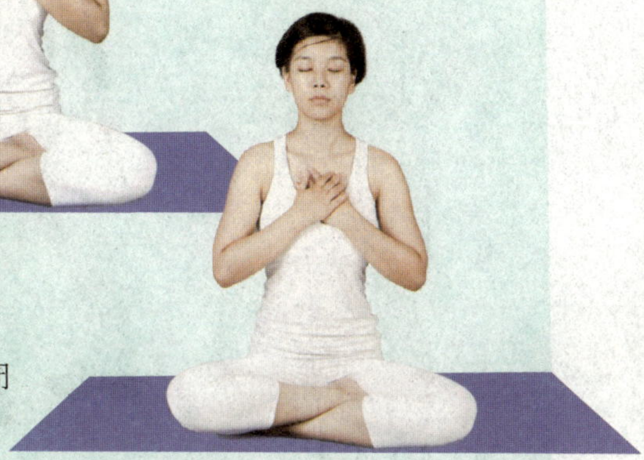

❸ 下颌收回，闭上双眼，加速呼吸几次。

功效：增大胸腔容积，有助于大量新鲜空气被吸入肺部，促进肺部血液循环，排除身体内的浊气。

小贴士

每天可练习1～2次，贵在坚持。

户外运动，让肺接“地气”

散步：一步一步赶走肺病

步行不仅动作简单，锻炼的强度也很好控制。精神状态放松的时候做步行锻炼，随着轻松而有节奏的步伐深沉而均匀地呼吸，可以达到润肺养心的功效。

操作方法：

❶ 挺胸抬头，目光平视，双手叉腰，拇指向后按住在腰部的肾俞穴位置，其余四指向前。

❷ 脚向后迈步，膝关节自然伸直，脚掌先着地，脚跟随之着地。

❸ 两臂配合两腿动作自然摆动。

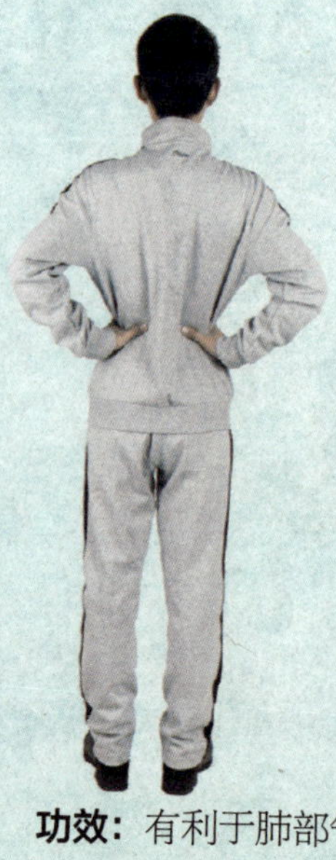

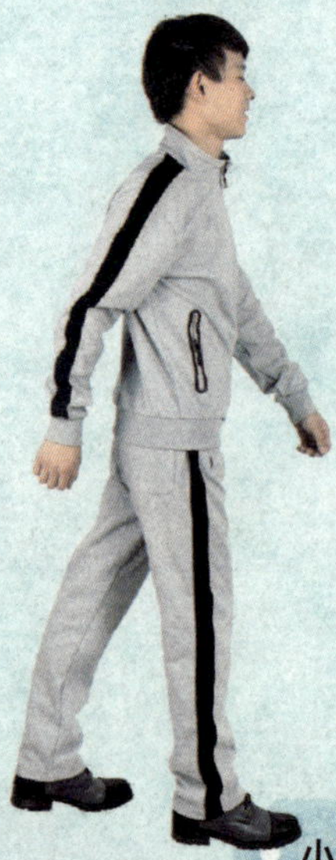

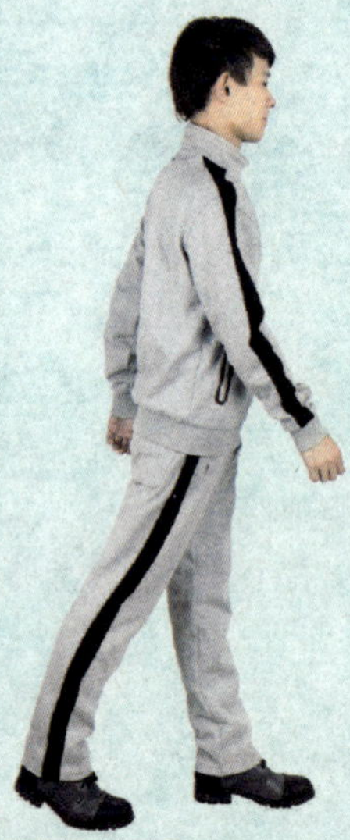

功效：有利于肺部气体交换，排出浊气，缓解呼吸系统疾病。

小贴士

要正确把握步速。年轻人较适合快走，步速可以达到每小时5公里左右，老年人或身体虚弱的慢性病人，步速最好控制在每小时2～3公里，尽量放慢步速。

慢跑：让肺保持年轻态

一天中养肺的最佳时间是早上7点到9点。这段时间内，我们的肺脏功能最强，如果能在这段时间做慢跑运动，就能使肺保持年轻态。

操作方法：

❶ 跑步时，步伐轻快富有弹性，脚掌柔和着地，身体重心起伏小，左右晃动小，步幅小，动作要均衡，跑在一条直线上。

❷ 注意呼吸要与跑步的节奏相吻合，一般是二步一呼、二步一吸，也可三步一呼、三步一吸。呼吸时，要用鼻和半张开嘴（舌尖卷起，微微舔上颚）的方式同时进行。

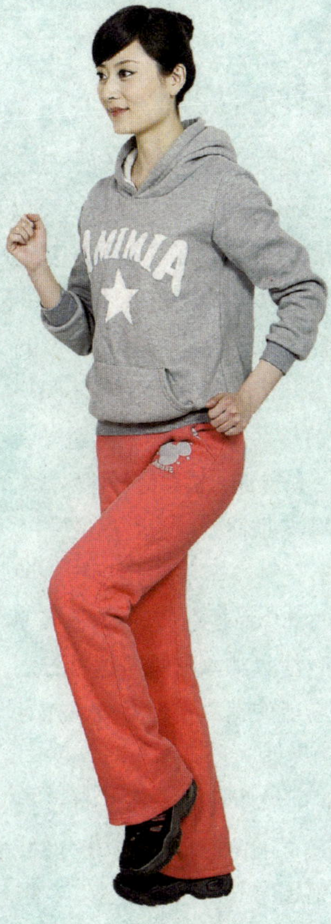

功效：慢跑能够增强呼吸功能，增加肺活量，口、鼻配合呼吸能增加人体的通气和换气量。

小贴士

每个人的基础脉搏数是不一样的，如有的中老年人的心律过缓，晨脉每分钟才五六十次，而有些中青年人的晨脉却达到每分钟七八十次。因此，根据自己的每分钟晨脉数×（1.4～1.8）所得到的每分钟脉搏次数来控制初期慢跑的强度，是比较适宜的。

骑车：低碳出行，增强肺动力

骑车是一种强健体魄的好运动，能够锻炼下肢肌力，增强全身耐力。人们通过骑自行车活动全身的关节和韧带，不仅能使下肢的髋部、膝盖和脚踝三处的肌肉受益，颈部、腰部、腹部、背部等部位的肌肉也会得到相应锻炼。

操作方法：

❶ 坐垫高度。脚蹬到最低点时，腿可不费劲地伸直，膝盖可以不用弯曲，但腿稍稍使劲伸直的时候，膝盖可以有微量弯曲，即可。

❷ 背部、脖子的姿势。骑自行车过程中背部是直的，但不是竖直，是前倾而笔直的，要从臀部前倾，而不是腰部，需要让脊柱尽量笔直，否则长期骑行后，会背痛难忍。

❸ 有氧骑车法。骑行至少要连续进行30分钟左右，中等速度即可，同时注意加深呼吸，这种方法对心肺功能的提高很有益处，而且对减肥有帮助。

❹ 间歇骑车法。在骑行过程中先慢骑几分钟，再快骑几分钟，和跑步训练中的“跑走交替”有相似作用。快慢交替能够有效锻炼人体心肺。

功效：经常骑自行车对促进新陈代谢和血液循环有益处，可以延缓机体衰老，能够增进心肺功能。

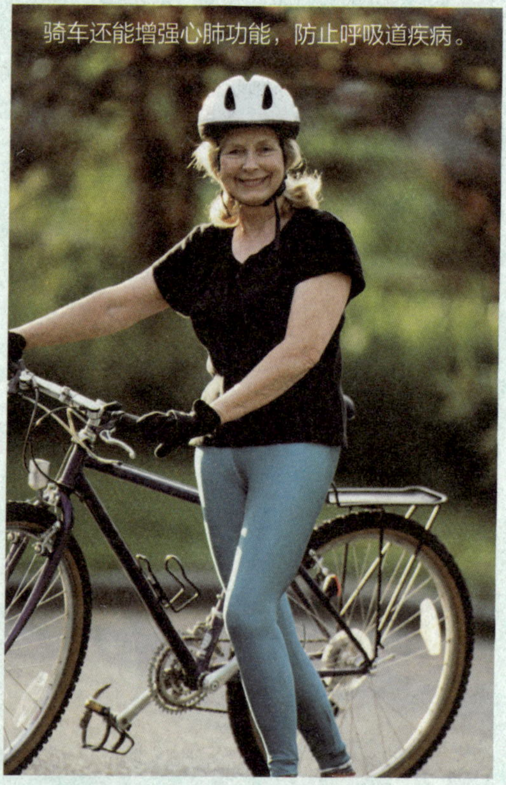

小贴士

骑车健身选择出行的天气很重要。骑车是一种增大呼吸强度的运动，如果选择在雾霾天骑车，无疑会加大雾霾的吸入量，无形中会伤害呼吸道健康。

登山：在大自然的氧吧充分呼吸

大自然是一个天然的氧吧，而登山则是对这个氧吧最正确的消费。登山运动，对整天在办公室埋头工作的白领来说，既是身体健康的保障，更是精神的一种放松。

操作方法：

① 爬山的时候要注意保持匀速，不宜过快。而且上山时，上身可以稍微前倾，这样会比较省力，而且对身体好。

② 下山时，可以身体稍微向后倾斜，弯曲膝盖，以减少对关节的冲击。

功效： 经常登山有利于改善我们的肺通气量，增加肺活量；登山能增强我们的呼吸系统功能，还能促进心脏收缩，改善血液循环功能。

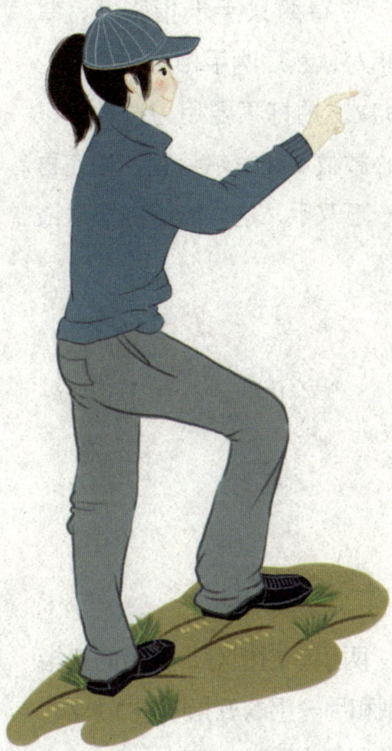

小贴士

如果在爬山过程中出现气喘或者缺氧的症状，不要逞强，可以原地休息，做几个深呼吸来调整一下，再继续前进。上下山过程中气温会有一定的变化，要适当增减衣物。

专题 简单易学的拍手养肺操

人的双手与身体的各个器官紧密相连，时常刺激按摩双手，对健康很有益处，尤其能够起到养肺的功效，而且拍手还能够轻松缓解身体其他相应部位的不适症状。

拍打手心

先将两只手十指张开，掌心相对，然后两手相对拍打手心100次。拍打不要用力过大，以掌心微微发红发热为宜，拍完再搓一下双手，这样能够加快血液循环。

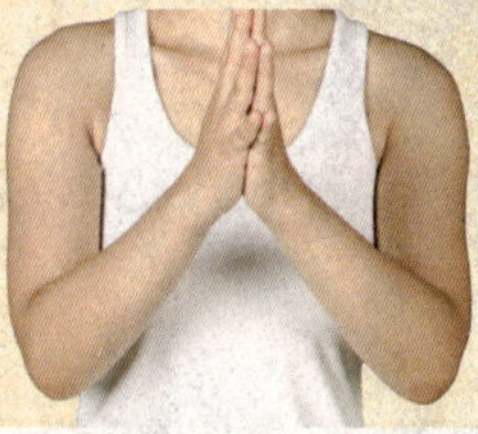

拍打手背

将两手伸直张开，手掌相对，然后拍打；或用一手手心拍打另一手背。做100次，以手背微红热为度。

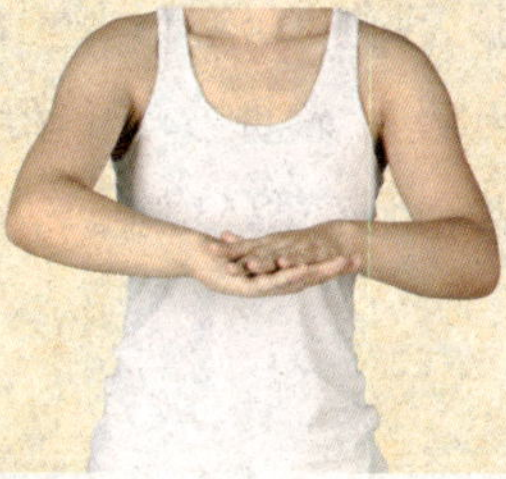

十指互叩

两手十指相对，一手的五指分别和另一手的五指叩击100次，以指尖微痛微胀为度。

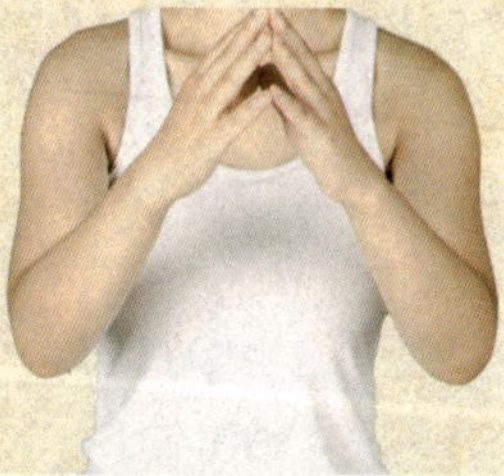

虎口对击

两手拇指、食指张开，虎口交叉轻轻接触，再互相对击100次。对击完后可用一只手的食指和拇指捏一下另一只手的虎口位置，然后反过来交换按摩。

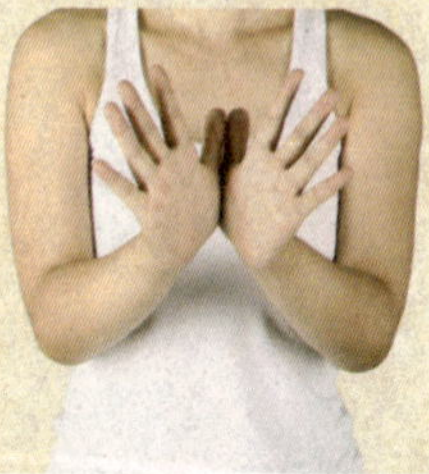

第九章

经络和穴位养肺，不花一分钱让肺变年轻

和肺相关的两条经络：手太阴肺经、手阳明大肠经

中医认为，人体内的经气就像潮水一样，在体内流动，循着十二经脉线路流注运行，并且不同时辰都会有不同的经脉“值班”。这其中“肺与大肠相表里”，大肠腑为阳主表，肺脏为阴主里，通过经脉的络属而构成表里关系。寅时（凌晨 3~5 点），肺将充足的新鲜血液布散全身，紧接着促进大肠经进入兴奋状态。卯时（早晨 5~7 点）大肠经气血最旺，蠕动最旺盛，完成吸收食物中水分与营养、排出糟粕的过程。因此，养生得法的话，可以把体内的垃圾毒素给排出来。

寅时：肺经“当令”

寅时是指凌晨 3~5 点，这个时候是肺经“当令”。

寅时是一个很重要的时间。肺经实际上是“主一身之气”“主治节”的。凌晨 3~5 点的时候，人体的气血开始重新分配，心需要多少，肾需要多少，这个气血的分配是由肺经来完成的。所以凌晨 3~5 点的时候，应该是人睡得最沉的时候。因为气血重新分配的过程，一定要在深度睡眠当中来完成。如果这个时候醒来，就说明气血量不足。

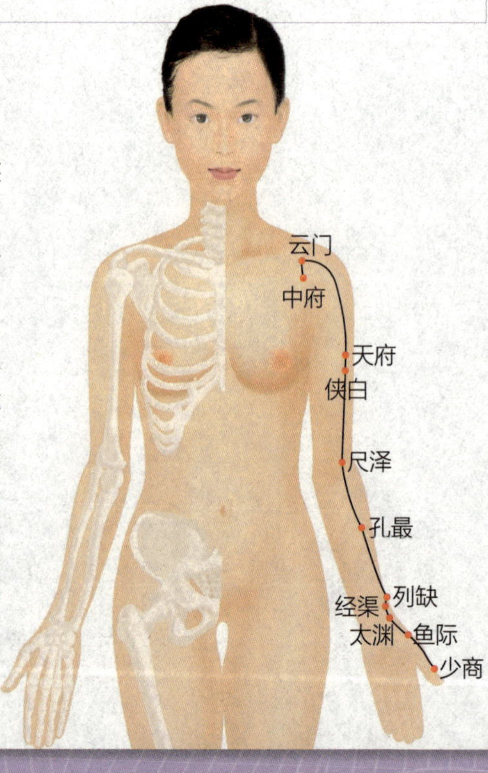

卯时：大肠经“值班”

卯时（早晨5~7点）是大肠经“值班”，它需要履行自己的职责。那么，大肠经具体要干些什么事呢？《黄帝内经》上说：“大肠者，传导之官，变化出焉。”大肠是传导之府，凡经小肠泌别之糟粕，由大肠传导而下。简单说，大肠把体内的代谢废物，即糟粕变为有形之粪块，定时排出体外。因此要养成早晨定时排便的习惯。

肺与大肠相表里

中医认为，“肺与大肠相表里”，两者在生理上互相配合，肺气的肃降，有助于大肠传导功能的发挥；大肠传导功能正常，则有助于肺的肃降。也就是说，大肠排便需要肺气的相助，如果没有肺气向下通降的推动作用和布散津液的润滑作用，人们排便就很困难、费力，甚至便秘。相应地，便秘的话，大肠经就不通，易导致肺气堵塞不通。因此，便秘了可找大肠经来帮忙。

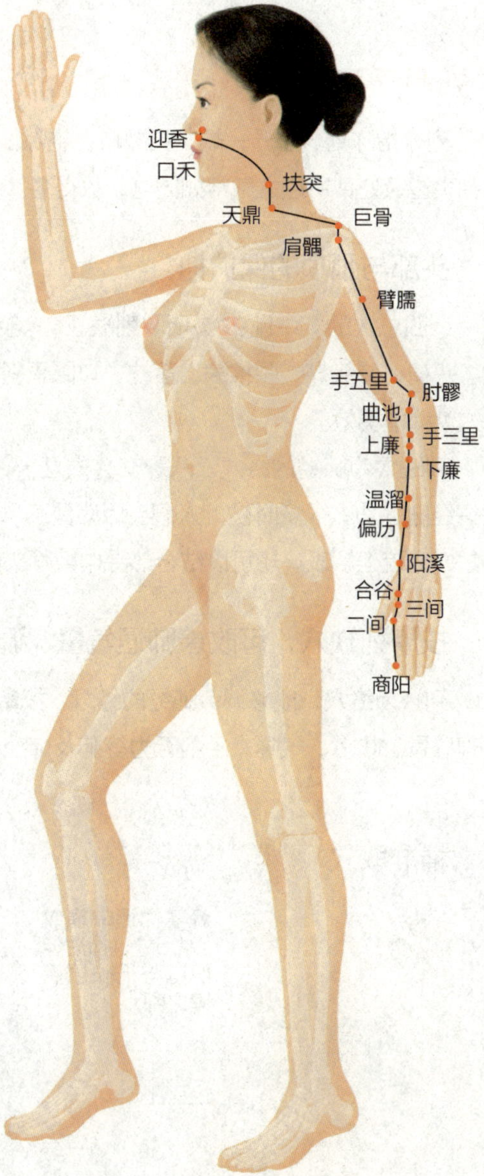

养肺护肺的肺经要穴

列缺穴：宣肺散邪，让肺充满正能量

列，指陈列、裂开；缺，指缺口、空隙。古称闪电为列缺。穴在腕上之裂隙与衣袖之边缘处，所经之气常如闪电，故得名。

头部与颈项的保护神

《四总穴歌》中说：“头项取列缺。”其意很简单，就是说有头颈问题，找列缺穴。头痛、偏头痛、颈椎病、落枕、口眼歪斜等，只要是脖子以上的病痛，按摩列缺穴就都能奏效。

列缺穴为肺经的络穴、八脉交会穴之一，通于奇经八脉的任脉，有宣肺散邪、通调经脉之功。很多时候，人们会因为偶感风寒而引发头痛，这时就可以通过按揉列缺穴来疏卫解表，还可以结合热毛巾敷额头的方式一起进行。

按摩列缺穴，可改善肺通气量、调理肺病

列缺为络穴，能够调节肺经的经气，按摩列缺能平喘，改善肺通气量，常用来调理感冒、咳嗽、气喘、手腕无力等肺及肺经上的病症。

精准取穴

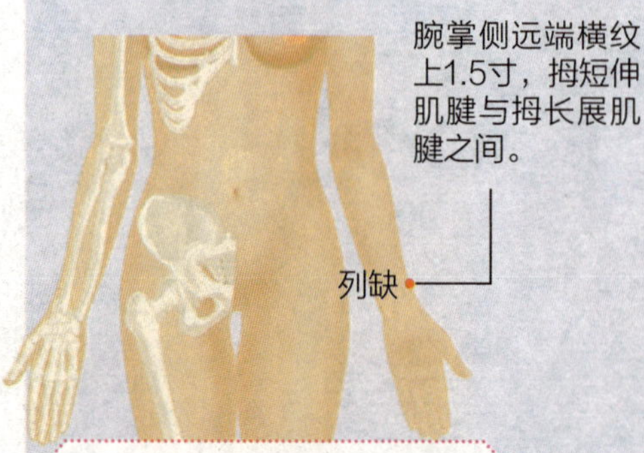

穴位搭配有奇效

列缺＋照海　缓解咽喉疼痛

跟我学：掐按列缺穴

用大拇指指尖掐按列缺穴 3～5 分钟，以有酸、胀感为度，每天 5～10 次。

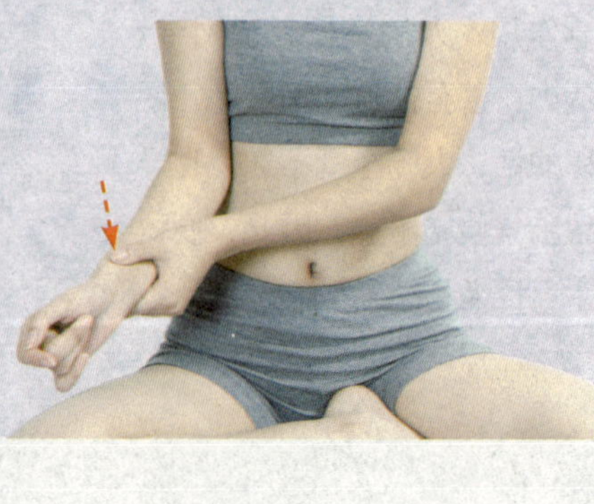

孔最穴：通窍理血，治咳血效果佳

孔，孔隙；最，副词。意指本穴孔隙最深。

孔最穴是调理肺经最常用的穴位

孔最穴是手太阴肺经郄穴，为气血深聚之处，是理血通窍、梳理肺经最常用的穴位。郄穴常用于治疗本经循行部位及所属脏腑的急性病症。阴经郄穴多治血证，如孔最穴配鱼际穴治咳血，孔最穴配迎香穴治流鼻血。

按摩孔最穴，可补肺气、止鼻血

按摩孔最穴有清热止血、润肺理气、肃降肺气、凉血止血的功效，主治咳血、咳嗽、咽喉肿痛、音哑、支气管炎、肘臂痛、痔疮等病症。

另外，流鼻血的时候不要慌，可同时用力按揉孔最穴和迎香穴，按到穴位局部有明显的酸胀感，鼻血就能快速止住。

精准取穴

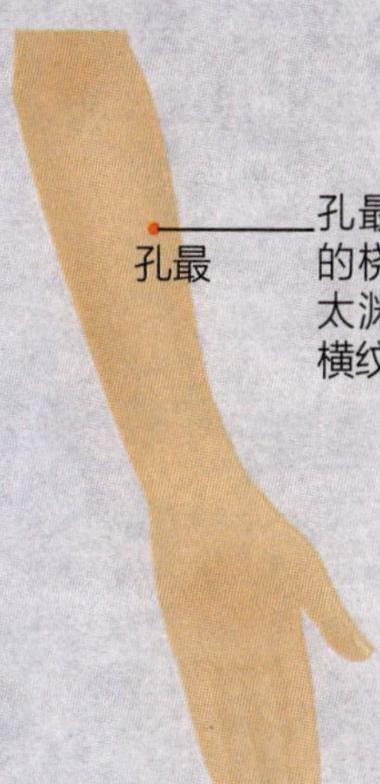

孔最穴在前臂掌面的桡侧缘，尺泽和太渊的连线上，腕横纹上7寸处。

跟我学：点揉孔最穴

端坐位，一手臂伸臂，用另一手拇指或中指指腹点揉孔最穴，以有酸痛感但能忍受为度，可按揉至透热或者局部皮肤微红。

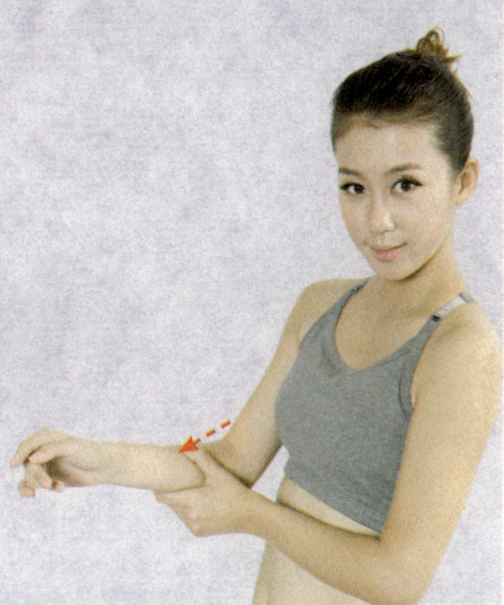

穴位搭配有奇效

孔最＋少商　调理咽喉肿痛

尺泽穴：润肺止泻应急要穴

尺，指尺部（腕至肘之前臂）；泽，沼泽。穴在尺部肘窝中，脉气流注入此，如水注沼泽。

清肺补肾，润燥良穴

肺火过旺会引起皮肤过敏、眼睛肿胀等，尺泽穴是肺经合穴，可清肺热、养肺经、滋肺阴，达到降火的目的。“尺泽”，从名字上来分析，有灌溉之意，而“尺”字又暗指肾脏，所以该穴有补肾的功效。它的原理是通过降肺气来达到滋补肾脏的目的。

按摩尺泽穴，可调理咳嗽、咽喉痛

尺泽穴可以泻热，因此对于肺经有热引起的咳嗽气喘、胸部胀痛等病症是有效的。揉、捻这个穴位，能清肺热、降逆气，治疗咳逆上气、咳嗽咳痰、咳唾脓血等病症。

精准取穴

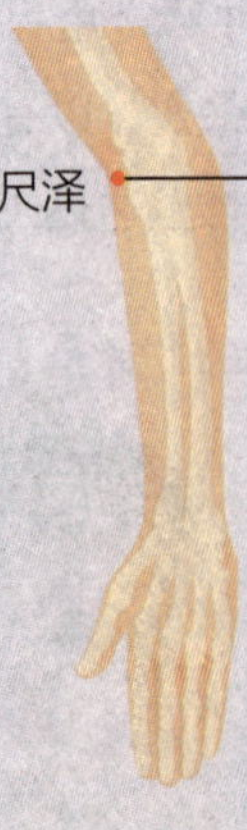

尺泽穴在肘部，肘横纹上，肱二头肌腱桡侧缘凹陷中。

跟我学：揉捻尺泽穴

微屈肘，用拇指和食指捏起穴位处的皮肤揉捻 36 次，然后用同样的手法再揉捻对侧的尺泽穴 36 次，至有放射性酸胀感时为佳。

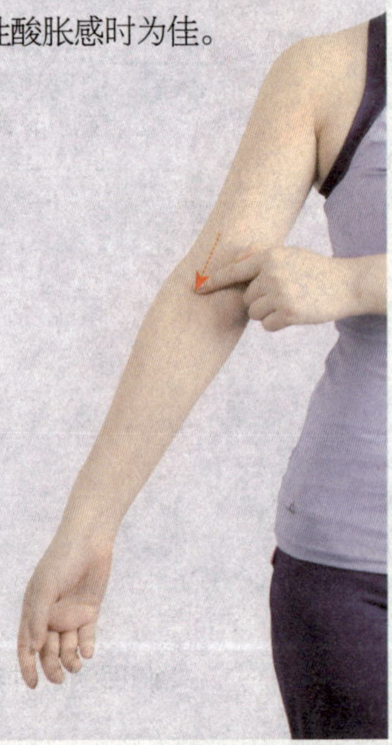

穴位搭配有奇效

尺泽 + 肺俞　调理久咳

太渊穴：肺经大补穴

太，高大与尊贵之意；渊，深水、深潭。太渊，口中津液名，意思是经气深如潭水。

太渊穴可大补肺气

太渊穴又名太泉穴，是肺经上的原穴，五行属土。肺司气，而太渊穴是中气的大补穴位，是肺中元气聚集最多的地方，也就是说，肺气都是从此穴源源不断地流出抵达全身各处的。所以，这里的气血很旺盛。中医认为，太渊穴具有理气、活血、通脉之功，多用于脉管疾患。所以，气虚乏力、上气不接下气、喘不过气来的时候，刺激太渊穴，效果非常好。

按揉太渊穴，可治多种肺系疾病

按摩刺激太渊穴可以促进气的运行，常用来治疗胸痹、心痛、脉涩、喘息咳逆、心悸（特别是心律不齐）等与心、肺二脏有关的疾病。现代医学也发现，太渊穴可以增强肺的呼吸机能，改善肺的通气量，降低气道阻力。

精准取穴

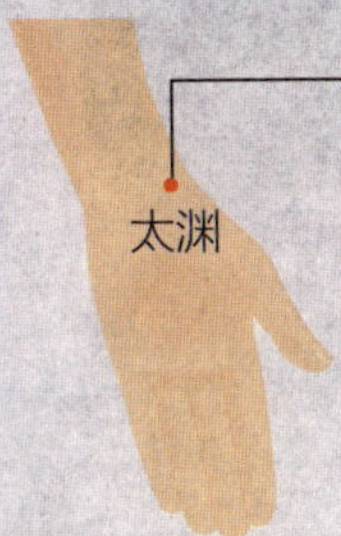

太渊穴在仰掌，腕横纹之桡侧凹陷处。

跟我学：按揉太渊穴

用左手拇指按揉右侧太渊穴，然后用右手拇指按揉左侧太渊穴，以局部产生酸胀感为度。

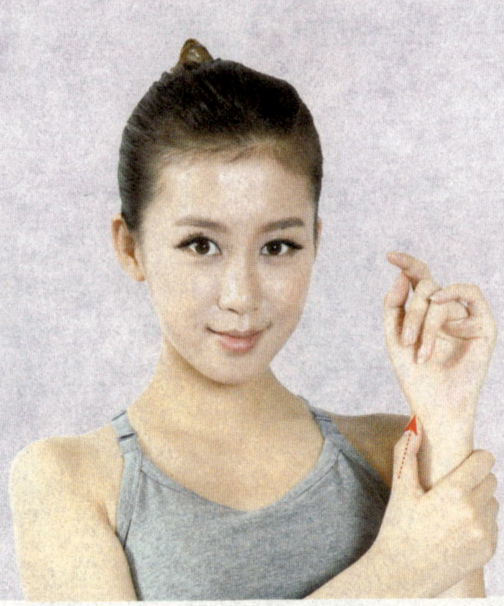

穴位搭配有奇效

太渊＋太溪　调理咳嗽

鱼际穴：防感冒、治哮喘

鱼，手掌拇指侧肌肉的形状；际，边际。手掌拇指侧肌肉肥厚，其形似鱼，穴位位于它的边际。

鱼际穴有宣肺解表、利咽化痰的功效

感冒是冬季最常见的疾病，只要坚持搓鱼际穴就能对其进行有效防治。鱼际穴位于手掌大拇指根部，由于此处肌肉明显突起，形状如鱼，因而得名。中医学认为鱼际的中心点有一个与呼吸器官关系密切的穴位，叫鱼际穴，这是手太阴肺经的重要穴位，它具有宣肺解表、利咽化痰的功能。

按摩鱼际穴，清肺泻火功效显著

鱼际清肺泻火的功效很强，具有解表、利咽、化痰的功效，按揉鱼际穴可调理各种肺热证，对感冒发热、咽喉肿痛、打喷嚏等感冒早期症状有很好的疗效。

精准取穴

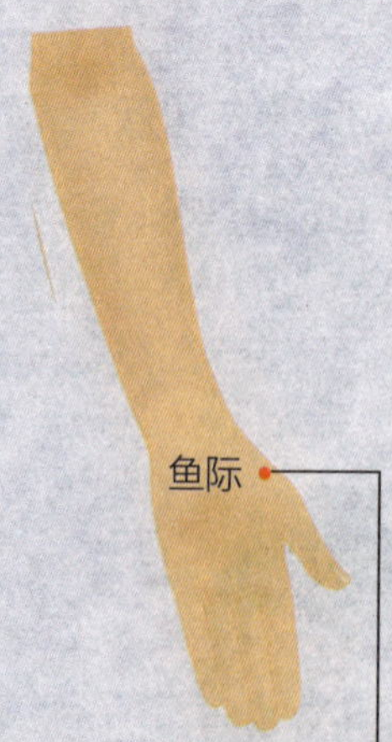

鱼际穴位于手外侧，约第一掌骨中点桡侧，赤白肉际处。

跟我学：按揉鱼际穴

用食指指腹按揉鱼际穴3分钟。

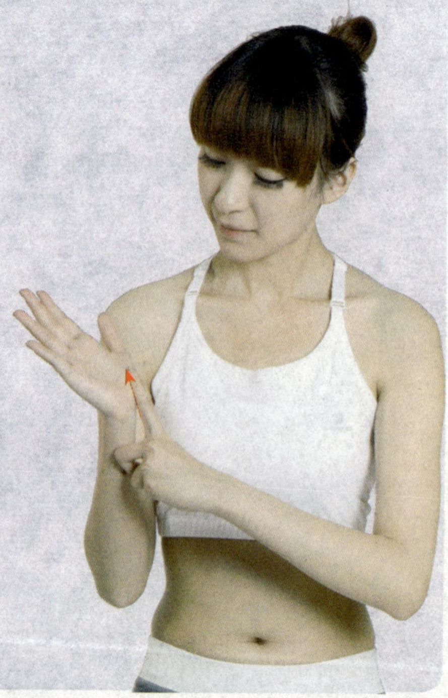

穴位搭配有奇效

鱼际＋孔最　治哮喘

少商穴：咽喉肿痛的杀手锏

少，幼小、微小的意思；商，古代五音之一，属金、属肺。少商，是商的高音，意为金气所止或为金气初生之处。

少商穴可用于高热急救

少商穴是肺经井穴。井穴大多被用来调理来势迅猛的急性病症，如高热昏迷时，即可刺激十二井穴。另外，手太阴经属肺，咽喉为肺的门户，所以调理急性咽喉肿痛，也可以用少商穴。

按摩少商穴，可预防感冒、调理发热

按摩少商穴有解郁开窍、清心泄热、解毒利咽的作用。当发生咽喉肿痛、呃逆、鼻衄、高热、昏迷、癫狂等紧急情况时，按揉少商穴都很有效果。

精准取穴

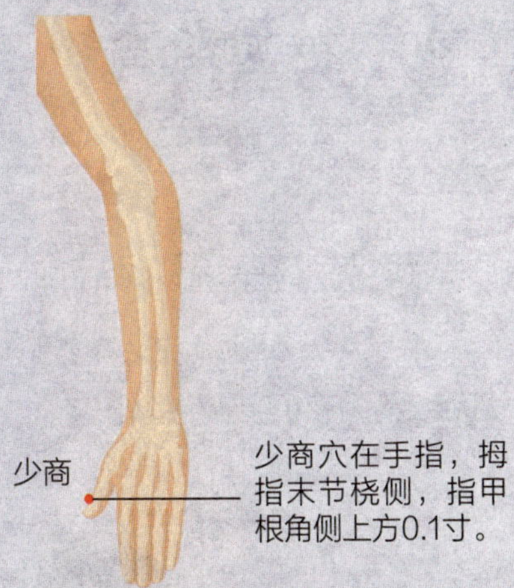

跟我学：指掐少商穴

按摩少商穴时可以用另外一只手的拇指指端甲缘，将力贯注于指端进行指掐，或者将牙签倒过来刺激这个穴位。一般反复指掐少商穴 30～50 次，如能耐受，可指掐 100～200 次，左右手交替指掐。

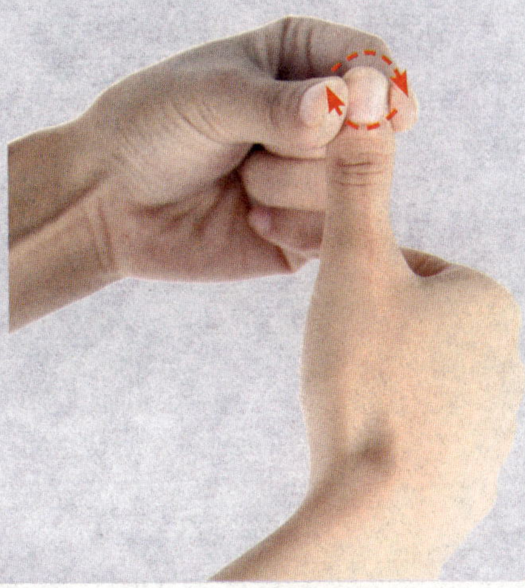

穴位搭配有奇效

少商＋足三里　调理高热晕厥

肺经以外的养肺大穴

肺俞穴：养肺散热，润泽皮肤

肺，肺脏；俞，输注。该穴是肺气转输于后背体表的部位。

人体肺的专属保健穴

肺俞穴为足太阳经背部的穴位，“俞”同“输”，因其内应肺脏，是肺气转输、输注之处，为治疗肺脏疾病的重要腧穴，故名肺俞。肺俞穴是脏腑经脉之气转输、输注之处。有人认为，肺俞穴治疗喘症，既可用于风寒束肺、痰浊壅肺、肺失宣降的实喘，又可用于肺气不足、肺肾两虚、肺脾俱虚的虚喘。因肺功能失调引起的皮肤病，诸如色斑、皮肤瘙痒、粉刺等，都可以通过肺俞穴来调理。

艾灸肺俞穴，可广泛调理呼吸道疾病

肺俞穴具有理气、平喘、宣肺等功效，可广泛调治因肺功能失调而引起的各种疾病。艾灸肺俞穴，对肺部及呼吸道疾病都有很好的疗效，可用于调理感冒、咳嗽、气喘、肺炎、鼻塞、支气管炎等症。

精准取穴

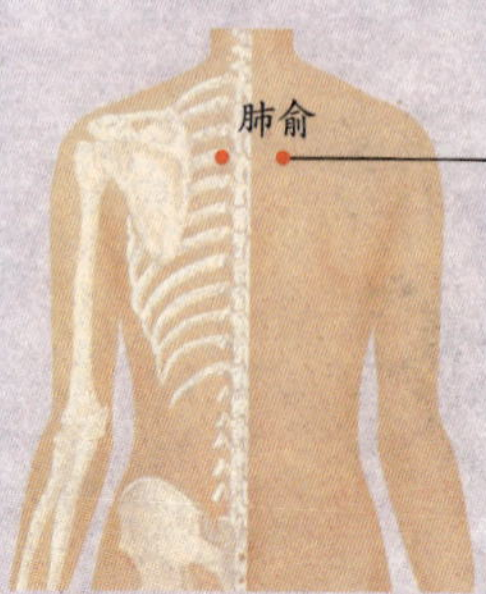

肺俞穴在背部第3胸椎棘突下，左右旁开1.5寸（二指宽）处。

跟我学：艾条温和灸肺俞

点燃艾条，在肺俞穴上温和施灸，每次灸5～10分钟，每日1次。

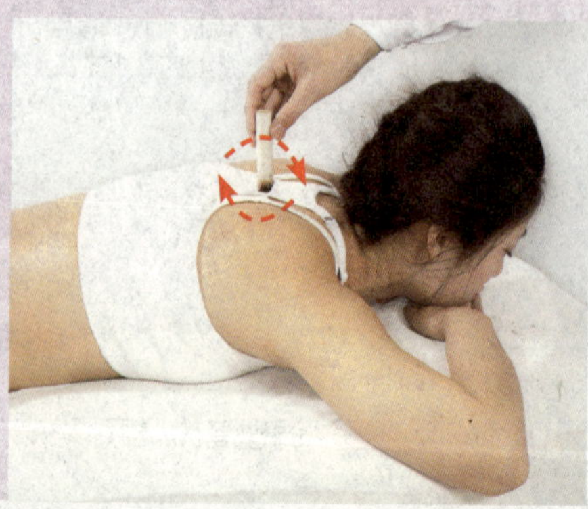

穴位搭配有奇效

肺俞＋风门　调治咳嗽、气喘

迎香穴：防流感、通鼻窍有奇效

迎，迎接；香，香气。本穴在鼻旁，能调治鼻病，改善嗅觉，从而迎来香气。

迎香穴，防感冒、治鼻炎

手阳明经和足阳明经在迎香穴处会合，而足阳明经通达于胃，脾胃为“气血生化之源”，所以按压迎香穴，具有补气开胃、增强鼻腔黏膜免疫功能、预防感冒的作用。迎香穴为体表的感风之处，也是停风之处，是治风之穴，经常按摩可祛头面之风，散巅顶之寒，从而增强机体抵抗病菌的能力。

按摩迎香穴，调理感冒鼻塞、流涕

经常揉搓迎香穴还能促进鼻周围的血液循环，使气血畅通，让外邪不易侵入体内。按摩此穴能够起到驱风寒、通鼻窍的作用，特别适合治疗感冒后鼻塞、流涕等症状。

精准取穴

迎香穴位于人体鼻翼外缘中点旁，鼻唇沟中间，距离鼻翼两侧1.5 厘米。

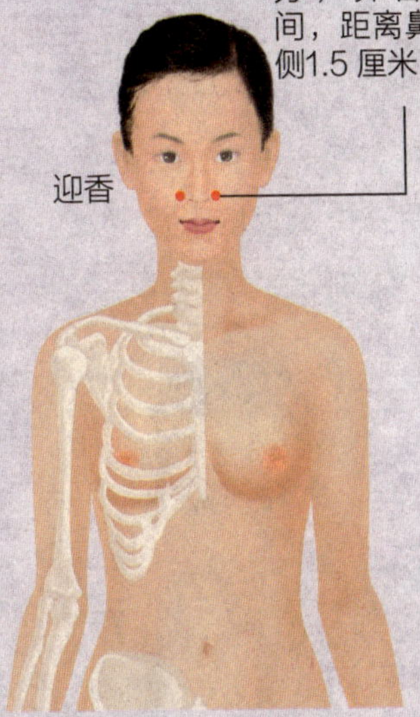

跟我学：按揉迎香穴

用两只手的食指指腹按住迎香穴，由内而外转 36 圈。

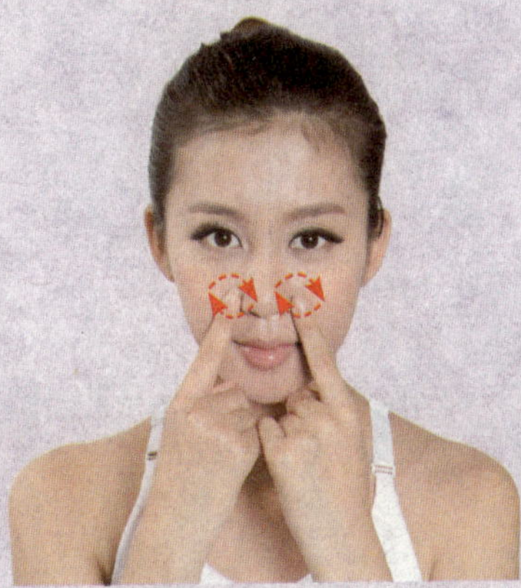

穴位搭配有奇效

迎香＋合谷　调理鼻炎

膻中穴：补肺气第一穴

膻，袒露；中，中间。胸部袒露出的中间部位古称膻中，穴当其处。

膻中穴可补益肺气，增强免疫力

膻中穴位于两乳之间，在人胸口的位置。膻中有“上气海”之称，主要的功能是调益肺气，能调一身之气，尤其对肺的保健功效很好。西医学中，膻中穴就相当于胸腺。胎儿在母体中的时候胸腺是非常大的，它是重要的免疫器官。当人出生之后，胸腺就会退化，这个免疫器官就会逐渐萎缩。经常按摩这个穴位，目的就在于刺激它以增强免疫力，抵御外邪。

按摩膻中穴，调治心肺疾患

按摩膻中穴具有调理人身气机之功能，可用于一切气机不畅之病变，主要治疗范围包括心肺疾患（尤宜于心肺气虚之证）和乳腺系统相关疾患两个方面。现代临床上常用于咳嗽、气喘、气短、咳唾脓血、肺痈等呼吸系统病症，胸痹、胸痛、心痛、心悸、心烦等心血管系统病症以及产后无乳、乳腺增生等其他病症。

精准取穴

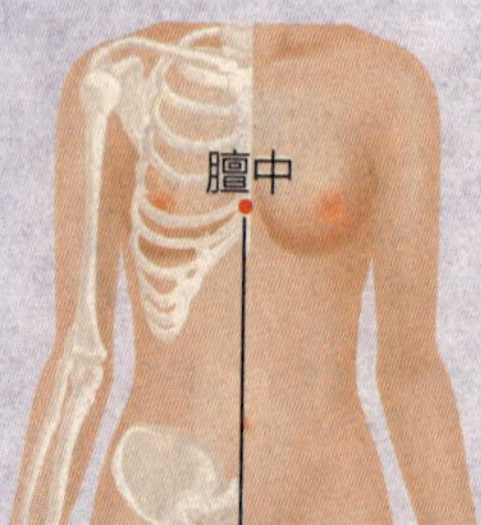

膻中穴在胸部，横平第4肋间隙，前正中线上。

跟我学：按压膻中穴

将食指、中指、无名指三指并拢，用三指指腹按压膻中穴，力度适中，至胸闷缓解即可。

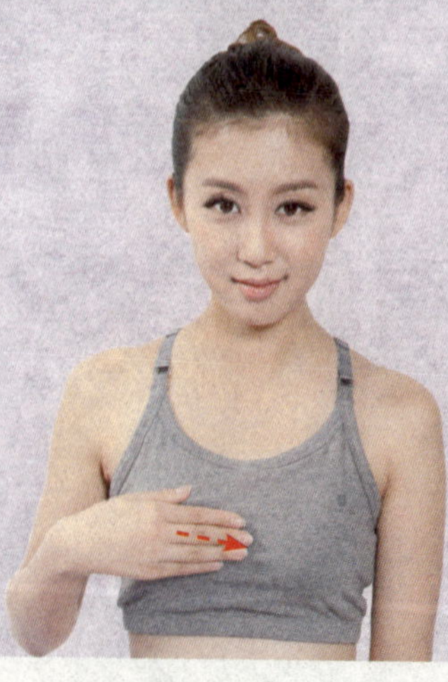

穴位搭配有奇效

膻中＋乳根　调理产妇乳汁少

天突穴：清肺泄热，理气止咳

天，天空；突，突出。穴位于气管上段，喻为肺气上通于天的部位。

天突穴，预防咳嗽哮喘

中医学认为，肺为娇脏，当致病邪气侵犯肺脏时，肺多以咳嗽、气喘的信号来警示我们。大多数咳喘初发时症状较轻，病情进展则会出现剧烈咳喘，进一步恶化还会引起肺系其他疾病。天突穴可抑制咳嗽气喘的发生，并且对于肺系疾病所引起的其他症状，如胸痛、咽喉肿痛等都有效果。

按摩天突穴，清肺泄热、治咽喉肿痛

天突穴在胸部中央，内通胸气，具有宽胸理气、和胃降逆、化痰散结的功效，主治呃逆、慢性咽炎等。该穴有清肺泄热、利咽开音、止痛消肿的功效，主治咽喉肿痛、声音嘶哑等。

精准取穴

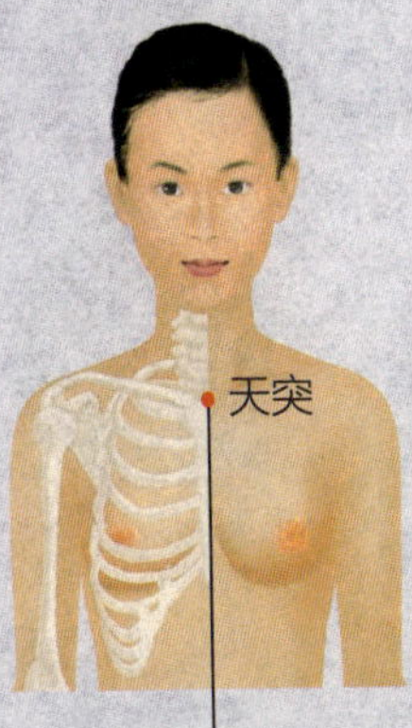

天突穴在颈前区，胸骨上窝，前正中线上。

穴位搭配有奇效

天突＋膻中　调理咳嗽、哮喘

跟我学：按揉天突穴

用中指指端按揉天突穴 2～3 分钟，方向尽量向下，避免刺激食管，手法要轻。

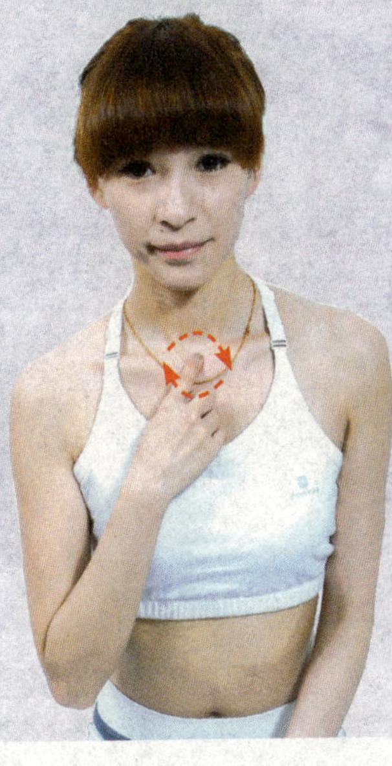

风池穴：抵挡风邪的头部卫士

风，风邪；池，池塘。风池穴在枕骨下，局部凹陷如池，是祛风的要穴。

风池穴可抵挡风邪入侵

“头为诸阳之会，唯风可到”，因此，造成头面疾病的各种因素中，往往有风邪侵袭的影子。风池穴因空气传来的水湿之气受外部之热涨散并化为阳热风气输散于头颈各部位而得名。风池是足少阳胆经的穴位，位于头项的交界处，该处是进入头部的通道。所以，该穴有抵挡风邪入侵的作用。

按摩风池穴，预防风寒感冒

中医认为，风寒感冒多由外邪入侵引起，风池是头部抵御外邪的门户，具有预防风寒感冒的功效。

精准取穴

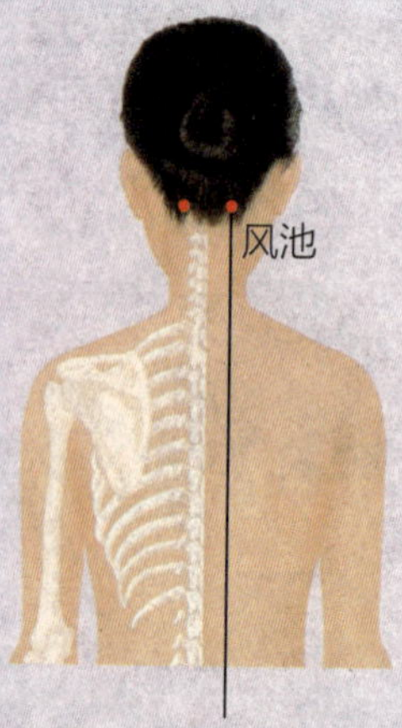

风池在项后，枕骨之下，胸锁乳突肌上端与斜方肌上端之间的凹陷中。

跟我学：按压风池穴

用食指指尖按压颈部两侧的风池穴半分钟左右，直至有酸胀感。

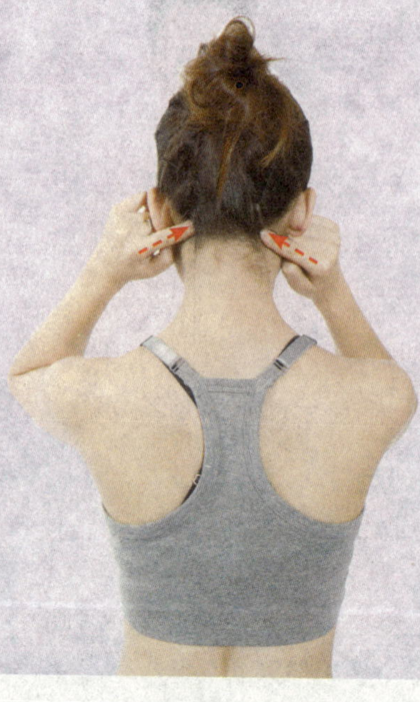

穴位搭配有奇效

风池＋合谷　调理风寒感冒引起的头痛

大椎穴：统领阳气，防治感冒

大，巨大；椎，椎骨。古称第一胸椎棘突为大椎，穴在其上方，故名。

大椎穴统摄阳气，防多种疾病

人体手、足三阳经与督脉均属阳经，7 条阳经共会于大椎穴，使其成为人体阳气最为丰盛的地方，是补足阳气的第一大要穴。中医认为，阳气是人体内的固摄根本，人体内阳气充足，外邪就不能入侵。所以，补足阳气，能增强人体抵抗力，起到防病的作用。大椎穴可调理肩背痛、头痛、感冒、呕吐等病症。

艾灸大椎穴，清热除湿治感冒

大椎穴位于督脉之上，能主宰全身阳气，是调节全身功能的要穴，有祛风除湿、增强机体抗御外邪的能力，尤其对虚寒和痰浊所致的感冒效果较好。大椎穴主治五劳虚损、肩背痛、头痛、哮喘、感冒、中暑等病症。

精准取穴

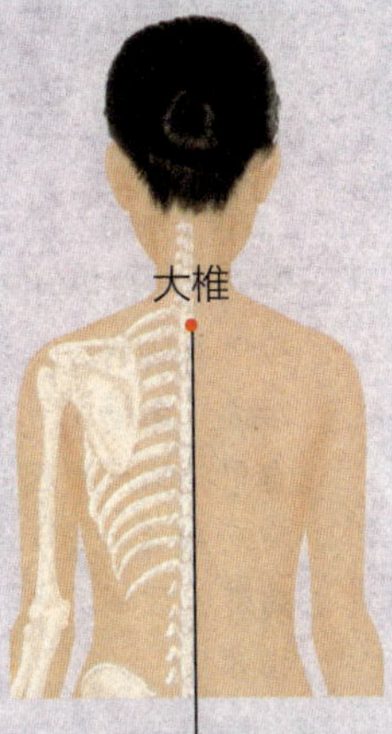

大椎穴在项背部脊柱区，第7颈椎棘突下凹陷中，后正中线上。

跟我学：温和灸大椎穴

取俯卧位。点燃艾条，对准大椎穴，距离皮肤 1.5～3 厘米处，温和施灸 10～15 分钟。

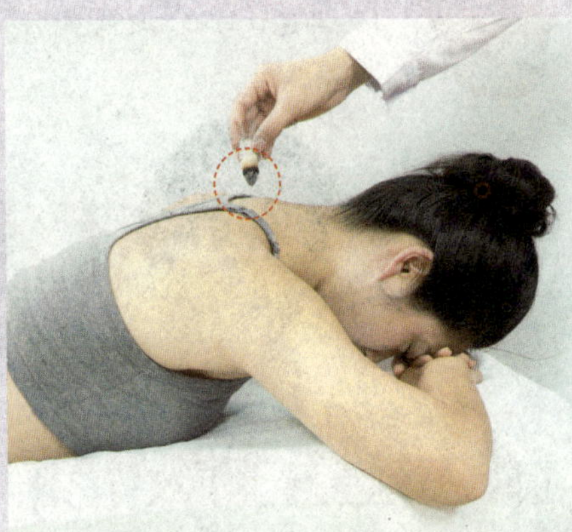

穴位搭配有奇效

大椎 + 曲池　调理发热、头痛

专题 耳足反射区养肺按摩法

肺部的许多疾病都能够通过人体肺部反射区（主要分布在手、足、头、耳部位）所表现出的一些症状显现出来，通过对分布在这些区域的特效穴位做按摩，能够起到养肺健身的作用。

耳部反射区按摩

定位：肺穴，位于耳甲腔中央部分；气管穴：耳甲腔内，外耳道口与心穴之间。

手法：用双手食指指腹在耳甲腔内顺时针按揉数圈，再逆时针按揉数圈，用力适中，以刺激分布在耳甲腔内的肺穴及气管穴。

主治功效：养肺益气，防治肺部疾病，主治感冒、咳嗽、支气管炎、哮喘等肺系疾病。

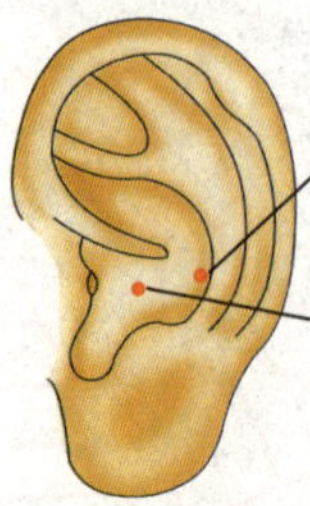

肺穴 耳甲腔中央部分。

气管穴 耳甲腔内，外耳道口与心穴之间。

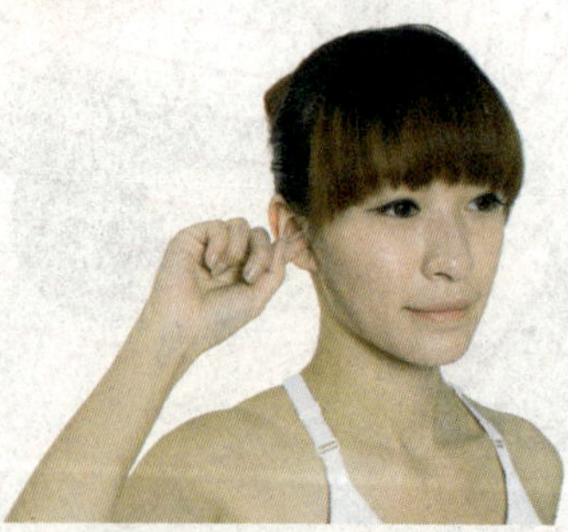

足部反射区按摩

定位：肺及支气管反射区位于双脚斜方肌反射区后方（向脚跟方向）。自甲状腺反射区向外到肩反射区处约1横指宽的带状区域及中指近节指骨。

手法：做肺反射区按摩时，需由内向外推压；做支气管反射区按摩时，拇指应推向各趾。推拿力度要均匀，并逐次加重。

主治功效：补气益气，清热解毒。用于调理肺和支气管的病症、鼻病、心脏病、便秘等。

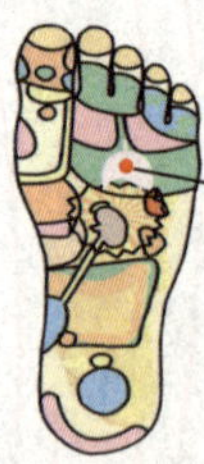

肺及支气管反射区

位于双脚斜方肌反射区后方（向脚跟方向）。自甲状腺反射区向外到肩反射区处约1横指宽的带状区域及中指近节指骨。

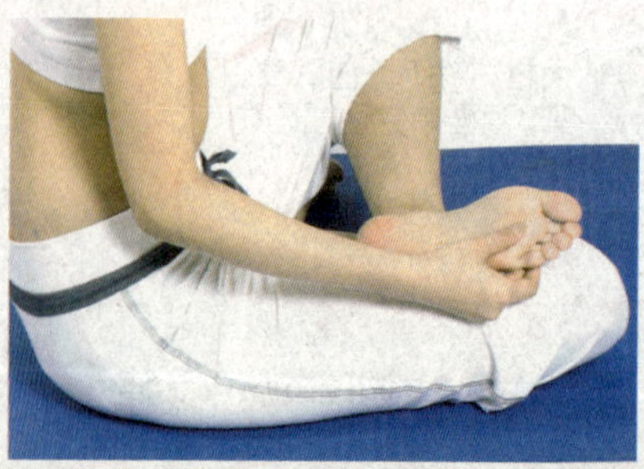

第十章

为家庭成员
量身定制养肺“套餐”

男女老少最应该怎么养肺

中医认为，肺为华盖，肺养好五脏才能安好。对于养肺，除掌握一些共性的知识外，不同人群的养肺还各有侧重点。

男人养好肺，精力就充沛

根据中医五行理论，肺为金，肾为水，所以通过养肺，还能够起到补肾的效果。肾藏精，肾脏好的男人，精力就会特别旺盛。另外，很多男人有吸烟的习惯，这样很容易使肺受伤，每年因吸烟而导致肺癌的比例很高。

女性养颜，先要养肺

肺不好的女人不仅皮肤没光彩，还容易过敏。因为肺主宣发卫气，卫气相当于人体的一层“保护膜”。肺气虚了，皮肤缺少卫气的保护，再受到冷、热、花粉刺激，就容易发生过敏。所以，爱美的女性养颜先要养肺。

老人养肺，重在补肺气

肺气虚弱的老人，很容易出现感冒和咳嗽这一问题，如果经久不愈，还会引发其他严重疾病。所以说，老年人养肺很重要。

儿童养肺，要预防感冒和肺炎

许多儿童因为自身免疫调节能力较低，肺脏功能较弱，大多面色苍白。换季的时候，这些孩子经常会有感冒、咳嗽等呼吸道疾病。病情很容易沿着呼吸系统下行，容易高发气管炎、支气管炎、肺炎等疾病。

做甜美水灵的女人，从养肺开始

女人养肺，宣降之中见美丽

对于女人，世界上没有任何一件衣服能比健康的皮肤更美丽，再新潮的发型也比不过一头乌黑亮泽柔顺的长发。中医说“肺主皮毛”，所以为了美得自然、美得健康，女人要学会保养自己的肺脏。中医典籍《黄帝内经》中记载：“肺者，气之本……其华在毛，其充在皮。”“手太阴气绝，则皮毛焦。”“肺热者，色白而毛败。”这些内容提示我们，皮肤与毛发的营养状况和肺的功能密切相关。

肺气充盈，女人皮毛润泽、毛发黑亮

肺气充盛则气、血、津液充足而通畅，皮肤毛发得到肺的精气充养，就会皮肤润泽、毛发黑亮，人体的抗病邪能力也会增强。

美容的有效方法：通过宣降肺气来排毒

中医认为，通过宣降肺气就可以排毒。驱除毒素的路径有三条：发汗、小便、大便。而肺主皮毛，调节汗液排泄、通调水道，就能使毒素从汗中排出。肺和大肠相表里，肺的肃降能让毒素从大便而出。可见肺脏在排毒养颜中有重要意义。所以，肺功能不正常，就会使皮肤长痘、大便不通畅。

经常揉揉鼻子——宣通肺气的好方法

鼻子是呼吸出入的门户，为肺之窍。鼻部的疾病常与肺有密切关系，时常按摩鼻部，能够宣肺通窍、调理气道。

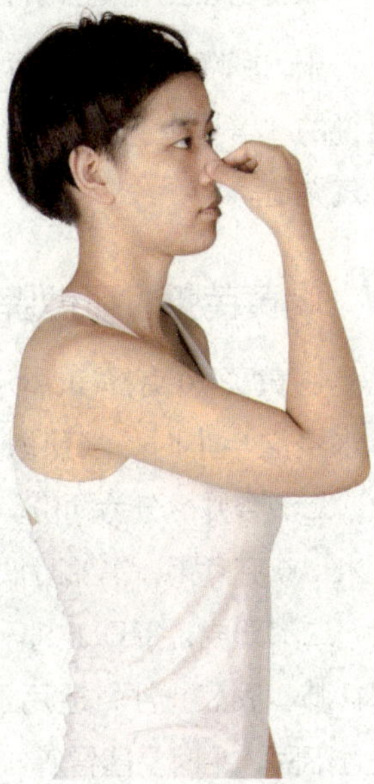

捏鼻尖。用食指和拇指捏鼻尖，揉至鼻部热麻、呼吸通畅为度。该方法有泄热升阳的功效，可用于缓解酒渣鼻。

培土生金，女人养肺先健脾

女人要保持肌肉丰满、皮肤润泽，不仅要养肺，还要健脾。

脾和肺是“母子”

中医五行学说认为，脾和肺的关系最密切。脾为土，肺为金，土可生金。通俗来说，脾是肺的母亲，肺是脾的孩子，脾胃在消化食物吸收营养后，可为肺提供能量，如果脾壮肺自然强健，如果脾气虚就会导致肺气不足。

肺气充足的人皮肤光滑，脾气健旺的人肌肉丰满

为什么肺主皮毛呢？手太阴肺经和足太阴脾经是人体中的两条经脉。太阴是阴气的一种状态，阴气从小到老要经历 3 个阶段，即少阴、太阴、厥阴。如果拿人来比喻，太阴就像家庭主妇，家庭主妇的责任是把饭菜做好供全家人食用，太阴的作用就是把气血或水谷精微散发到全身。脾能够把精微供应到肌肉，脾气健旺的人大多肌肉丰满。肺的位置比脾要高，也可以说比较表浅，所以它供应的部位也表浅，可以供应到皮毛，肺气充足的人，皮肤润泽光滑。

健脾胃也可达到补肺目的

肺和脾都属于太阴，两者密切相关。通过补脾，就能使肺气充足，这就是中医常说的“培土生金法”。常用的补脾经典方有四君子汤、参苓白术散等，都能够使肺气充足。

喝黄芪粥，可健脾补肺

将黄芪 10 克择净，切成薄片，用冷水浸泡半小时，水煎取汁，共煎两次，二液合并。分为两份。每取 1 份与大米 100 克煮粥，等熟时调入白糖，再煮一二沸即成，每日 1 剂。该方法可健脾补肺、固表止汗，适用于肺脾气虚、表虚不固、平时易感冒等。

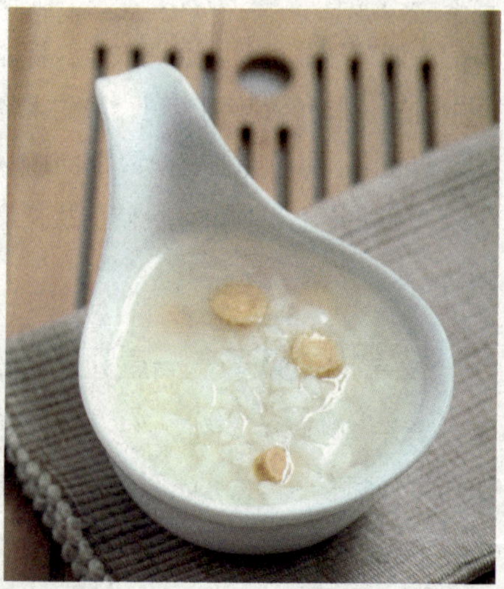

女性吃好“四宝”，气血足、皮肤好

“肺主皮毛，其华在表。”肺部保养好，人才显得脸色好、皮肤好，对于爱美的女性来说更是如此。女性想要美容养颜，使自己芳容常驻，就要掌握有护理肌肤作用的养肺方法。在干燥的季节里（以秋季为主）多吃滋阴润肺的食物，以滋润皮肤、补充水分。下面介绍女人润肺的“四宝”，经常食用不仅可以润肺去燥，并且有美容功效，所以可以多吃一些。

梨

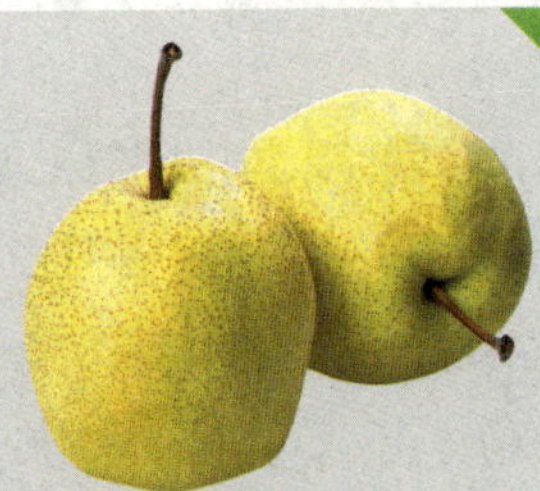

干燥的季节多吃梨，对气候干燥引起的干咳、口渴、便秘效果不错。很多歌唱演员保护嗓子的秘诀就是每天饮用鲜梨榨汁滋润喉咙。梨可以生食，也可以榨汁食用。

枸杞

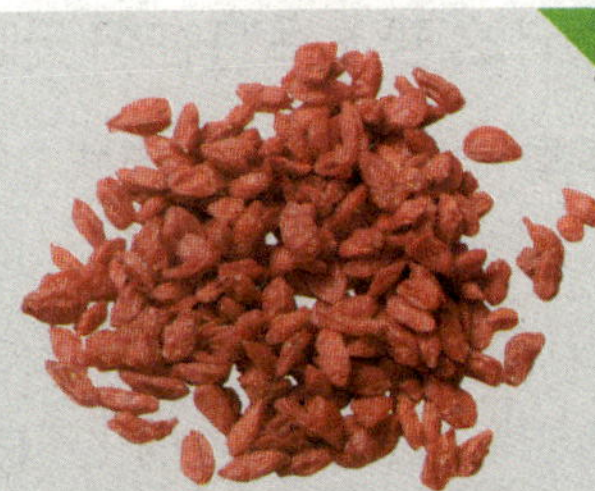

《中华本草》曰：枸杞养肝、滋肾、补肺。枸杞有滋阴润燥、补血的作用，可以改变肤色、润泽肌肤。

山药

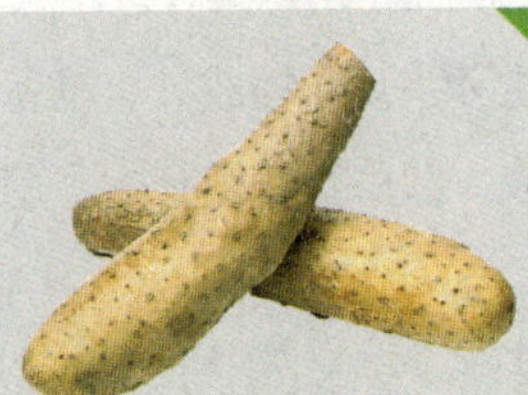

山药具有滋阴养肺功效，可以调整代谢、润肤、通肠。山药淀粉含量低，将它当成主食不易发胖，女性食用有减肥功效。

百合

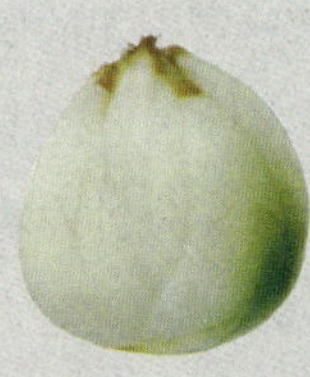

百合除含有淀粉、蛋白质、钙、维生素 B_1、维生素 B_2、维生素 C 等营养素外，还有特殊的营养成分，如秋水仙碱等多种生物碱。这些成分综合作用于人体，不仅有不错的营养滋补功效，而且对秋季因气候干燥而引起的多种季节性疾病有较好的防治作用。

女人冬季吃萝卜，加倍养肺

在民间，萝卜素有“小人参”的美称。也有许多民间谚语来说明萝卜的益处“冬吃萝卜夏吃姜，不要医生开药方”“萝卜进城，医生关门”“吃着萝卜喝着茶，气得大夫满街爬”等。

女人在冬季吃萝卜，不仅能开胃、助消化，还能滋养皮肤、化痰顺气，有效预防感冒。

为什么萝卜适宜在冬天吃?

冬季天气寒冷，人们皮肤中的毛孔是收缩状态，这就导致体内阳气更加旺盛。另外，冬天女性的活动量减少，这就导致能够出汗散热的机会减少，并且由于冬季是个进补的季节，许多人喜欢吃牛肉、羊肉这些热性食物，这就更容易使女性的身体出现内热，长期会出现消化不良。多吃些清凉的萝卜，不仅可以调理内热，还能起到消积导滞的作用。

冬季吃萝卜有哪些益处

中医认为萝卜有消食、化痰定喘、清热顺气、消肿散瘀的功效。冬天感冒时常出现喉干咽痛、反复咳嗽、有痰难吐等上呼吸道感染症状。女性多吃点爽脆可口、鲜嫩的萝卜，不仅开胃、助消化，还能滋养咽喉，化痰顺气，有效预防感冒。

萝卜怎么吃，养肺效果好

萝卜汁。可缓解感冒引起的嗓子疼、鼻塞。把白萝卜切丝榨成汁，准备一块纱布，将白萝卜汁涂抹在纱布上，或者用棉球蘸取汁液，然后塞在鼻孔中。用这种方式反复 2 ~ 3 次，每次 5 分钟左右，鼻塞的症状能够得到缓解。

白萝卜叶茶。白萝卜叶中含有丰富的维生素 A、维生素 C 等多种维生素，特别是维生素 C 的含量是根茎的 4 倍以上。维生素 C 可防止皮肤的老化，阻止黑色色斑的形成，保持皮肤的白嫩。此外维生素 A 和维生素 C 都有抗氧化的作用，可以有效抑制癌症。

小贴士

健脾补肺的美味：白菜萝卜汤

将大白菜、白萝卜、胡萝卜与豆腐洗净，切成大小相似的长条，在沸水中焯一下捞出待用。锅置火上，放入适量油烧至五成热，炒香辣椒酱后倒入清汤，把白萝卜、胡萝卜、豆腐一起放入锅中，大火煮沸后加入大白菜，再次煮沸，用盐、味精调味，最后撒上香菜末盛出即可。

此汤可健脾养肺，暖身御寒。

莲藕排骨汤 补血养颜，打造好心情

材料 猪排骨400克，莲藕200克。

调料 葱花、姜片、料酒、醋、盐、味精各适量。

做法

1. 猪排骨洗净，剁成块；莲藕去皮，洗净，切块。
2. 锅内加适量清水煮沸，放入少许姜片、葱花、料酒，加入猪排骨氽烫，去血水除腥，捞出用凉水冲洗，沥水备用。
3. 锅内倒入适量水，放入猪排骨、莲藕块和姜片，淋入醋煮沸，转小火煲约2小时，加盐、味精、葱花调味。

功效 清肺化痰，补血养颜。

小贴士

盐要最后放，根据口味自行调味，建议以清淡为本，不要过咸。

中医认为，吃莲藕能起到养阴清热、润燥止渴、清心安神的功效。莲藕排骨汤能起到清热化痰、补血养颜的作用，对调理女性贫血、心慌失眠有很好的效果。

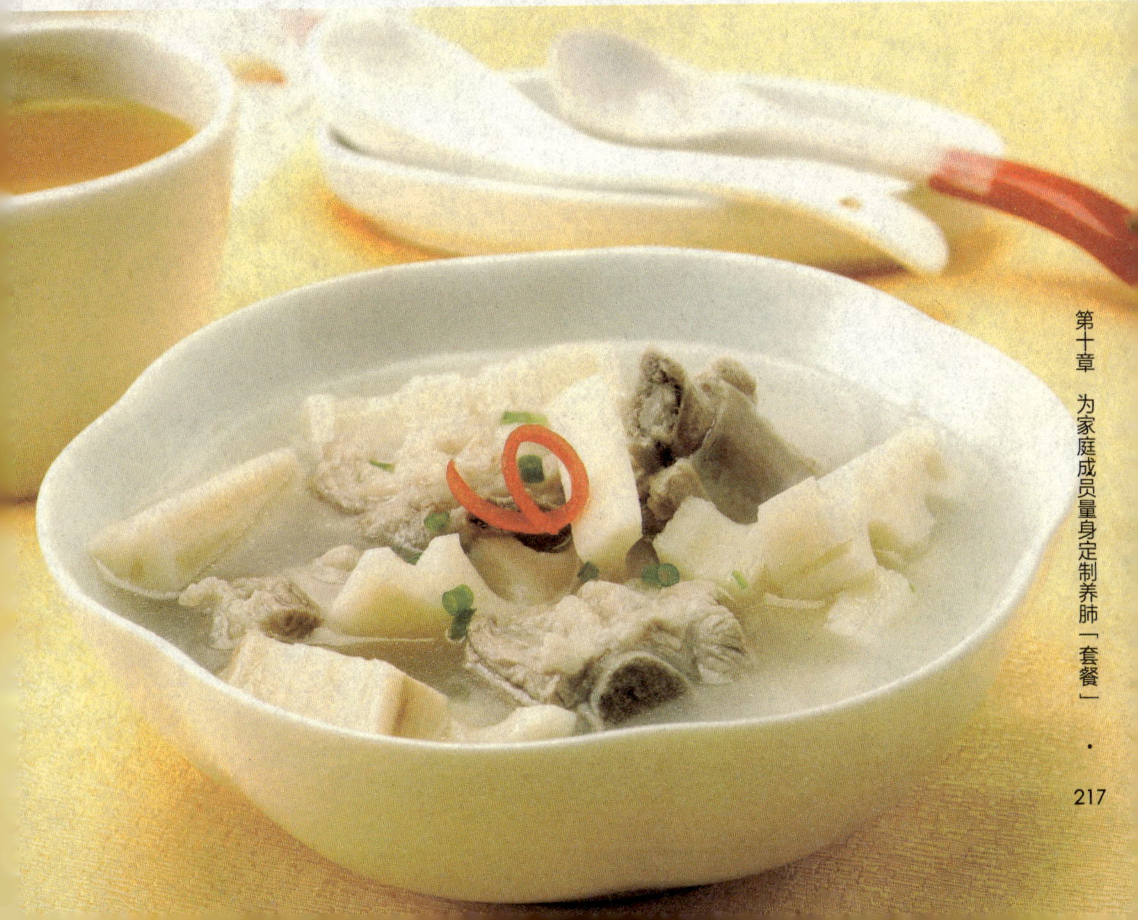

鸽蛋银耳粥

滋阴润肤，抵抗衰老

材料 大米100克，水发银耳25克，核桃仁10克，鸽蛋5个。

调料 冰糖10克。

做法

1. 大米洗净；水发银耳洗净，入蒸笼蒸熟，取出撕开；鸽蛋煮熟去壳；核桃仁用温水浸泡后洗净，碾碎。
2. 锅置火上，倒入适量清水煮沸，再加大米煮沸，转小火，加入银耳、核桃仁碎，放入冰糖搅匀，待粥熟时，加入鸽蛋稍煮即可。

功效 这款粥可滋阴、润肤、延缓衰老，尤其适合体虚和贫血者。

小贴士

银耳与米一起下锅，可使口感软糯。

鸽蛋银耳粥是一道可口诱人、色味俱全的特色美食，有益气养血、滋补强体的功效。鸽蛋富含优质蛋白质，可滋阴补肾、养气血；核桃仁能延缓衰老。

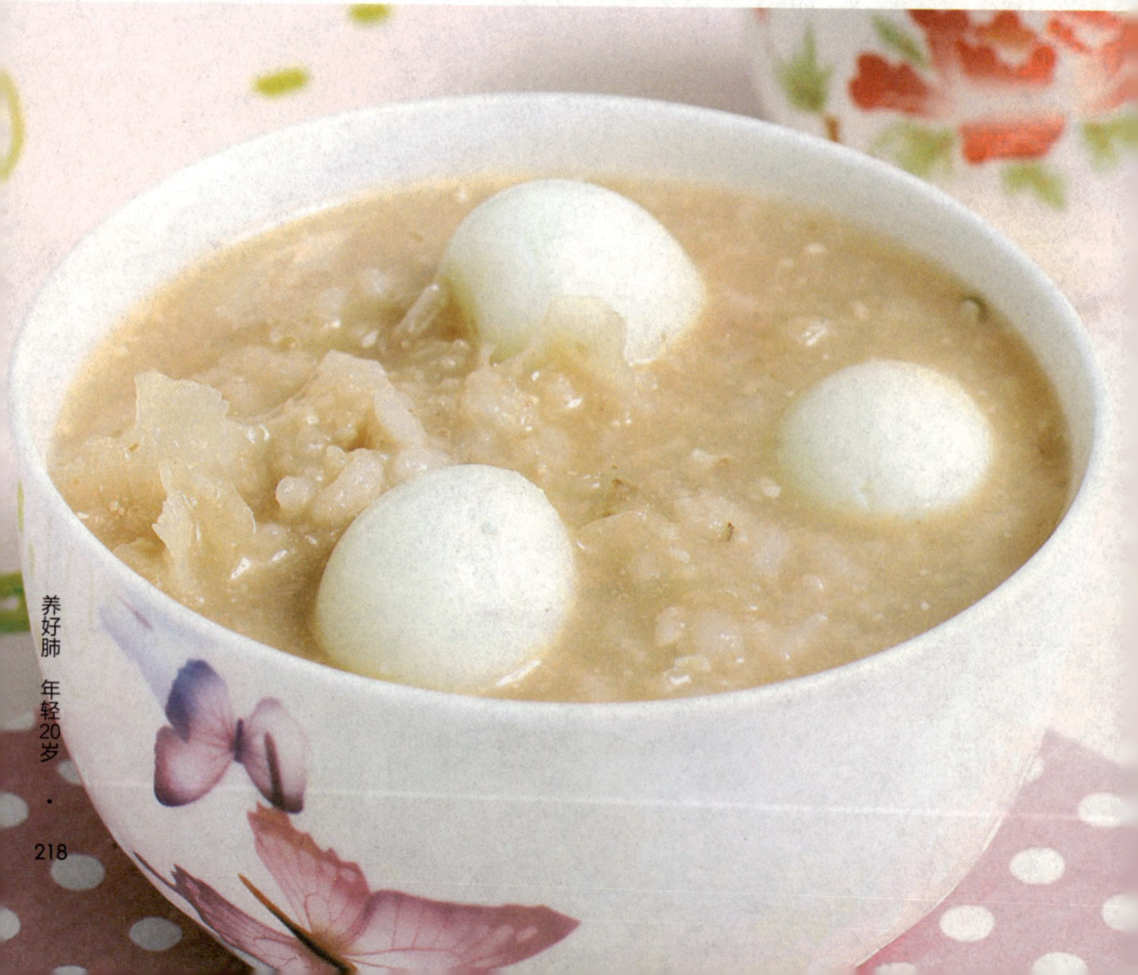

男人养好肺，潇洒有精神

金水相生，男人养肾当养肺

中医认为，肺和肾是相辅相成的两个脏腑。把肺养好就能够起到补肾的效果。肾主藏精，肾脏好的人，精力就会很旺盛。所以，男人要养肾首先要养好肺。

肺和肾都养好，男人才会精力充沛

根据中医五行的理论，有“金水相生”的说法，其中“金”指“肺”，“水”指“肾”，两者健康紧密相联。秋季是养肺的季节，只有将肺调养好，才有利于冬季对肾的调补。如果不重视对肺的调养，将会影响到肾的健康，从而引起肾虚、肾水不足等问题。所以，男人要想精力充沛，首先要将肺养好。

朝盐水，晚蜂蜜：养肺润燥有效果

民间有“春夏养阳，秋冬养阴”的说法，秋季阴盛于外而虚于内，如果不能养阴易生热病，就是常说的“上火”。

进入秋季后空气会变得干燥，中医有“秋燥伤肺”的说法，呼吸系统疾病如鼻炎、咽炎、支气管炎、哮喘等会频发。为避免秋燥对肺的损伤，可以用“朝盐水、晚蜂蜜”的方法：早上空腹喝一杯淡盐水，晚上喝一杯温的蜂蜜水。清水在体内流失较快，如果捏一小撮食盐放到水里搅拌后再饮用能够减缓水分流失。蜂蜜有清热、补中、解毒、润燥等功效，经常食用对肺病、高血压、神经衰弱等有预防效果。

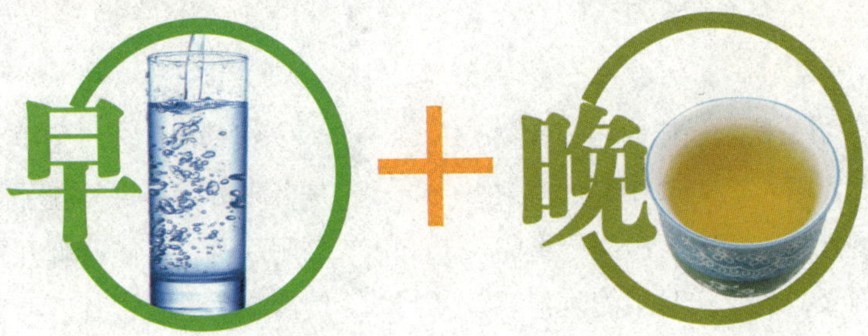

早起喝1杯淡盐水，能缓解体内水分流失；
晚上饮1杯蜂蜜水，有清热、润燥等功效。

爱抽烟的男人吃什么养肺

当下的许多男性由于压力太大，采用吸烟的方法来减压。长期吸烟对肺的伤害最大，为了健康戒烟是最好的方法。除戒烟外，还可以多吃一些养肺排毒的食物，帮助净化肺脏。

葡萄

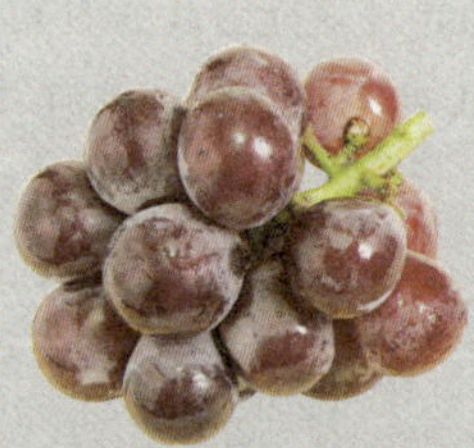

葡萄皮薄多汁，酸甜味美。长期吸烟的人肺部有大量毒素，功能受损。葡萄中含的有效成分能够提高细胞新陈代谢率，促进肺部细胞排毒。此外，葡萄还有祛痰的作用。

苹果

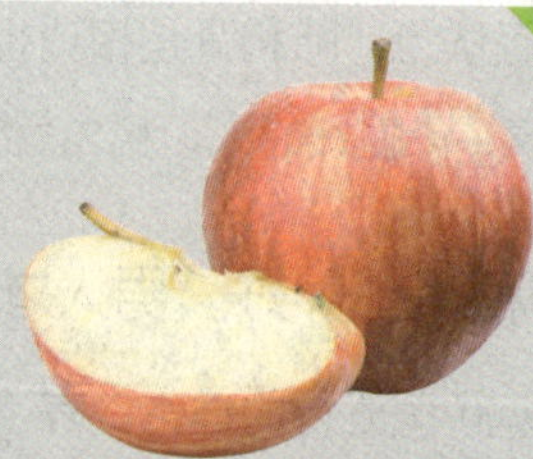

苹果具有补脾气、养胃阴、生津解渴、润肺的功效，被称作心血管的健康保护神，经常食用能够改善呼吸系统及肺功能。紧张工作之余，闻闻苹果的清香，还能提神醒脑、缓解紧张情绪。

梨

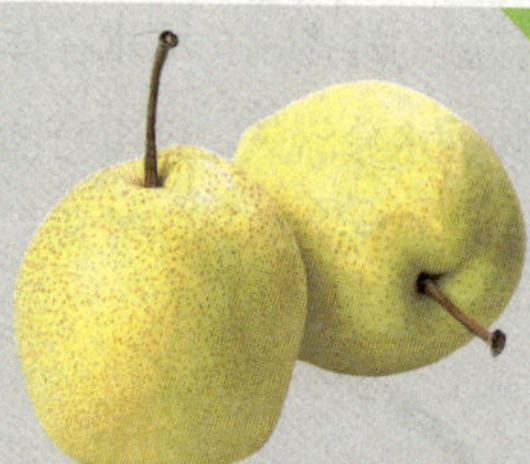

梨是秋季最佳的润肺食物之一，每天吃 1~2 个梨能有效缓解秋燥。在空气污染严重的雾霾天，多吃一些梨能改善呼吸系统和肺功能，使肺部不受灰尘和雾霾的影响。

银耳

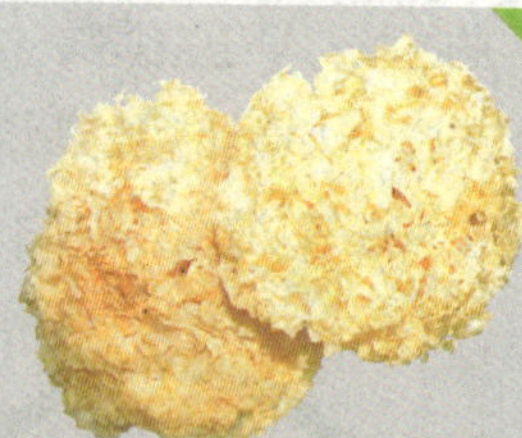

银耳被称为“菌中之冠”，是名贵的营养滋补佳品，既可滋阴润肺，又能补脾开胃、益气清肠。常吃银耳，可有效促进肺脏排毒功能。

爱抽烟的男人如何排毒养肺

吸烟有害健康，但不少男人吸烟一上瘾就很难戒掉。而且吸烟时间一长会引发很多肺部疾病。所以，男人要保护自己的肺，首先要扔掉自己手中的烟。

吸烟会引起氧化物质过量

对策： 补充维生素

抽烟会使你身体中储备的抗氧化素、维生素快速消耗，而身体中的氧化物质又会随之增加，如果不能及时补充就会造成过氧化作用。所以，吸烟的人需要补充抗氧化维生素，如胡萝卜素、维生素C、维生素E等。尤其是维生素C，它是一种水溶性维生素，能够有效避免过氧化作用，同时减少吸烟者的吸烟冲动。

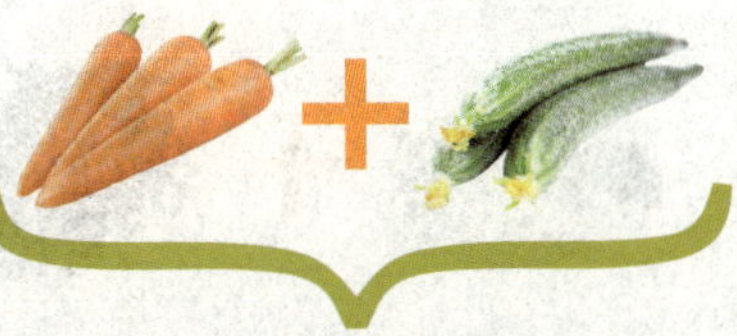

均含有抗氧化维生素

日常生活中摄取这些维生素，可以多吃蔬菜水果、少吃肉类。尤其是生胡萝卜和小黄瓜富含抗氧化维生素。

吸烟会引起胆固醇及脂肪在体内堆积

对策： 吃降低胆固醇的食物

吸烟会使血管中的胆固醇及脂肪沉积量加大，使大脑供血量减少，容易导致脑萎缩，加快大脑老化。所以，最好少吃含脂肪酸的肥肉，而相应增加一些能降低或抑制胆固醇合成的食物，如牛肉、鱼类、豆制品及高纤维性食物，如辣椒粉、肉桂及水果、蔬菜等。

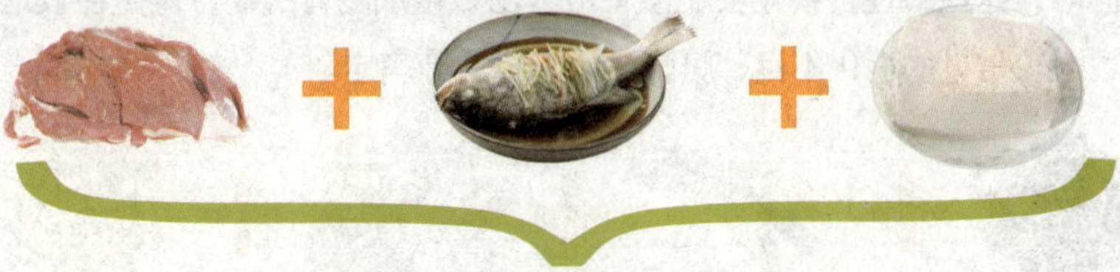

高纤维食物，能降价或抑制胆固醇合成

吸烟会引起防癌的硒元素含量下降

对策： 食用含硒丰富的食物

研究表明，吸烟会导致人体血液中的硒元素含量降低，而硒是防癌不可或缺的一种微量元素。如果体内缺乏硒，乳腺、前列腺、肠道、卵巢、肺癌的发病率会增高。所以，吸烟者应该常补充含硒丰富的食物，诸如芝麻、蘑菇、大蒜、麦芽，其次是蛋类、金枪鱼、动物肝脏等。

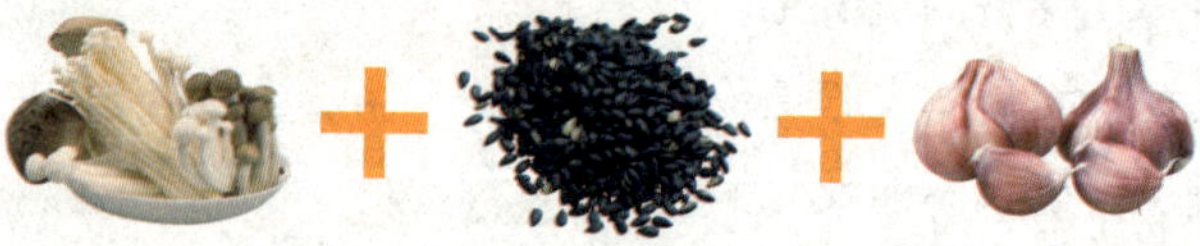

含硒丰富，预防癌症

吸烟会导致毒物在体内滞留

对策： 喝茶

烟雾中的一些化合物会导致动脉内膜增厚，胃酸分泌量显著减少及血糖增高等。茶叶中含有茶多酚、咖啡碱、维生素 C 等多种成分，可以分解这些物质，又可利用茶叶的利尿作用，减少毒物在体内的停留时间。

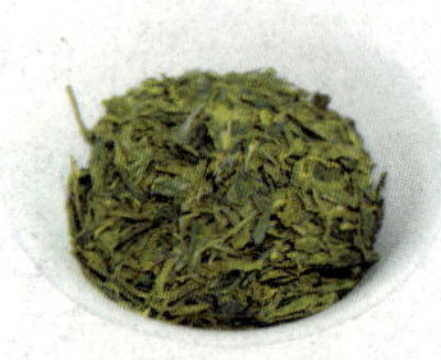

茶叶可以分解吸烟在体内形成的毒物

烟雾中含有尼古丁，严重威胁健康

对策： 吃碱性食物

当人的体液呈碱性时，可以减少吸烟者对尼古丁的吸收。你可多吃海带、黄瓜、胡萝卜、葡萄、苹果、大豆等碱性食物，从而降低尼古丁的吸收率。同时，这些碱性食物还会刺激胃液分泌，增加肠胃蠕动，避免在吸烟者中发生比较常见的消化不良、腹胀、血脂异常等病症。

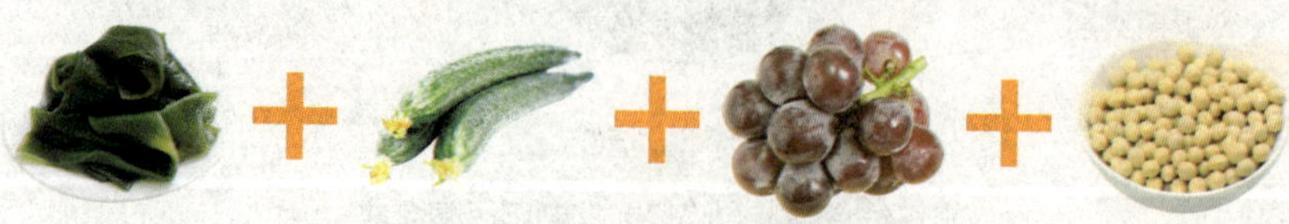

碱性食物，可以降低尼古丁的吸收率

润肺银耳汤 滋阴润肺，排烟毒

材料 银耳5克，枸杞子6克。

调料 冰糖30克。

做法

❶ 将银耳放入盆内，用温水浸泡30分钟，待其发透后将蒂头摘去、将杂质拣去。

❷ 将银耳撕成片状，放入洁净的锅内，加水适量，用武火煮沸后，再用文火煎熬1小时，然后加入冰糖、枸杞子，直至银耳炖烂即可。

功效 滋阴润肺，清肠排毒。能够促进烟雾中的毒素排出。

小贴士

枸杞一般不宜和过多温热的补品（如桂圆、人参、大枣等）共同食用。

银耳既是名贵的营养滋补佳品，又是扶正强壮的补药。历代皇家贵族都将银耳看做是“延年益寿之品”“长生不老良药”。银耳既可补脾开胃，又能益气清肠，还能滋阴润肺。枸杞子是补益肺气的良品。

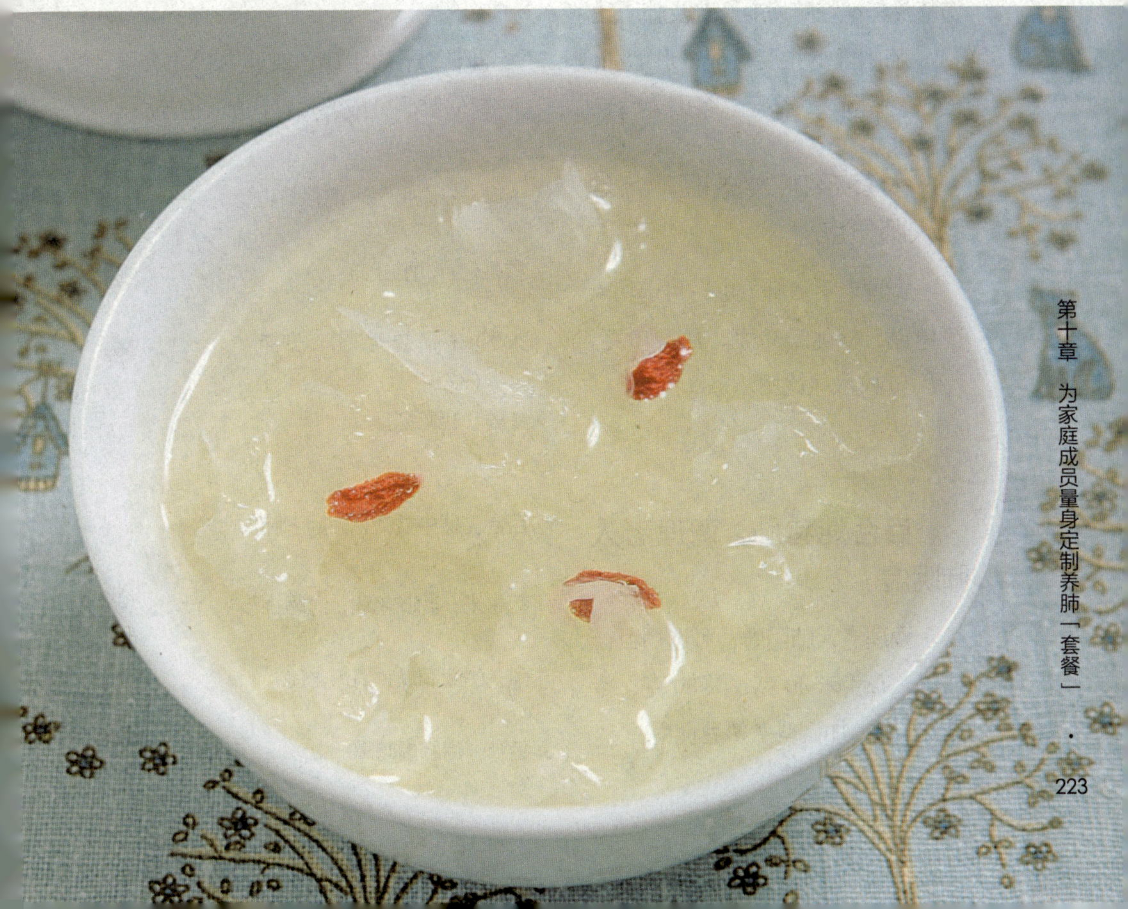

老人肺养好，不衰老，咳喘少

老人多肺虚，补肺至关重要

人的一身之气皆由肺所主。肺是维持和调节全身气机正常升降出入的重要器官。肺的呼吸运动是维持人体生命活动的重要环节。中医认为，人一旦上了年纪，肺气就会虚弱。肺气不足，就会导致气机升降失常，使呼吸功能减弱，不仅使人呼吸乏力、气短喘促，还容易感受外邪，引发各种疾病。据调查，90岁以上去世的老人，大多死于肺炎。可见，老年人补肺至关重要。

老年人肺虚分两种：肺气虚、肺阴虚

肺气虚的主要表现：气短、懒言、喘促、痰液清稀、畏寒自汗、咳声及语言低微、易感冒、活动或劳累后症状加重、面色淡白、舌淡、脉弱，多因久病咳嗽耗气伤肺及其他脏腑病变影响及肺所致。

肺阴虚的主要表现：形体消瘦、口燥咽干、干咳少痰，或痰中带血、声音嘶哑、午后潮热、盗汗。多因久病劳损，久咳耗伤肺阴，或邪热耗伤肺阴所致。

人参核桃大枣饮，调理老人肺气虚

调理老年人肺气虚，可选用人参10克、核桃仁30克、生姜10克、大枣10枚水煎饮用，每日1剂。

- 人参：补益肺气，增强肺功能

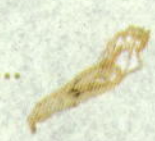

- 核桃仁：润肺止咳

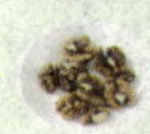

- 大枣：补肺益气，养血安神

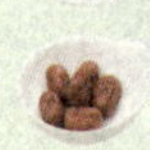

- 生姜：止咳祛痰

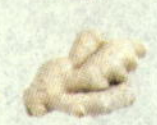

百合炖猪肺，调理老人肺阴虚

调理老人肺阴虚，可选用百合20克，花生米40克，梨80克，猪肺200克，加调料煮熟后食用。

- 百合：补中益气，养阴润肺

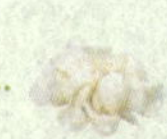

- 花生米：润肺化痰，清咽止咳

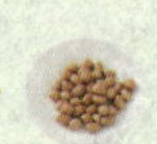

- 梨：生津润燥，清热化痰

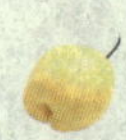

- 猪肺：治肺虚咳嗽

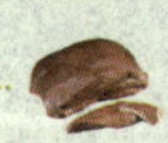

老年人傍晚动一动，增加肺活量更长寿

肺位于身体上部，是生命活力的上源，主呼吸。研究表明，肺活量越大，老人的平均寿命越长。老年人常做运动就能够增强肺活量，而运动养肺最好的时间是傍晚。傍晚在树阴下氧气最充足，运动效果最好。

伸展胸廓

站立且双臂下垂，双足间距与肩同宽。吸气，双手经体侧缓慢向上方伸展，尽可能扩展胸廓。同时抬头挺胸。呼气时还原。

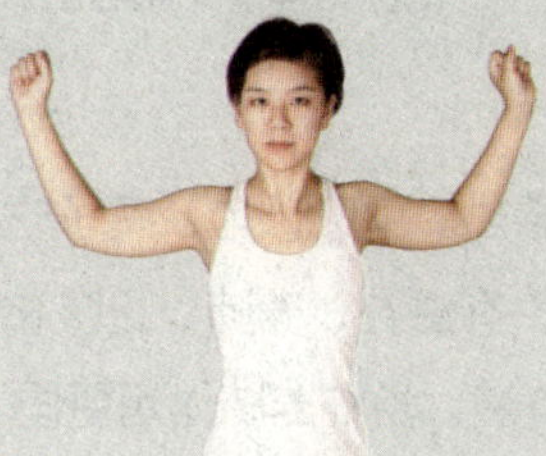

转体压胸

站立且双臂下垂。吸气，上身缓慢地向右后方转动，右臂随之平举并且向后方伸展。

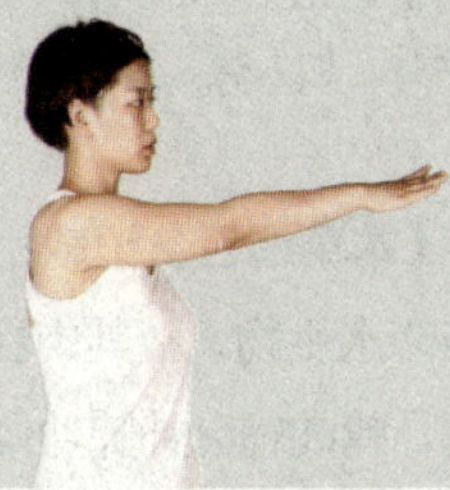

交叉抱胸

坐位，双足自然踏地。深吸气再缓慢呼气，同时两臂交叉抱在胸前，上身稍前倾。呼气时还原。

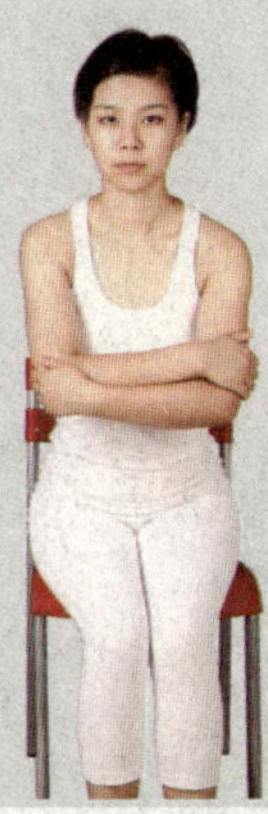

两手挤压胸

坐位。双手放在胸部两侧。深吸气，再缓缓呼气，同时双手挤压胸部，上身前倾。吸气时还原。

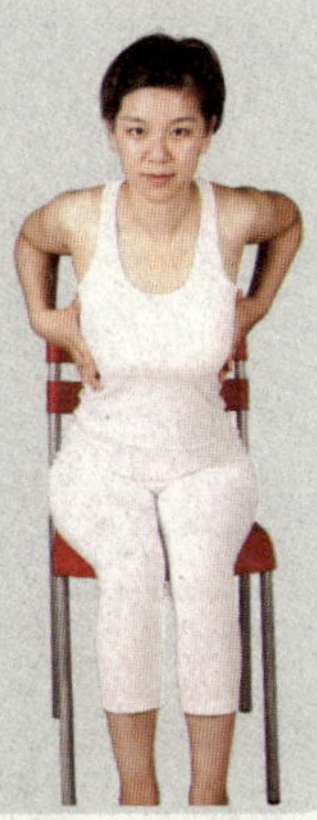

小贴士

早晨5点做深呼吸最养肺

老人在早晨5点做深呼吸对肺有很好的养护效果。每一次吸气都要将小腹鼓起，使得气沉丹田，同时双臂向两侧扩展，让肺脏的“上中下三层”都得到滋养。

鸭羹粥 滋补养阴，强身健体

材料 鸭胸肉80克，火腿10克，花生仁、糯米各100克，水发香菇5朵。

调料 清汤200克，黄酒10克，盐3克，鸡精少许。

做法

❶ 鸭胸肉洗净，切成小方丁，入沸水中氽一下，捞出放入碗中，加入黄酒及清汤，蒸 2 小时；香菇洗净，与火腿分别切成小丁；糯米淘洗干净。

❷ 糯米入沸水中煮 15 分钟，放入火腿丁、香菇丁、花生仁和鸭肉丁，用小火熬成烂粥后，加入盐、鸡精调味即可。

功效 这款粥具有滋补养阴、养胃生津、利水消肿的功效，适合瘦弱无力，唇干舌枯，体虚水肿的人食用。

小贴士

鸭肉和海带共食，可以软化血管、降低血压，预防动脉粥样硬化和心脏病。

《本草纲目》记载：鸭肉主大补虚劳，最消毒热。中医认为，鸭子吃的食物多为水生物，故其肉性味甘、寒，入肺胃肾经，有滋补、养肺、止咳化痰等作用。鸭肉辅以补肺功效佳的糯米、花生米一起煮羹，滋补养肺作用更佳。

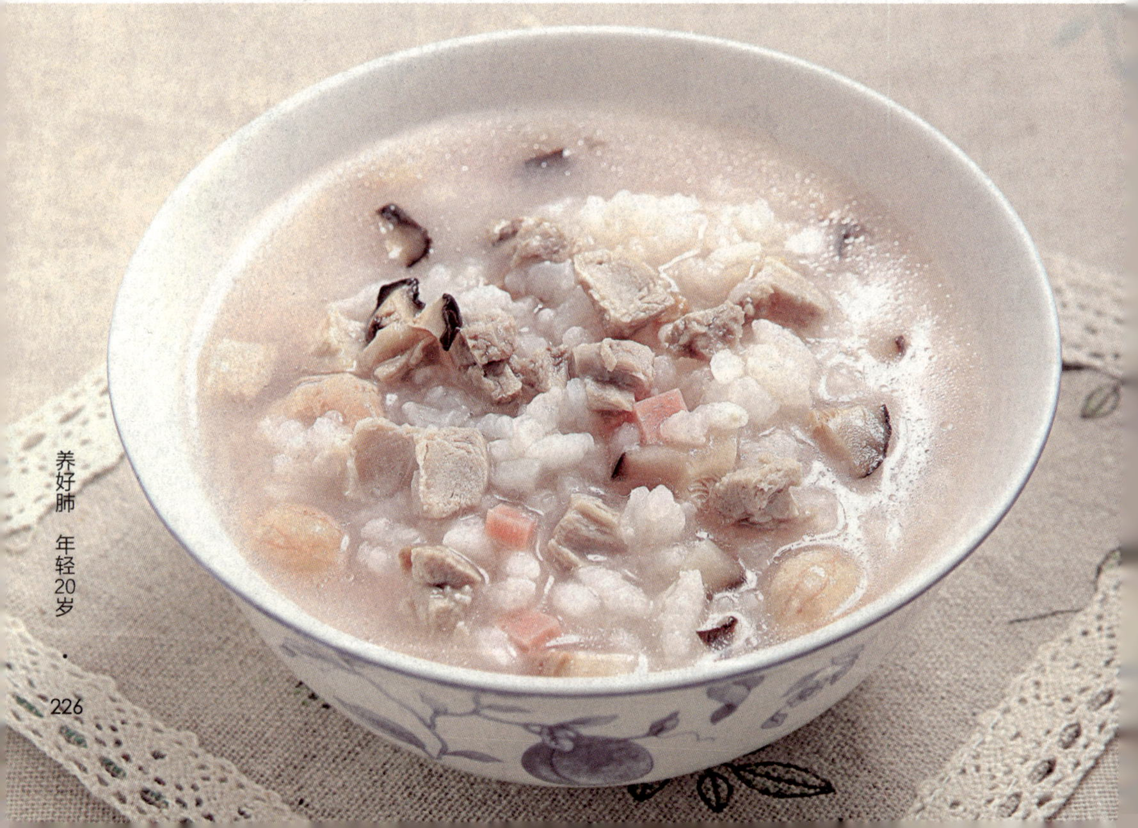

山药莲藕汤 补肺润肺，治体虚久咳

材料 山药150克，莲藕200克，桂花10克。

调料 植物油、盐、味精、白糖、姜丝、清汤各适量。

做法

1. 莲藕去皮，洗净，切厚片；山药去皮，洗净，切片；桂花洗净，备用。
2. 锅中放植物油烧热，放入姜丝略爆炒，倒入清汤煮沸。
3. 放入藕片、山药片，用中火煮至熟透，加入桂花煮5分钟，用盐、味精、白糖调味，盛入碗中即可食用。

功效 补肺润肺，缓解秋燥及肺热咳嗽。

小贴士

莲藕性寒，所以煮汤时加一些姜丝，可中和莲藕的寒性，味道好又有补益功效。

中医认为，“天气通于肺，地气纳于肾”。山药补气，又入肺经和肾经，能补益肺肾之气，特别适合气虚者食用；藕食具有润燥、养肺的功效，是除秋燥的佳品。

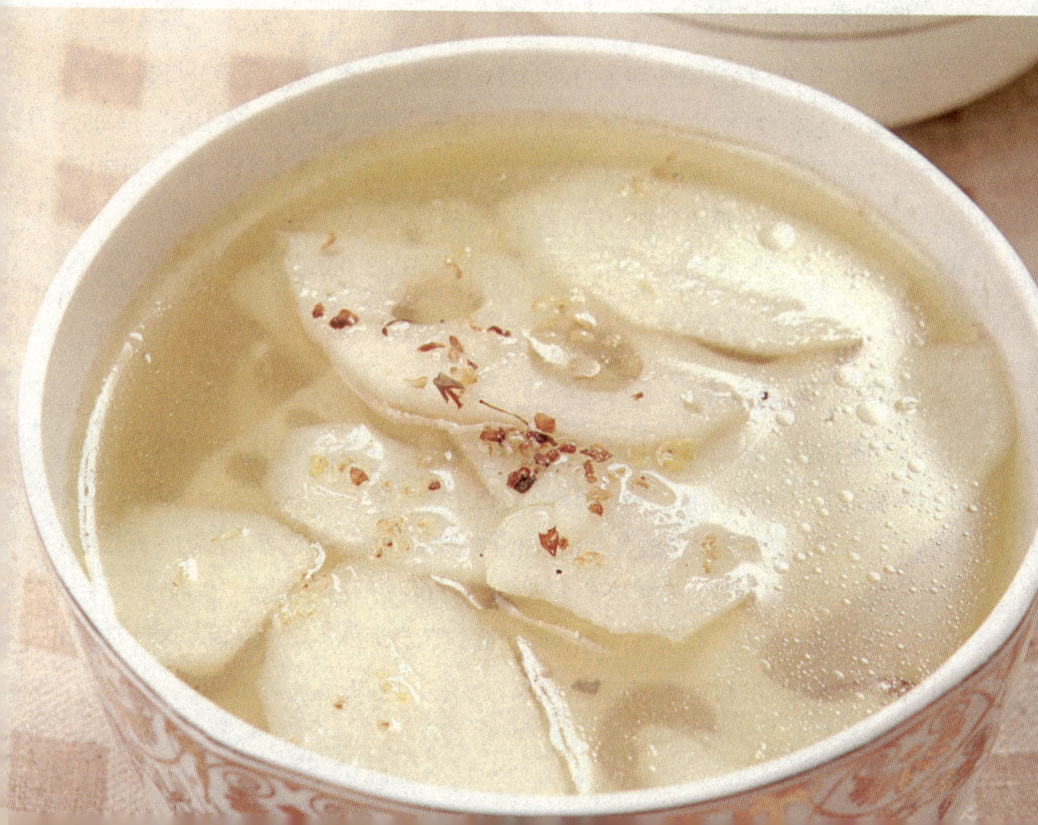

孩子护好肺，不得肺炎，不感冒

养孩子，先护好孩子的脾和肺

造成小孩子生病的原因主要有两个：吃伤、冻着。生的病最常见的有 3 类：发烧、咳嗽、积食。养孩子先将孩子的脾胃和肺养好，常见病就会少许多，这是调理孩子身体的大方向。

孩子的主要问题集中在脾和肺上

通常来说，只要不是出现先天疾病或者后天出现重大疾病，孩子的心、肝、肾 3 个系统不会出现大问题。孩子有病主要问题就在脾和肺上。安抚好孩子的脾和肺，孩子的病就会迎刃而解。

肺常不足当娇养

小孩子生病，最让家长烦恼的是感冒、发烧、咳嗽、支气管炎、肺炎、哮喘等，这些都是肺脏疾病的表现。中医认为小孩子“肺为娇脏，肺常不足”。人的五脏中，只有肺跟外界直接联系。在生理结构上，五脏之中，心、肝、脾、肾这 4 个脏器都在下面，唯独肺像个伞一样，在上面将它们遮挡着。风、寒、暑、湿、燥、火进犯人体，首先影响到肺。再由于孩子身体相对虚弱，所以最容易出现呼吸系统疾病。

脾常不足莫贪凉

明代医书《幼科发挥》中说：“小儿脾常不足，节饮食，慎医药，使脾胃无伤，则根本固矣”，并得出结论“调理脾胃者，医中之王道”。所以，家长一定要注意养护孩子的脾胃。贪吃是孩子的本性，但孩子的脾胃功能还不完善，若吃太多肥甘厚腻的食物，就容易积食，伤到孩子的脾胃。脾胃受伤，孩子就会“生内热”，会表现出吃饭不香、便秘、口臭等现象，晚上睡觉还会烦躁不安、哭闹。这时若受凉（外感风寒），就很容易感冒、发烧、咳嗽。

捏捏小手，补好孩子的脾和肺

中医认为，小孩子的很多与肺有关的问题，都是吃东西引起的。小孩子脏腑娇嫩，脾胃吸收、消化食物的功能没有完全形成。脾是“母亲”，肺是“孩子”，如果“母亲”出了问题，“孩子”也一定会有不足。所以，脾胃受伤，肺也会随之受到伤害；肺受伤，也会影响脾胃。所以，父母不要等到孩子发烧了、咳嗽了，再想办法；平时给孩子做做推拿调理就可以防病。

补脾经，可健脾益胃、帮助消化

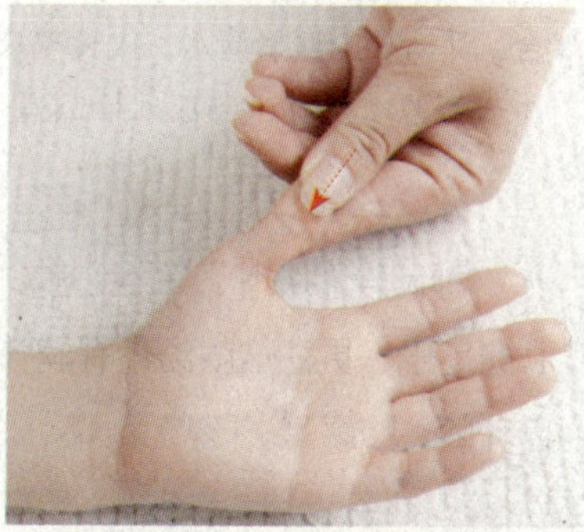

补脾经可以健脾益胃，增强孩子消化功能。主治孩子消化不良、泄泻、呕吐等。

精准定位：拇指桡侧缘指尖到指根成一直线。

推拿方法：用拇指螺纹面从孩子拇指尖向指根方向直推 100～300 次。

清肺经，可宣肺清热

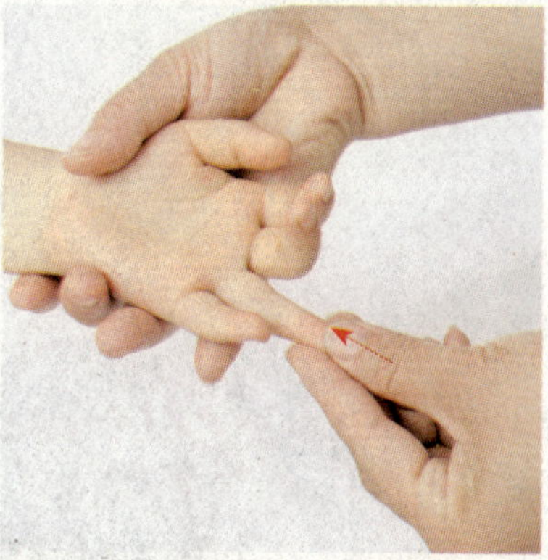

清肺经有宣肺清热、疏风解表、化痰止咳的功效。主治孩子感冒、发热、胸闷、咳嗽、气喘、痰鸣、便秘等。

精准定位：无名指掌面指尖到指根成一直线。

推拿方法：用拇指螺纹面从孩子无名指根向指尖方向直推肺经 100～300 次，叫作清肺经。

揉外劳宫，温阳散寒防感冒

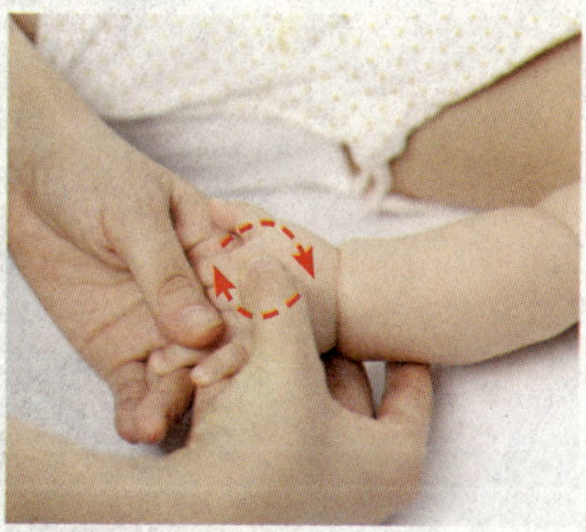

按揉外劳宫，有温阳散寒、增强免疫力的功能。对于孩子因风寒引起的感冒、腹胀、腹泻、肠鸣等，有良好的调理作用。

精准定位：手背，与内劳宫相对处。

推拿方法：用拇指端按揉外劳宫 50～100 次。

桂圆莲子汤 补肺气，止咳喘

材料 桂圆30克，薏米40克，莲子、百合各20克，红枣5个。

调料 冰糖适量。

做法

1. 将薏米洗净，放入清水中浸泡 3 小时；其他材料洗净待用。
2. 电饭煲中放入薏米、莲子、红枣、百合，然后加入适量清水，大火煮沸，转小火慢煮 1 小时，再加入桂圆煮 15 分钟，加入冰糖调味即可。

功效 益心脾、补气血、止咳喘。

小贴士

小火慢炖，莲子先用温水泡2小时。

桂圆性温味甘，可益心脾、补气血，具有良好的滋养补益作用。再配以清心的莲子，更让这款汤具有润肺止咳、养心安神的效果。孩子常喝这道汤，可以补肺，防感冒、咳喘。

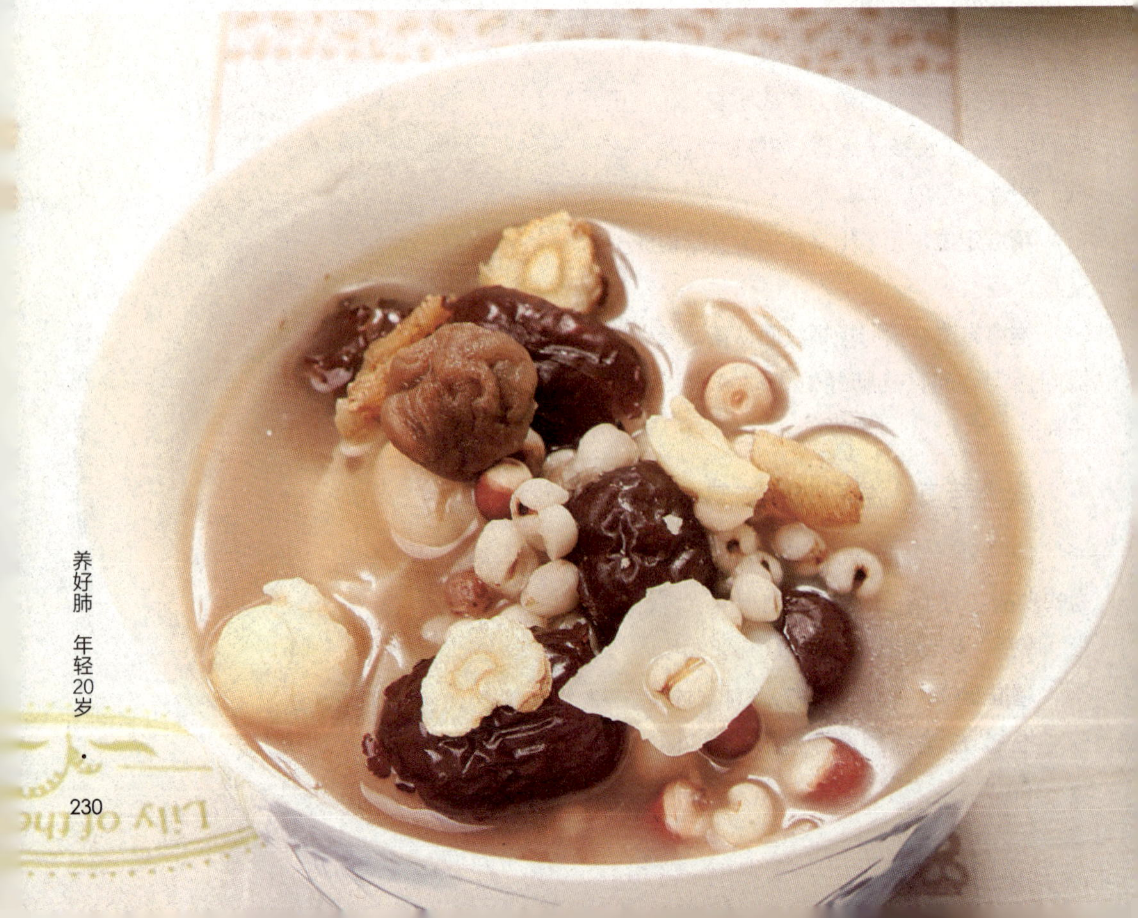

第十一章

养肺除病保平安：9种常见肺病对症调理

调理肺脏，预防呼吸道疾病

天气寒冷、气候干燥，昼夜和室内外温差大，容易诱发呼吸道疾病。特别是近年来全国许多地方出现的雾霾天气，让很多人感到不适，出现鼻塞、流涕、咽喉干痒、呼吸短促，使呼吸道疾病患病率明显上升。呼吸道疾病一般与肺的联系较为密切，所以防止呼吸道疾病，要从强肺开始。

洁肤养肺

皮毛为肺的屏障，季节干燥最容易伤皮，从而伤肺。经常洗澡可促进血液循环，使肺与皮毛气血流畅，起到润肤、润肺的作用。一般秋冬季沐浴的水温最好在35℃左右，洗浴时不要过分揉搓，以浸浴为主。

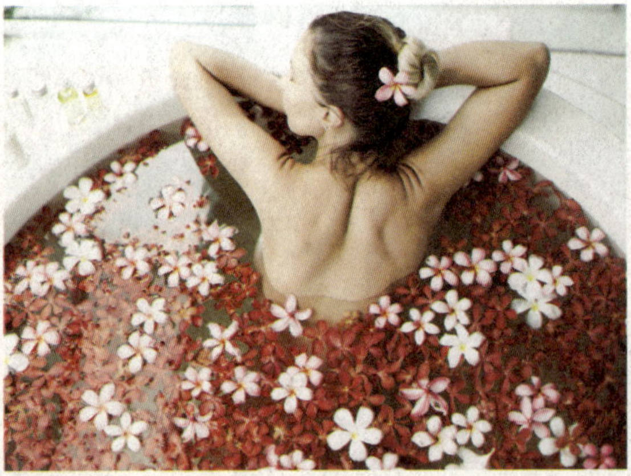

摩鼻洗鼻护肺

肺开窍于鼻，鼻子是肺的门户。很多人的鼻腔对冷空气过敏，秋冬季节会鼻塞、流涕。经常按摩鼻部、用冷水洗鼻是很有益处的。将两手拇指互相摩擦，有热感后，用拇指外侧沿鼻梁、鼻翼两侧上下按摩40次，再按摩鼻翼两侧的迎香穴15次（该穴位于鼻翼与鼻唇沟交界处）。用冷水洗鼻，能够洗除鼻孔内的污垢，使呼吸通畅，能够预防伤风感冒。

食疗补肺

进入秋冬季节后，三餐的食物宜以养阴生津、防燥润肺为主。多食如梨、银耳、木耳、核桃、鲜藕、香蕉、萝卜、豆腐、绿豆、牛奶等。饮食宜清淡，少吃生冷、辛辣刺激、肥甘厚腻之物。

通便宣肺

中医认为肺与大肠相表里，如果大肠传导功能正常则肺气宣降；若大肠功能失常，大便秘结，则肺气闭塞，气逆不降，会导致咳嗽、气喘等症加重，所以防止便秘、保持肺气宣通十分重要。防止便秘可以多吃新鲜蔬果、蜂蜜等富含纤维素、润肠通便的食物。

运动益肺

体育锻炼是强健肺脏的最佳方法。一个人的机体强健，就能很好地适应气候环境的变化。只要坚持锻炼，增强体质，“燥邪”就无法侵袭人体。秋冬季节锻炼，讲究坚持和适度。运动要因人而异来选择，如老年人可散步、慢跑、练五禽戏、打太极拳、做健身操等，锻炼的项目不要太多，运动量不宜过大，以微微出汗为度。

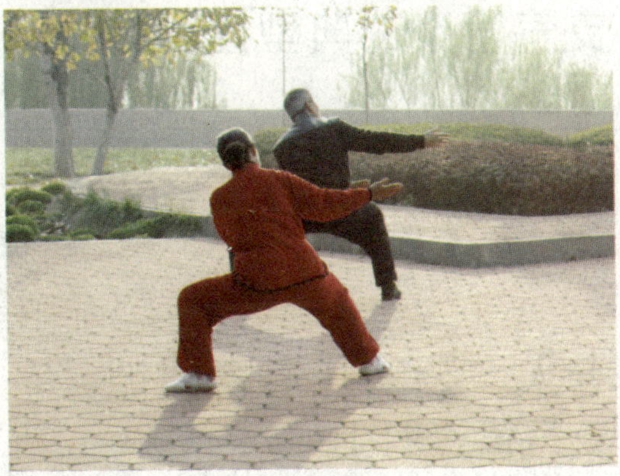

耐寒锻炼护肺

经常用冷水洗脸、浴鼻，身体强壮的人还可以用冷水擦身、洗脚甚至淋浴。实践表明，适当的冷水锻炼对预防感冒、气管炎、肺炎等呼吸道疾病有效果。

宁神可畅肺

当一个人长期处于恶劣的情绪下，就会导致神经内分泌功能紊乱，器官功能活动失调，并使机体免疫能力降低，从而导致各种疾病的发生。秋冬季节因为气候干燥容易使人心烦意乱、情绪不宁，因此更要注意早睡早起，保持安逸平静。这样能够收敛神气，有效抵制燥邪侵袭。

支气管炎 宣通肺气病根除

支气管炎主要因肺气闭塞、肃降功能失常所致

支气管炎是一种常见的多发性疾病，当身体受到温度变化（感受了风寒或风热之后），因肺气闭塞、肃降功能失常所致。在受到饮食或是粉尘刺激时，也会频频引发咳喘。医学临床上根据患者病程的长短，而将它分为急性支气管炎和慢性支气管炎。

支气管炎的典型症状有哪些

咽痛、鼻塞、低热、咳嗽、背部肌痛；呼吸困难、喘鸣、阵发性咳嗽和黏痰。

老人、婴幼儿最容易被支气管炎盯上

支气管炎是一种很喜欢钻空子的疾病。婴幼儿和老年人身体较弱，对疾病的抵抗能力较低，呼吸道的生理防御能力也较低，对外界气温和各种粉尘等刺激的适应能力较差，一旦受了刺激很容易诱发支气管炎。

杨力推荐小处方

陈皮海藻饮

用20克陈皮、15克海藻水煎两次混合，每剂分4次服用，3小时服一次，可以清热化痰，调理支气管炎。

这些食物，能缓解支气管炎

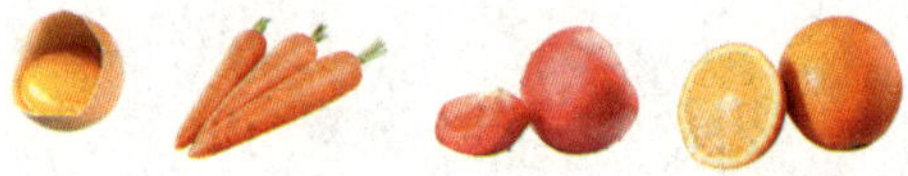

蛋黄　胡萝卜　西红柿　橙子

这些食物富含维生素A和维生素C，对维持呼吸道上皮组织的正常功能、减轻咳嗽症状有一定的作用。

揉压肺俞穴，调理支气管炎

用手指的指腹揉压肺俞穴5～10分钟，可清热理气、解表宣肺，适用于调理支气管炎、肺炎等。

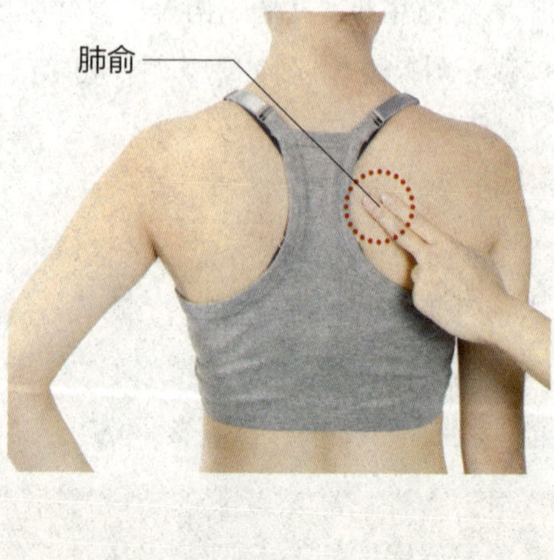

特效中成药：百合固金丸

百合固金丸可养阴润肺、化痰止咳。可治疗肺结核、慢性支气管炎等。

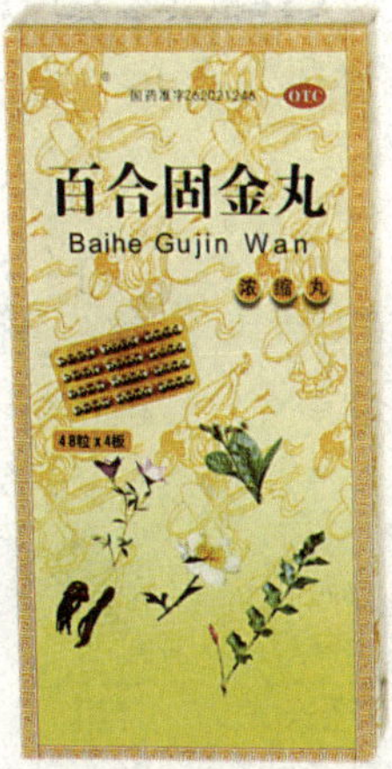

支气管炎患者一日康复餐举例

早餐	四仁蛋羹（白果仁、甜杏仁、核桃仁、花生仁共20克、鸡蛋1个）、清爽小菜
午餐	米饭（大米100克）、柚子鸡（柚子1个、鸡1只）、胡萝卜炒莴笋（莴笋350克、胡萝卜100克）
加餐	橙子（1个）
晚餐	冬瓜鸭肉汤（冬瓜400克，老鸭半只）、烧饼（1个）

· 特效益肺食谱

冬瓜鸭肉汤 畅通呼吸道，调理支气管炎

材料 冬瓜400克，老鸭半只，高汤、盐、姜片、葱段、味精、香菜段、枸杞各适量。

做法

1. 将鸭肉洗净，切块，用沸水焯烫后捞出；冬瓜去皮，洗净，切成片。
2. 锅置火上，烧热，放入鸭块干炒至鸭油渗出后，捞出。
3. 汤锅置火上，倒入足量高汤，放入鸭块、冬瓜片、姜片、葱段，大火煮沸后，转小火煲1个小时，放入枸杞、盐、味精调味，撒上香菜段即可。

功效 清热润肺，化痰止咳。

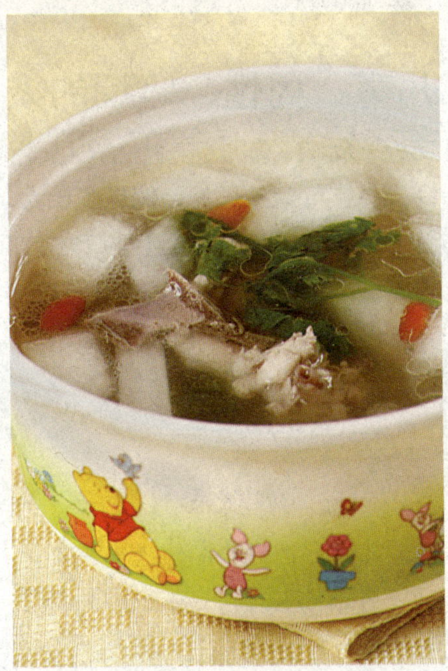

小贴士

鸭肉要用沸水和冷水冲洗干净。

支气管扩张 清肺热，化脓痰

支气管扩张主要因肺脏反复感染、支气管阻塞所致

支气管扩张是指支气管持久性扩张并伴有支气管壁的破坏，同时伴有周围肺组织的慢性炎症。分为先天性和继发性，先天性是由于支气管先天不良呈囊状；继发性是由于支气管—肺脏反复感染和支气管阻塞所致。

支气管扩张的典型症状有哪些

咳嗽、咳脓痰，反复咳血，反复发生肺部感染。

儿童、男性、吸烟的人最容易被支气管扩张盯上

患支气管扩张的比例男多于女，发病多在儿童期，病变的主要原因为感染及支气管堵塞，先天性或遗传性因素导致的支气管扩张所占比例相对增多。但是，吸烟人群也会容易出现慢性咳嗽、咳痰和反复肺部感染，造成支气管病变。

杨力推荐小处方

荷叶大米粥

用1张荷叶和60克大米一起煮粥，可以清热润肺、凉血止血，调理支气管扩张。

这些食物，能缓解支气管扩张

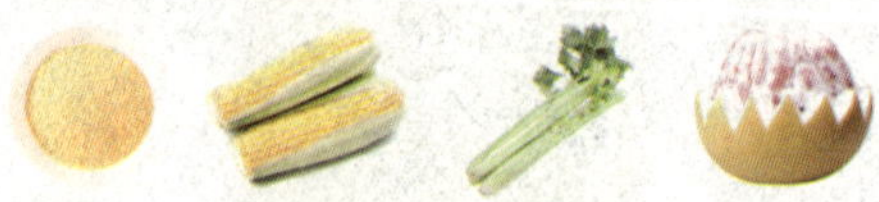

小米 玉米 芹菜 柚子

中医讲“血热则行，血凉则凝”，所以若有咳嗽，甚至咳血症状者要选性偏寒凉的食物，可清肺热、化脓痰，可有效缓解支气管扩张症状。

揉压心俞穴，调理支气管扩张

患者趴在床上，用一指禅的按摩手法在背部沿着膀胱经向下推至腰部，反复推拿几次，然后按摩心俞穴，每次7分钟左右。

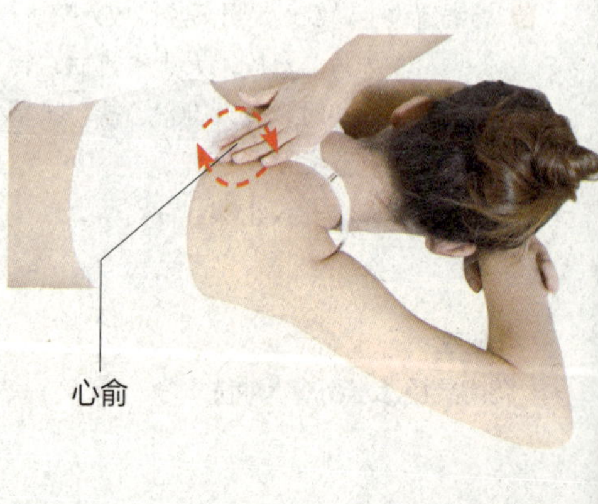

特效中成药：橘红丸

橘红丸有清肺、化痰、止咳的功效，可缓解支气管扩张造成的反复咳嗽、痰多、痰不易出、胸闷口干的症状，避免肺部感染。

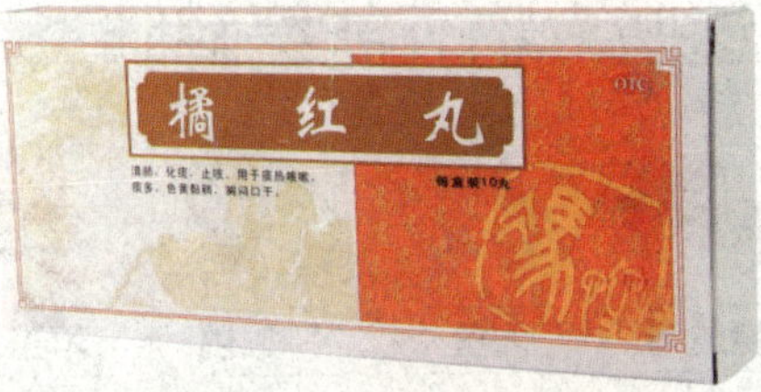

支气管扩张患者一日康复餐举例

早餐	阿胶粳米粥（阿胶10克、粳米30克）、鸡蛋1个、清爽小菜若干
加餐	雪梨1个
午餐	米饭（大米40克）、大蒜炒猪肺（猪肺100克、大蒜20克）、玉米排骨汤（玉米50克、排骨200克）
加餐	橙汁（200毫升）
晚餐	猪肺薏米饭（猪肺1叶、薏米和粳米各20克）、素什锦（冬笋20克、山药和莴笋各30克、胡萝卜20克）、清蒸鲫鱼

· 特效益肺食谱

猪肺鱼腥草红枣汤 止咳润肺，调理支气管扩张

食材 猪肺250克，红枣5克。

药材 鱼腥草30克。

调料 盐、鸡精各适量。

做法

1. 猪肺要反复清洗至发白，挤出泡沫和污血，切块；鱼腥草、红枣分别洗净。
2. 将猪肺与红枣一起放入锅中加水，先大火煮沸去泡沫，再小火煮 1 小时，加鱼腥草再煮 10 分钟，加鸡精、盐调味。

功效 清肺止咳，适用于支气管扩张咳嗽痰多黄稠者。

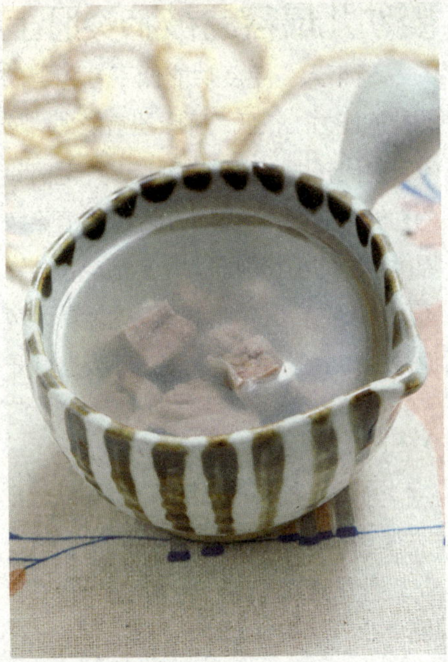

小贴士

食用鱼腥草不要过量，过量容易伤脾胃，所以脾胃虚弱的人应慎用。

肺炎 润肺化痰，改善肺的通气量

肺炎主要因肺炎球菌所致

在引起肺炎的众多病菌当中，由肺炎球菌引起的肺炎居于首位。肺炎球菌寄居在正常人的鼻咽部，一般不会发病，当人体免疫力下降，如劳累、受寒、病毒感染，患感冒、慢性支气管炎、慢性心脏病，醉酒，或长期吸烟时，肺炎球菌即可乘机侵入人体引起肺炎。

肺炎的典型症状有哪些

寒战、高热、脓性痰、铁锈痰、胸痛等。

免疫力低下者、老人、婴幼儿最容易被肺炎盯上

老年人、免疫功能低下者和婴幼儿抗病能力比较低，呼吸器官能力、咳嗽反射比较弱，呼吸道黏液、纤毛清除的功能也偏低，这就使下呼吸道清除病原微生物的功能削弱。尤其是老人会有不同程度的会厌功能下降，这就易为病原微生物由上呼吸道入侵下呼吸道打开方便之门。而婴幼儿容易在冬、春季节患细菌性或病毒性肺炎。

杨力推荐小处方

核桃杏仁糖水

取10克南杏仁、30克核桃肉捣烂，加姜汁和适量蜂蜜一起炖。有助于润肺清肺、温中化痰。

这些食物，能缓解肺炎

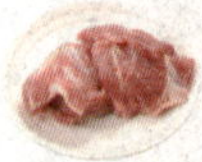

精瘦肉

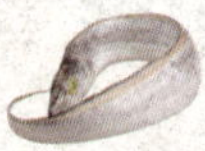

海鱼

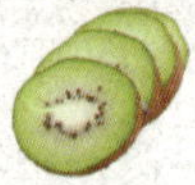

猕猴桃

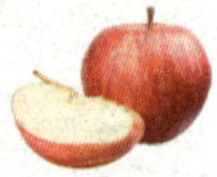

苹果

要多吃些富含优质蛋白和维生素C的食物，以提高人体的免疫力，免受外来病原的侵袭。

揉压太渊穴，调理肺炎

每天用拇指按摩太渊穴100次，每次以感觉酸胀为佳，可加强肺的呼吸机能，改善肺的通气量，能够缓解肺炎。

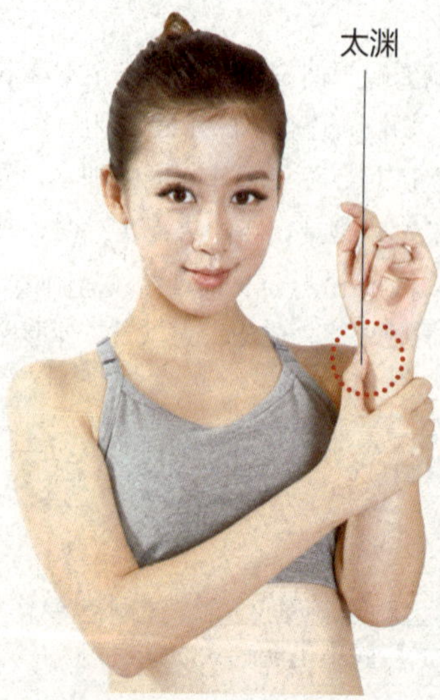

特效中成药：养阴清肺膏

养阴清肺膏有养阴清肺、清肺利咽、凉血解毒的功效。用于阴虚肺燥，咽喉干痛，慢性肺炎，干咳少痰，肺阴不足和热毒偏盛的白喉。

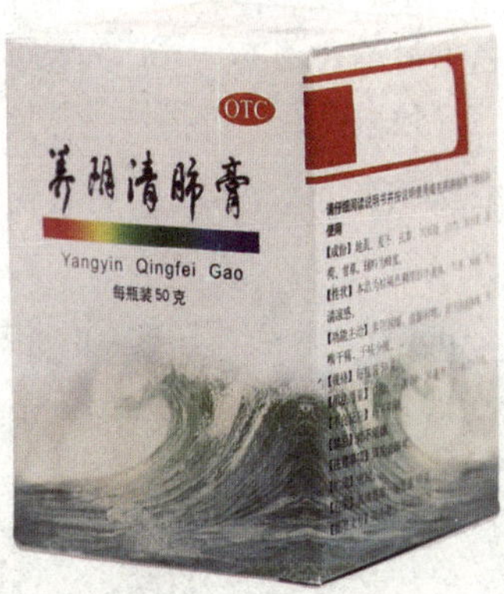

支气管炎患者一日康复餐举例

早餐	蜂蜜蛋花羹（鸡蛋30克）、牛奶（150毫升）、凉拌小菜
加餐	橙子（50克）
午餐	米饭（50克）、瘦肉白菜汤（瘦肉100克、白菜100克）、莲合炖肉（猪肉50克、百合5克、莲子5克）
加餐	梨藕汁（梨50克、莲藕80克）
晚餐	鸭肉山药粥（鸭肉50克、山药10克、粳米30克）、荞麦面汤（荞麦面20克）、蒸豆腐（豆腐30克）

· 特效益肺食谱

瘦肉白菜汤 清肺化痰，调理急慢性肺炎

食材 猪瘦肉、大白菜心各100克。

调料 盐、鸡精、姜、蒜各适量。

做法

1. 白菜洗净、切丝，放入沸水中焯一下，滤干水分待用；猪瘦肉洗净切丝。
2. 油烧五成熟，放蒜，炒金黄色，再加瘦肉与姜片合炒，加适量盐和清水煮熟，再加白菜心煮沸，放入鸡精调味即可。

功效 清热解毒、化痰止咳、除烦通便，适用于急慢性肺炎。

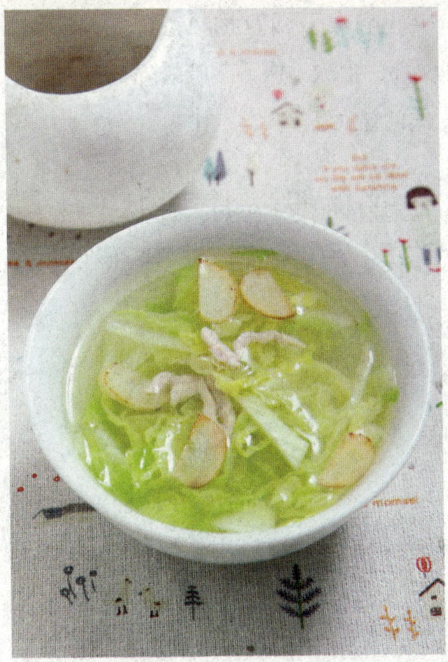

小贴士

瘦肉烹调前不要用热水清洗。猪肉的蛋白质中含有一种溶脂蛋白，在15℃以上的水中易溶解，若用热水清洗就会丢失很多营养，同时口味也会变差。

咽喉炎 清咽利喉

咽喉炎主要因细菌侵入所致

咽喉炎，是由细菌引起的一种疾病，可分为急性咽喉炎和慢性咽喉炎两种。急性咽炎是指咽黏膜，并波及黏膜下及淋巴组织的急性炎症，常继发于急性鼻炎或急性扁桃体炎之后或为上呼吸道感染之一部分；慢性咽炎是由于急性咽炎治疗不彻底导致反复发作，转为慢性，或是因为患各种鼻病，鼻窍阻塞，长期张口呼吸，以及物理、化学因素，颈部放射治疗等经常刺激咽部所致。

咽喉炎的典型症状有哪些

咽喉干燥及灼热感，发烧怕冷，头痛，食欲不振，四肢酸痛，喉部淋巴滤泡增生等。

儿童、吸烟饮酒者及用嗓过度者最容易被咽喉炎盯上

免疫力比较低的儿童、吸烟者、过量饮酒者和教师、演员等用嗓过度者是最易患咽喉炎的人群。同时，环境过于干燥、不清洁，因天气变化而受凉、过度疲劳等致全身及局部抵抗力下降，病原微生物乘虚而入也极易引发咽喉炎。

杨力推荐小处方

蜂蜜茶

将茶叶 10 克用小纱布袋装好，置于杯中，用沸水泡茶，凉后加 5 克蜂蜜搅匀，即可。可清咽利喉。

这些食物，能缓解咽喉炎

咽喉炎忌吃干燥、辛辣、煎、炸

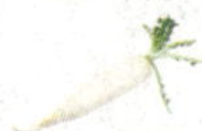
白萝卜

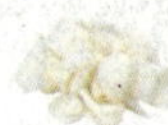
百合

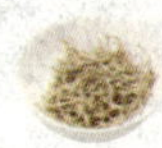
金银花

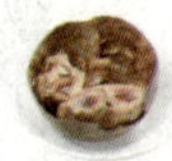
罗汉果

等刺激性食物，宜吃含水分多、易吸收、滋润喉咙的水果、蔬菜，还可用具有清热下火功效的材料泡水饮用。

艾灸天突穴，调理咽喉炎

患者仰卧，选择新鲜的老姜，切成 0.3 厘米薄片，在其上扎小孔，点燃艾炷，小心放在天突穴上施灸 5~7 分钟，以局部有温热感而不灼痛为宜。艾灸此穴可缓解咳嗽、咽喉肿痛。

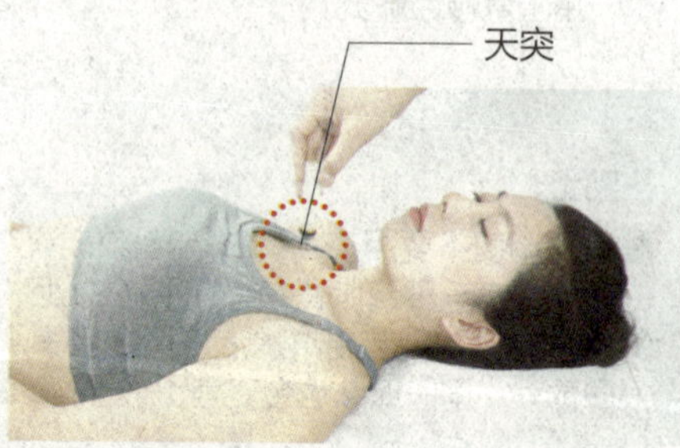

特效中成药：清咽丸

清咽丸可清热利咽，生津止渴。用于肺胃热盛所致的咽喉肿痛、声音嘶哑、口舌干燥、咽下不利。

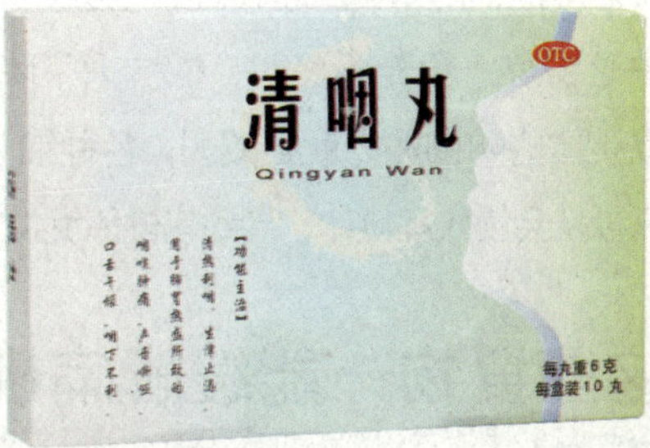

咽喉炎患者一日康复餐举例

早餐	荸荠杏仁银耳煲、馒头（50克）
加餐	柚子（50克）
午餐	米饭（50克）、荸荠海蜇汤（荸荠30克、海蜇60克）、蒜薹炒肉（猪肉50克、蒜薹20克）
加餐	罗汉果猪肺汤（罗汉果1个，杏仁10克，猪肺250 克）
晚餐	丝瓜甘蔗汁粥（生丝瓜汁、甘蔗汁各100毫升，粳米50克）、清炒白萝卜丝（白萝卜50克）

· 特效益肺食谱

荸荠杏仁银耳煲 清咽利喉，调理咽喉炎

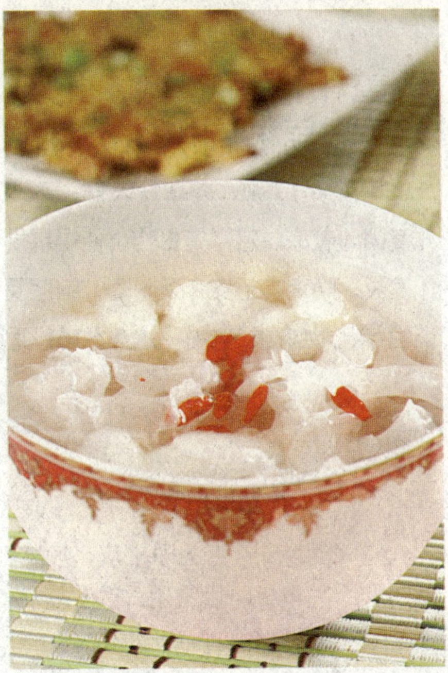

材料 杏仁10克，银耳1朵，荸荠300克，枸杞子10克。

调料 冰糖适量。

做法

1. 将银耳用温水泡透，去掉蒂，洗净，再用沸水泡发后余烫，放锅中煮熟，关火凉凉备用。
2. 将杏仁去皮，放在沸水锅里中火煮 15 分钟，捞起冲净，放碗中清水浸泡半小时，沥干；荸荠洗净，切薄块。
3. 将荸荠、杏仁放在砂锅中，加水，中火煲 1 小时，倒进枸杞子、银耳，再煲 10 分钟，加冰糖煮化即可。

功效 调治感冒咳嗽、急性咽喉炎等病症。

小贴士

杏仁有小毒，但只要用水煮沸1小时以上，便可解其毒性。

扁桃体炎 清热解毒，凉血消炎

扁桃体炎主要因细菌及分泌物积存于扁桃体窝所致

扁桃体炎可分为急性扁桃体炎和慢性扁桃体炎。患急性传染病（如猩红热、麻疹、流感、白喉等）后，可引起慢性扁桃体炎，鼻腔有鼻窦感染也可伴发本病。病原菌以链球菌及葡萄球菌等最常见。

扁桃体炎的典型症状有哪些

经常咽部不适，异物感，发干、痒，刺激性咳嗽，口臭等。

儿童和抵抗力低下的成人最容易被扁桃体炎盯上

儿童是扁桃体炎高发人群，不少儿童因为着凉、感冒等影响，使得扁桃体发炎，隐窝内上皮坏死脱落，细菌及炎性渗出物聚集其中，引流不畅，适于细菌生长繁殖，出现扁桃体炎反复发作，使机体抵抗力降低或治疗不彻底，转为慢性扁桃体炎。而成人如过度疲劳、缺乏锻炼、营养不良时，抵抗力下降，扁桃体的防御能力就会减弱，各种细菌病毒就会侵入扁桃体，导致扁桃体发炎。

杨力推荐小处方

冰糖枇杷饮

将鲜枇杷 50 克洗净去皮，加冰糖 5 克，熬半小时后服用，对于扁桃体发炎引起的咽喉红肿疼痛很有效。

这些食物，能缓解扁桃体炎

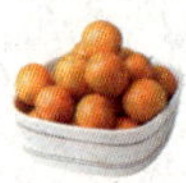
金橘

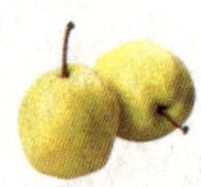
梨

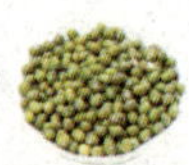
绿豆

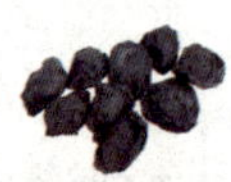
乌梅

适宜食用清咽利喉、清热解毒的食物，补充充足的维生素，缓解咽喉肿痛以及咽喉干燥等情况。

按压少商穴，调理扁桃体炎

按摩时可以用另外一只手的拇指按压少商穴 50～60 次。

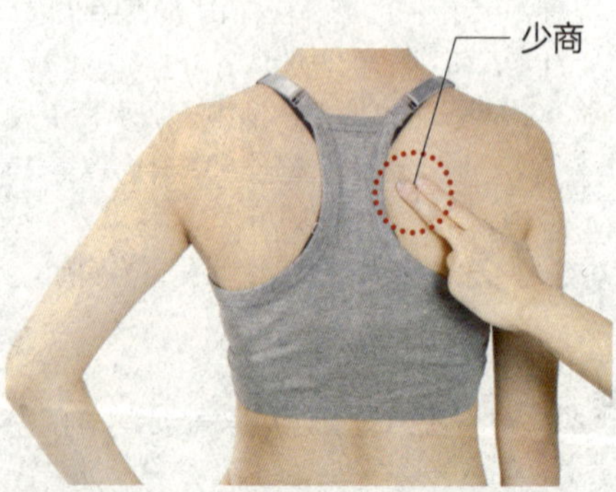

特效中成药：板蓝根颗粒

板蓝根颗粒有清热解毒、凉血利咽的功效，用于肺胃热盛所致的咽喉肿痛、口咽干燥，急性扁桃体炎见上述证候者。

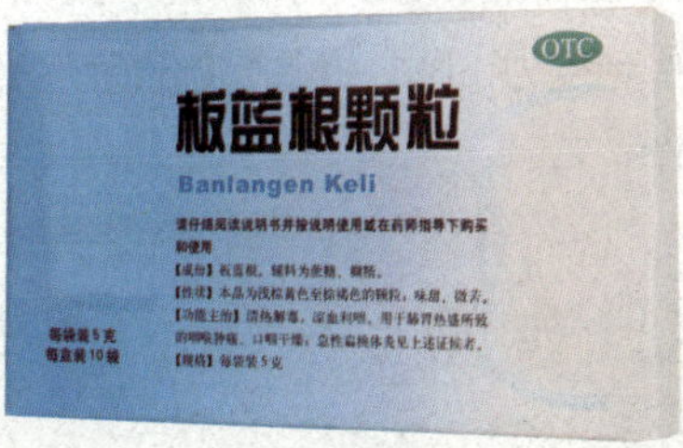

扁桃体炎患者一日康复餐举例

早餐	无花果冰糖饮（鲜无花果60克）、蒸玉米（50克）
加餐	雪梨（50克）
午餐	米饭（50克）、木耳蛋花汤（木耳和鸡蛋各30克）、清炒藕丁（莲藕50克）
加餐	萝卜甘蔗汁（白萝卜、甘蔗各20克、冰糖5克）
晚餐	薏米赤小豆粥（薏米、赤小豆各20克）、炒苋菜（苋菜50克）、清蒸鲈鱼（鲈鱼100克）

· 特效益肺食谱

丝瓜甘蔗汁粥 消肿止痛，对抗扁桃体炎

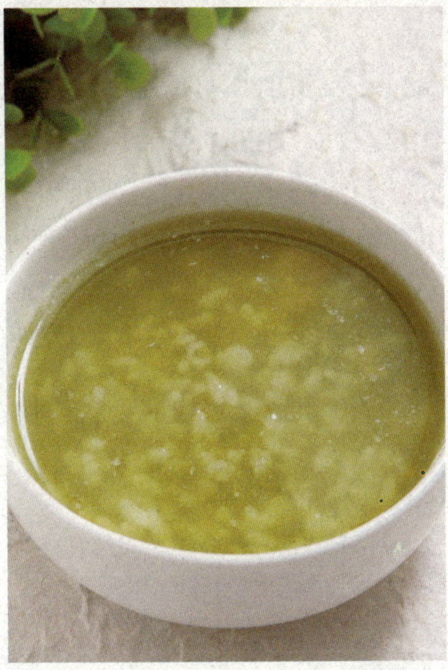

材料 生丝瓜、甘蔗各100克，粳米100克。

做法

1. 丝瓜洗净，去子，切碎，榨汁；新鲜甘蔗榨汁，两汁混合。
2. 将丝瓜汁、甘蔗汁倒入锅中，兑入适量水，同粳米一起煮粥。

功效 清热生津，消肿止痛。适用于咽喉炎、扁桃体炎导致的咽干肿痛、声音嘶哑、大便干结。

小贴士

丝瓜甘蔗汁粥煮制时不宜厚稠，以稀薄为宜。

过敏性鼻炎 宣肺，通鼻窍

过敏性鼻炎主要因特异性抗原、过敏体质所致

过敏性鼻炎即变应性鼻炎，天气忽冷忽热、干燥，如遇上花粉、动物毛发等过敏原，或感染病毒、细菌等，鼻腔就很容易受到这些外来刺激物的刺激而引起鼻腔黏膜的炎症急性发作，若治疗不彻底导致反复发作，就有可能形成慢性鼻炎。

过敏性鼻炎的典型症状有哪些

阵发性喷嚏、清水样鼻涕、鼻塞、喉部不适、鼻痒，伴有嗅觉减退。

免疫力低下、过敏体质的幼儿、年轻人最容易被过敏性鼻炎盯上

处于免疫力低下阶段的幼儿面对外界气候变化的适应能力和抵抗力比较低，若接触尘土、螨虫、真菌、动物毛发、花粉等过敏原，易罹患过敏性鼻炎；时下的年轻人由于长时间接触电脑辐射导致血液循环下降，运动量较少，身体免疫力下降，极易引起过敏性鼻炎发作。

杨力推荐小处方

葱白盐水

取几段葱白，捣烂，放几小团指甲盖大小的药棉浸葱汁，然后用棉签蘸淡盐水清洁鼻孔。

这些食物，能缓解过敏性鼻炎

以下富含维生素 C 及维生素 A 的食物对鼻炎的缓解很有帮助。

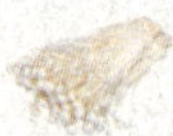
金针菇

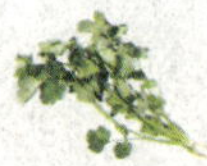
香菜

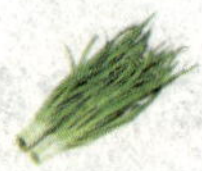
韭菜

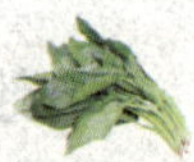
菠菜

揉压迎香穴，调理过敏性鼻炎

用两只手的食指同时按压两侧的迎香穴，沿着顺时针或者逆时针的方向分别按压，直到局部产生酸胀感为止。这样可以促使鼻黏膜代谢，保持鼻腔湿润，预防感冒。

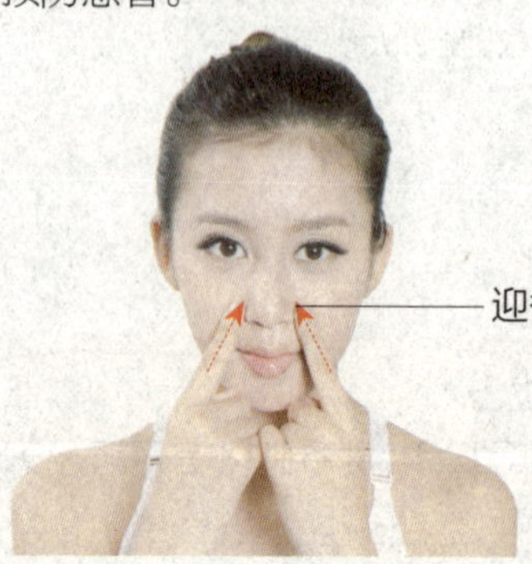

特效中成药：通窍鼻炎片

通窍鼻炎片可散风固表、宣肺通窍，用于风热蕴肺、表虚不固所致的鼻塞时轻时重、鼻流清涕或浊涕、前额头痛；慢性鼻炎、过敏性鼻炎、鼻窦炎见上述证候者。

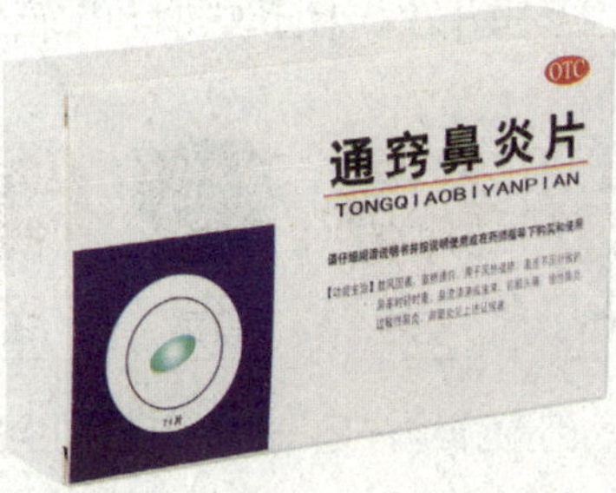

过敏性鼻炎患者一日康复餐举例

早餐	银耳莲子汤（银耳30克，莲子10克）、紫薯（50克）
加餐	橙子（50克）
午餐	米饭（50克）、萝卜丝瓜藤汤（白萝卜片25克，丝瓜藤6克）、茭白炒肉丝（猪肉50克、茭白20克）
加餐	杂粮豆浆（胡萝卜、黄豆、大米各25克）
晚餐	胡萝卜丝饼（1个鸡蛋，50克面粉，胡萝卜丝20克）、西芹炒百合（西芹30克、百合20克）

· 特效益肺食谱

山药红枣羹 健脾强身，抗击过敏性鼻炎

材料 红枣50克，山药150克。

调料 白糖、水淀粉各少许。

做法

1. 山药去皮，洗净，切小丁；红枣洗净，去枣核切碎。
2. 锅置火上，倒入适量清水煮沸，放入山药丁大火烧开，转小火煮至五成熟，下入红枣煮至熟软，加白糖调味，用水淀粉勾薄芡即可。

功效 红枣具有抗过敏的功效，有预防过敏性鼻炎等疾病的作用。

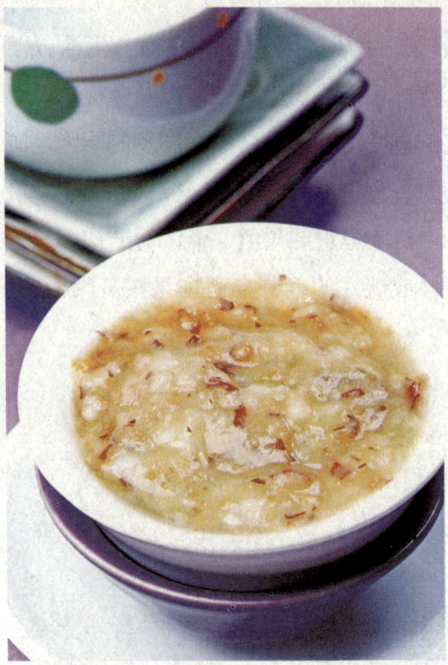

小贴士

可选用蜂蜜调味，抗过敏效果更佳。

肺结核 清肺化痰

肺结核主要因肺部细菌感染所致

肺结核是由人型结核菌或牛型结核菌引起的慢性肺部感染，通过呼吸道传播。健康人感染结核菌并不一定发病，只有在机体免疫力下降时才发病。

肺结核的典型症状有哪些

咳嗽、胸痛、咳血、潮热、盗汗。

粉尘作业工作者、过度疲劳免疫力低下者、流动人口等最容易被肺结核盯上

生活贫困的流动人口、生活或工作环境差的粉尘工作者以及免疫力低下的过度疲劳者是结核病高发的原因。同时，宿主遗传因素在结核病的发生发展中扮演着重要角色，个体对结核病易感性或抗性的差异与宿主某些基因相关。所以，并非所有传染源接触者都可能被感染，被感染者也并不一定都发病。

这些食物，能缓解肺结核

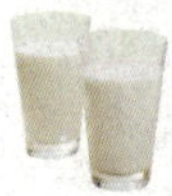
牛奶

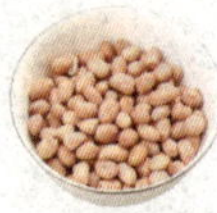
花生

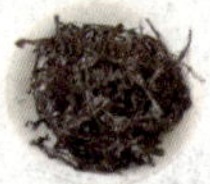
紫菜

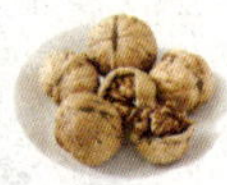
核桃

因为肺结核是一种消耗性的疾病，所以应当多吃这些高热量、高蛋白和维生素含量丰富的食物，以此清补身体。

揉压肩井穴，调理肺结核

正坐，将右手的食指、中指、无名指指尖放在左肩井穴位置处；左手三指放在右肩井穴位置上，双手同时进行，点按 5 分钟左右，明显感到酸胀为佳。

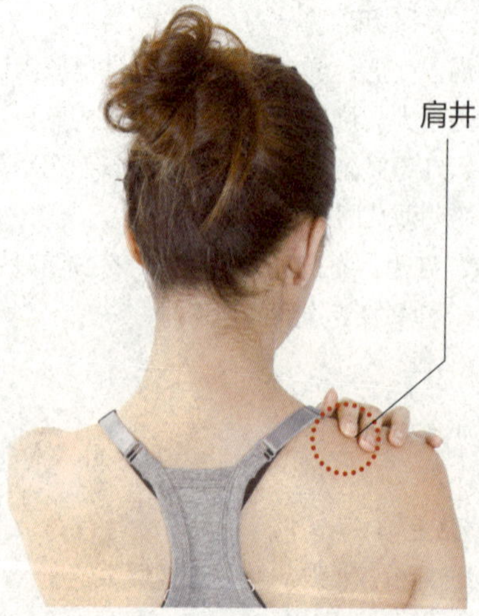

杨力推荐小处方

蜜汁莲藕

莲藕 100 克去皮，洗净、切片，装盘，将蜂蜜均匀地淋在藕片上。把藕片放入蒸锅中，水煮沸后蒸 15 分钟。

特效中成药：麦味地黄丸

麦味地黄丸有滋肾养肺的功效，用于治疗肺结核、慢性支气管炎、支气管扩张咳血、自发性气胸、肾虚、潮热等病症。

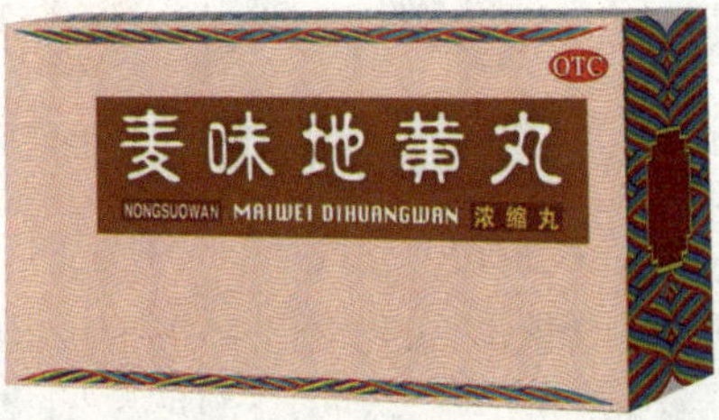

肺结核患者一日康复餐举例

早餐	鸡蛋1个、牛奶100毫升、杞贝粥（枸杞10克、川贝母5克、大米50克、冰糖10克）
加餐	蜂蜜柠檬水（200毫升）
午餐	米饭（50克）、枸杞贝母鸭（鸭半只、枸杞10克、川贝母5克、葱段适量）、清炒萝卜丝（白萝卜半根）
加餐	豆浆（200毫升）
晚餐	烧饼1个、海带豆腐汤（海带50克、豆腐1块）、平菇炒肉（平菇200克、瘦肉50克）

· 特效益肺食谱

羊排生地羹 清肺、止咳、化痰

食材 羊排50克，黄酒25克。

药材 生地10克。

调料 盐少许。

做法

1. 将羊排和生地一起放入锅中，加水煮汤，大火煮沸后捞去药渣浮沫，煮至熟透。
2. 加入黄酒、蜂蜜和适量盐再煮沸即可。

功效 滋阴清热，止咳化痰。适用于肺结核低热、咳嗽、咳痰等症的调理。

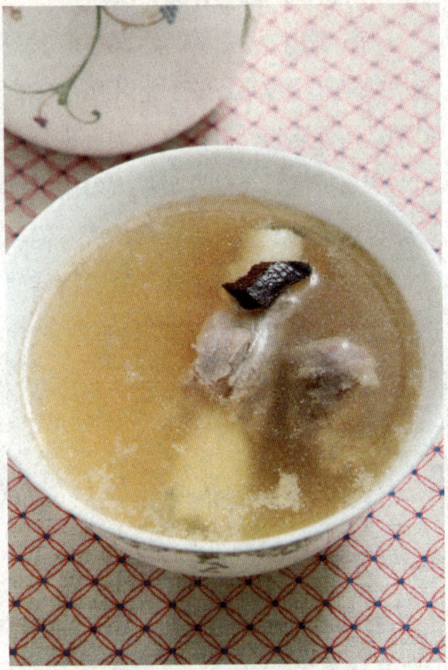

小贴士

炖煮此羹的时候，要将羊排放在热水中焯一下，以去除其膻味。

肺心病 养心补肺

肺心病主要因肺动脉压力增高所致

是由肺组织、肺动脉血管或胸廓的慢性病变引起肺组织结构和功能异常，产生肺血管阻力增加，肺动脉压力增高，使右心扩张、肥大，伴或不伴右心衰竭的心脏病。

肺心病的典型症状有哪些

长期咳嗽、咳痰、呼吸困难。

长期吸烟者、中老年人、有过肺部疾病者最容易被肺心病盯上

肺心病常发生于老年人，但多数是从中年迁延发展而来。老年肺心病大多是从慢性阻塞性肺疾病发展而来。它的发病率很高，尤其在吸烟人群中，且呈逐年增高的趋势。在一般情况下症状比较轻，当老年患者出现劳累、情绪波动以及受气温变化等因素影响时，较易发病。

杨力推荐小处方

银杏叶茶

专业加工后的银杏叶 5 克洗净，切碎，开水闷泡 30 分钟。每日 1 次，代茶饮。可调理肺心病。

这些食物，能缓解肺心病

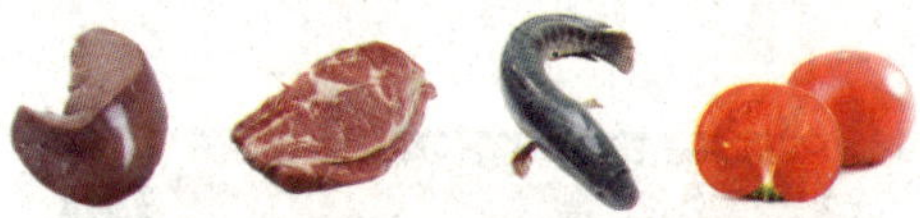

猪肝　瘦牛肉　青鱼　西红柿

应当多食一些高热量、高蛋白和维生素含量丰富的食物，补充身体的疾病耗损。

揉压肺俞穴，调理肺心病

以左手食指和拇指两指指肚为力点，按在肺俞穴上，先按顺时针方向旋转按揉 50 圈，然后再按逆时针方向旋转按揉 50 圈，一侧穴位做过，再换另一侧穴位，每天按揉 1 ~ 3 次。此穴可调补肺气，对于调理肺经及呼吸道疾病有很好的疗效。

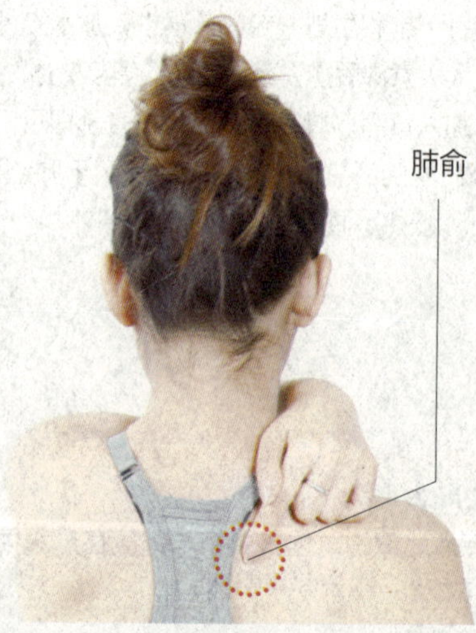

特效中成药：双黄连口服液

双黄连口服液有抑菌（如：肺炎双球菌、金葡球菌）、抗病毒、增强免疫力的作用。可有效缓解肺热、消除肺部炎症。还具有提高细胞免疫作用，调节和增强机体的多种免疫功能。

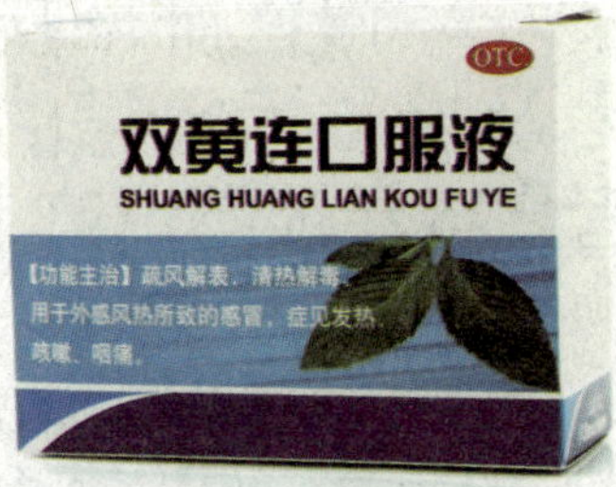

肺心病患者一日康复餐举例

早餐	清心粥（糙米30克、绿豆10克、小米8克、山药丁30克）、鸡蛋1个，牛奶150毫升
加餐	枇杷糖水
午餐	米饭（50克）、清心润肺汤（腔骨100克、猪肉60克、老姜1块）、蟹味菇炒小油菜（蟹味菇30克、小油菜100克）
加餐	橙子1个
晚餐	百合秋梨银耳羹（梨1个，百合、银耳各10克），白菜炒木耳（白菜50克、木耳20克）

· 特效益肺食谱

莲子猪肚汤 养心补肺，调理肺心病

食材 猪肚子1个。

药材 莲子50克。

调料 香油、盐、生姜、葱、蒜各适量。

做法

1. 先将猪肚子洗干净，莲子去心用水泡发后放入猪肚内，用线缝合。
2. 将猪肚放入锅内，加香油、盐、葱、蒜、生姜，加清水炖熟透后即可。

功效 莲子中的莲心碱有强心降压的功效。此药膳可以益气补虚、养心补肺。

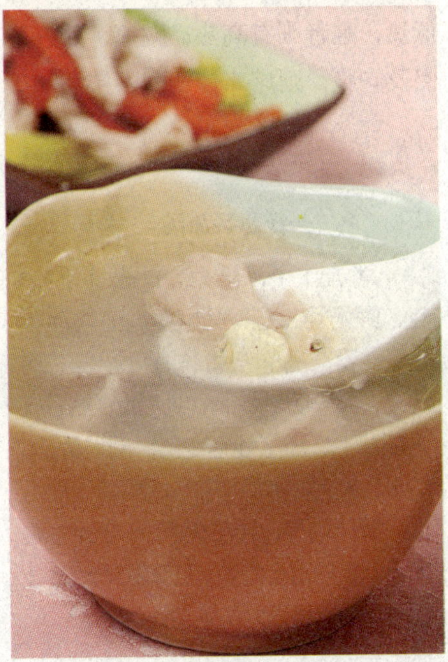

小贴士

莲子最好选用新鲜的，若是莲子干，要充分泡发再用。

肺癌　增强机体抵抗力，防癌抗癌

肺癌主要因慢性肺疾患、遗传因素、免疫功能不全所致

肺癌又称原发性支气管肺癌，是起源于支气管黏膜或肺泡的原发性癌，为肺部最常见的恶性肿瘤。工业污染、吸烟是引发肺癌的重要原因。慢性肺疾患、遗传因素、免疫功能不全以及内分泌紊乱对肺癌的发生可能起综合作用。

肺癌的典型症状有哪些

咳嗽，初期多为干咳，呈阵发性或间歇性，无痰无血；咯血，突然咳血痰，或痰中反复带血；发热，轻者仅有低热，重者则有高热；胸痛，如癌肿侵及胸膜，则疼痛较剧烈、持续和固定；多发性周身性肌炎，食欲减退；关节炎，表现为游走性关节炎症状，肘、膝、腕、踝、指掌关节烧灼样疼痛。

杨力推荐小处方

洋葱番茄汤

番茄1个，洋葱、胡萝卜各50克，鲜奶油、盐、胡椒粉、植物油各适量。番茄洗净切片；胡萝卜、洋葱均洗净，去皮切片。锅中倒入油烧热后放入胡萝卜、洋葱炒至变色，倒入番茄、清水，大火烧沸后加盐、胡椒粉、鲜奶油，搅拌均匀，转小火煮30分钟左右即可。番茄富含的番茄红素和洋葱富含的硒，具有很强的抗癌功效。

烟龄长、慢性肺部疾病患者及接触污染源的工作者最容易被肺癌盯上

吸烟年限长，一天吸烟量多于20支的人；慢性肺部疾病患者（如慢性支气管炎、肺结核等）；体内外接受过量放射线照射者，如在金属矿区里工作的个人，长时间大量接触有害物质又缺乏防护；长时间接触煤烟或油烟者，如接触煤气、沥青、炼焦工人，也是肺癌的易感人群。发病年龄高峰在60～80岁。

这些食物，能缓解肺癌

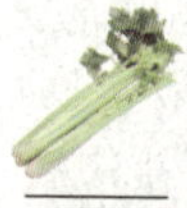
芹菜

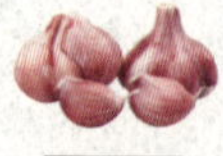
大蒜

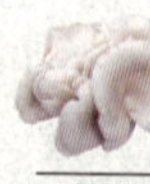
蘑菇

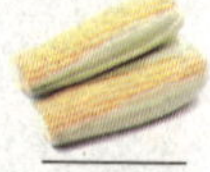
玉米

肺癌患者宜食用具有防癌抗癌功能的食材，可以促进新陈代谢，增强机体抵抗力，提高机体造血功能和组织修复作用。

肺癌不同时期的饮食原则

肺癌早期的患者症状一般不太明显，这个时候患者的消化系统功能一般还比较健全，可以在化疗前给机体补充营养。

肺癌早中期的患者饮食应讲究“三高一低”原则，即高蛋白、高维生素、高热量、低脂肪。患者要多吃一些如薏米、山药、大枣、香菇、核桃等能够增强人体免疫力和对抗肺癌的食物。

肺癌晚期，患者会出现发烧、乏力等症状，身体也会逐渐消瘦。这时候的饮食搭配要注意多样化，不能偏食，切忌过饥过饱，切忌食用肥腻味重的食物。

肺癌患者一日康复餐举例

早餐	牛奶150克，煮鸡蛋1个，馒头1个，拌小菜
加餐	雪梨1个
午餐	米饭（大米40克），肉末烧豆腐（豆腐200克、瘦肉100克）、山药炖鸡汤（土鸡1只、山药1根）
加餐	鲜橙汁（200毫升）
晚餐	小米粥（小米80克）、韭菜炒鸡蛋（韭菜200克、鸡蛋2个）、清蒸黄鱼（黄鱼1条）

· 特效益肺食谱

核桃仁拌芹菜 清肺化痰，预防肺癌

材料 核桃仁50克，芹菜250克。

调料 盐、鸡精、香油、植物油各适量。

做法

1. 核桃仁拣去杂质；芹菜择洗干净，入沸水锅中焯后捞出沥干水分，凉凉，切段。
2. 炒锅置火上，倒入适量植物油，待油烧至五成热时放入核桃仁炒熟，盛出。
3. 将芹菜段和核桃仁放入盘中，用盐、鸡精和香油调味即可。

功效 养肺润肺，清火化痰，预防肺癌。

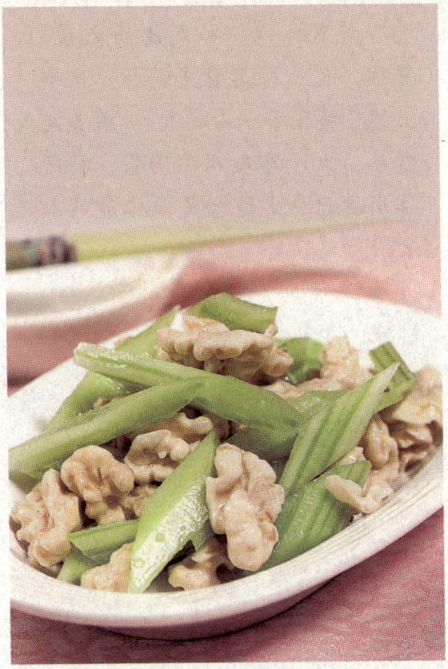

小贴士

芹菜入热水焯后，不宜炒得太过熟烂，以免营养流失。

附录 家庭常用养肺中药辨选用

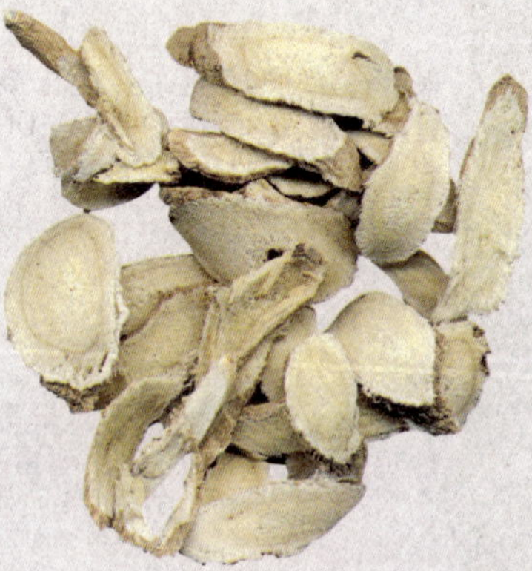

黄芪

补肺肾，生津液

黄芪，以“补气诸药之最”著称，是一种名贵中药材。医书上称“黄芪补一身之气”。黄芪与党参、太子参或人参同服，补气作用更佳，更适合气虚体质的人食用。

性味： 性微温，味甘

归经： 入脾、肺经

功效： 补气、生津液、滋肺肾增强免疫力、延缓衰老

人群宜忌

适用人群： 气虚乏力、食少便溏、气血两虚型高血压、皮肤溃疡等人群

不宜人群： 表实邪盛、阴虚火旺、食欲缺乏、发热感冒者、孕妇等人群

选购标准： 优质黄芪以圆柱形、条粗长、皱纹少、质坚而绵、味甜者为佳

保存窍门： 要放置在通风干燥处，防潮，防蛀

特效养肺药膳

黄芪当归大枣汤

材料： 黄芪 15 克，当归 9 克，大枣 10 枚。

做法： 以上诸药，用水煎服，每日 1 剂。

功效： 补中益气，止汗。

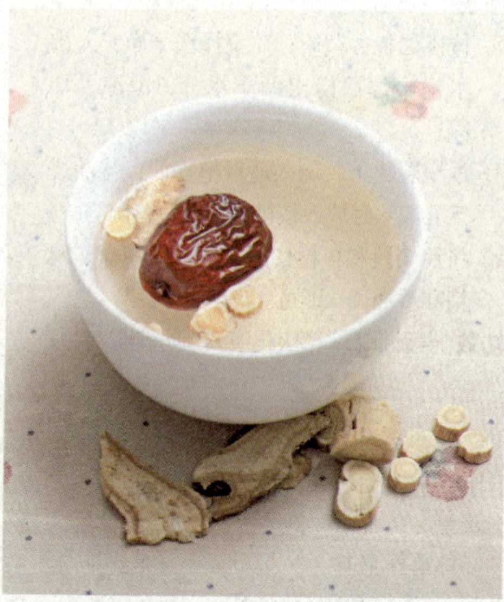

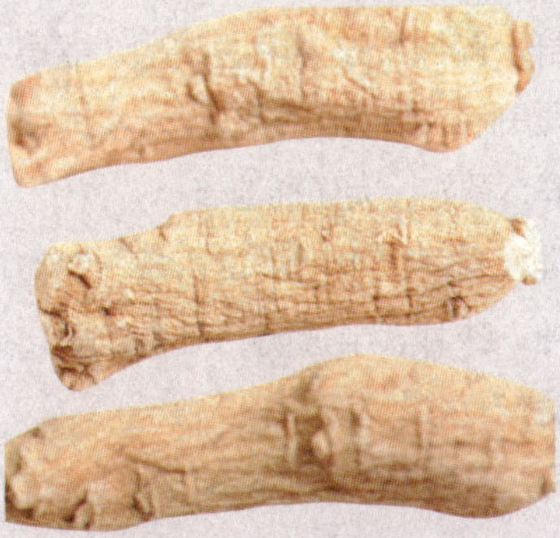

西洋参

补气养阴，清虚火

西洋参是人参的一种，原产于美国北部到加拿大南部一带，由于美国旧称为花旗国，因而得名花旗参。

性味：性凉，味甘、微苦

归经：入心、肺、肾经

功效：养阴清火、生津液、滋肺肾

人群宜忌

适用人群：肺虚咳嗽、肺结核初愈病人；高血压、眩晕、咽痛口干者

不宜人群：畏寒、肢冷、腹泻、胃有寒湿、脾阳虚弱者

选购标准：上品西洋参以条匀、质硬，表面横纹紧密、气清香、味浓者为佳

保存窍门：西洋参宜放置在阴凉干燥处，密闭保存，防蛀

特效养肺药膳

西洋参灵芝茶

材料：西洋参 3 克，灵芝 3 片。

做法：将西洋参、灵芝一起放入杯中，倒入沸水；盖上盖子闷泡约 10 分钟，即可饮用。

功效：补肺气，缓解疲劳。

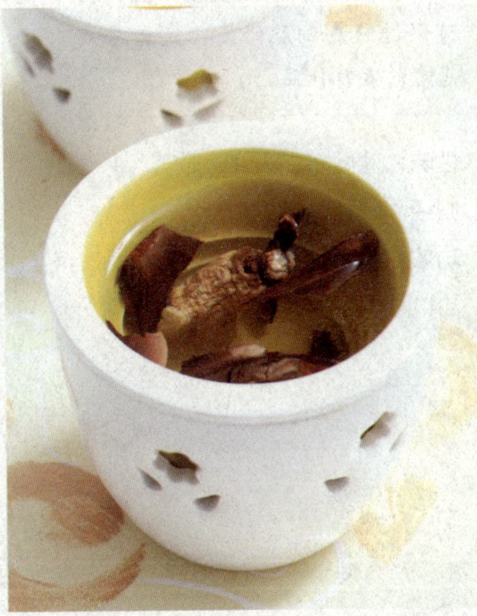

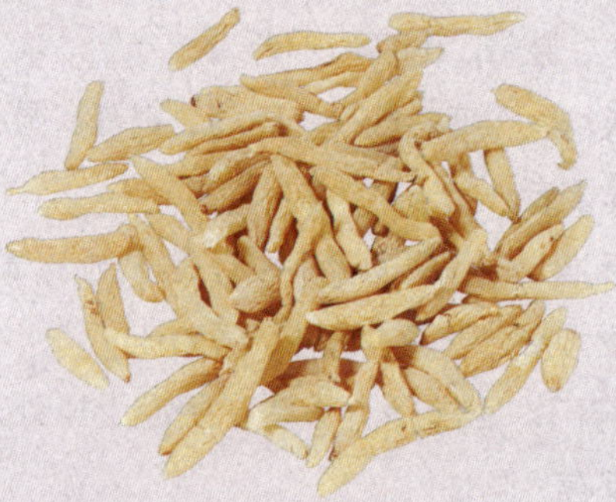

麦冬

养阴润肺，清心养胃

麦冬，为百合科植物麦冬的干燥块根。《名医别录》称其可以“疗虚劳客热，口干燥渴”。现代药理实验表明，麦冬有良好的降血糖、提高机体免疫力的作用，可促进胰岛细胞修复，是糖尿病患者的食疗佳品。

性味：性微寒，味甘、微苦

归经：归肺、胃、心经

功效：清心除烦，养阴生津润肺，治口干燥渴，咽喉肿痛，冠心病

人群宜忌

适用人群：肺燥干咳、阴虚咳嗽、喉痹咽痛、心烦失眠、肠燥便秘者

不宜人群：孕妇、大便稀溏者

选购标准：麦冬以表面淡黄白色、完整壮实、皮细、味甘、半透明、气香、嚼起来发黏、没有发霉者为好

保存窍门：麦冬宜放置在阴凉干燥处保存，防潮

特效养肺药膳

山楂麦冬茶

材料：山楂干品、炒麦芽、麦冬各 5 克。

做法：将上述材料一起放入杯中，倒入沸水，盖盖子闷泡约 10 分钟后饮用。

功效：消食开胃，补益肺气。

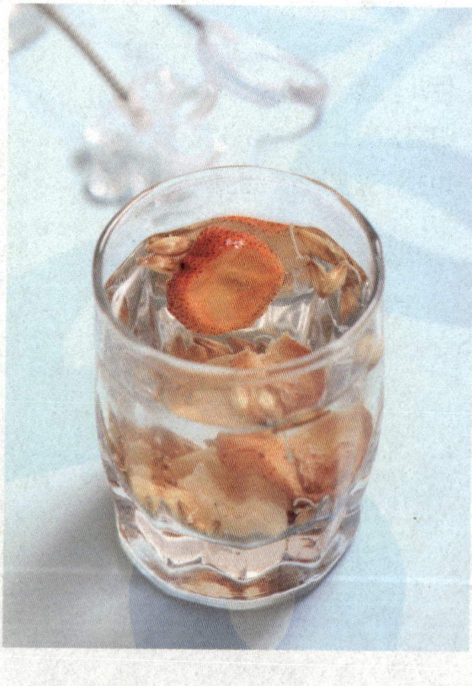

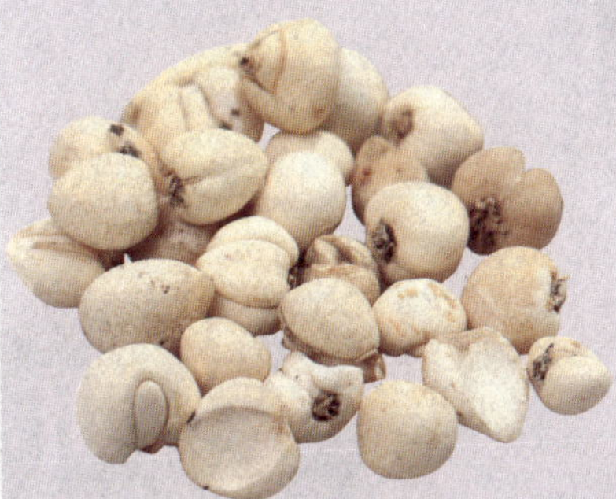

川贝

清热润肺，止咳化痰

川贝是一种名贵中药材，应用历史悠久，主要功效为润肺止咳，所以在调治急性气管炎、支气管炎等肺病的中药方剂中常用。

性味：性微寒，味苦、甘

归经：归肺、胃二经

功效：清热化痰、止咳润肺、散结消肿

人群宜忌

适用人群：适宜肺热燥咳、干咳少痰、阴虚劳嗽、咯痰带血、虚劳咳嗽、心胸郁结、肺痿、肺痈、喉痹、乳痈等患者

不宜人群：脾胃虚寒及寒痰、湿痰者不宜或慎服；过敏体质者慎用

选购标准：川贝母以质坚实、色白者为佳

保存窍门：川贝母宜放置在干燥处，要防霉、防蛀

特效养肺药膳

川贝蜂蜜饮

材料：川贝 5 克，蜂蜜 20 克。

做法：将川贝打碎，加蜂蜜隔水炖熟即可。

功效：清热润肺，止咳化痰。

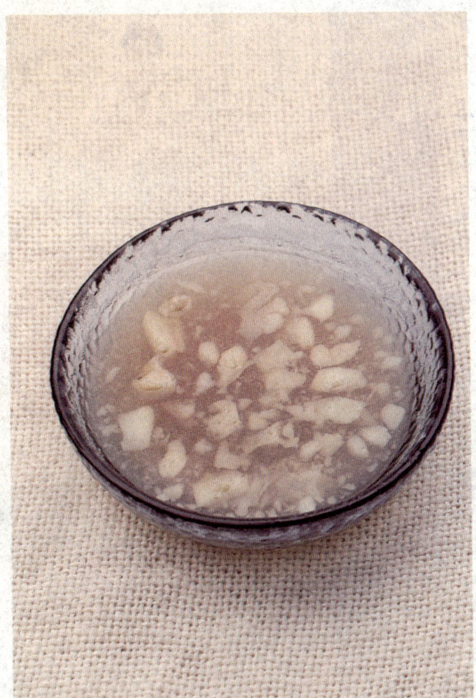

推荐书单 帮您打造健康生活

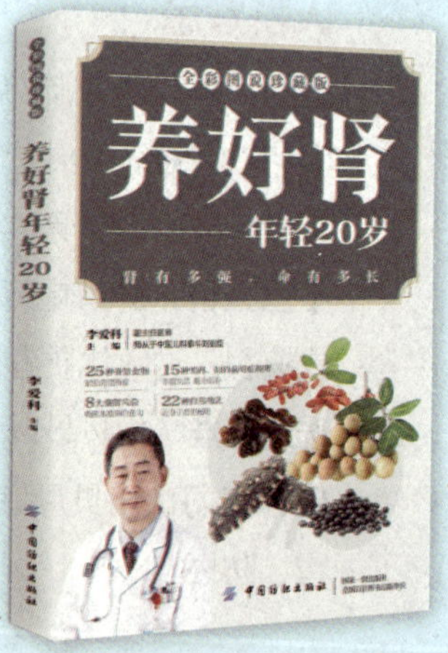

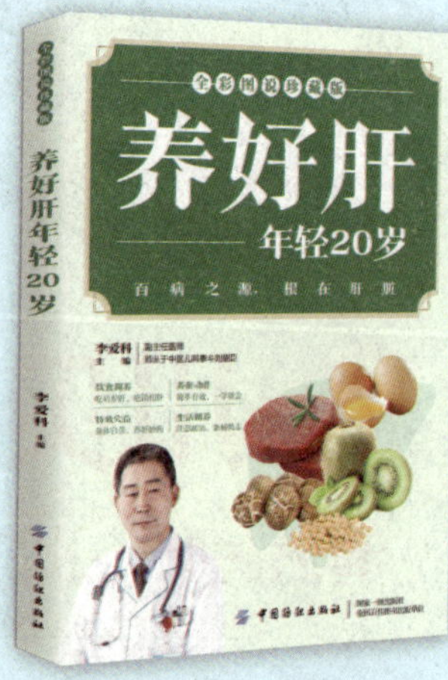

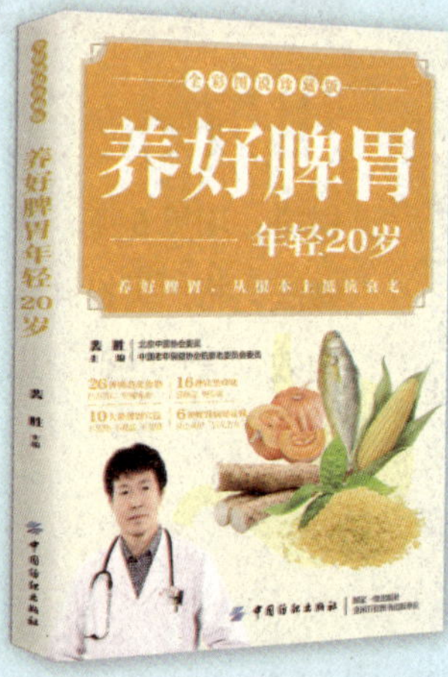

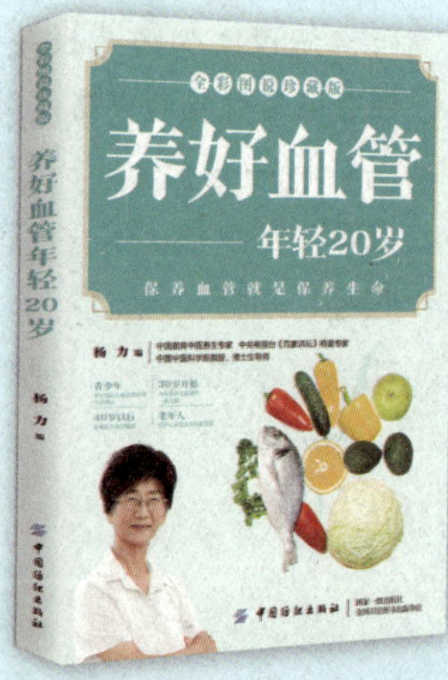

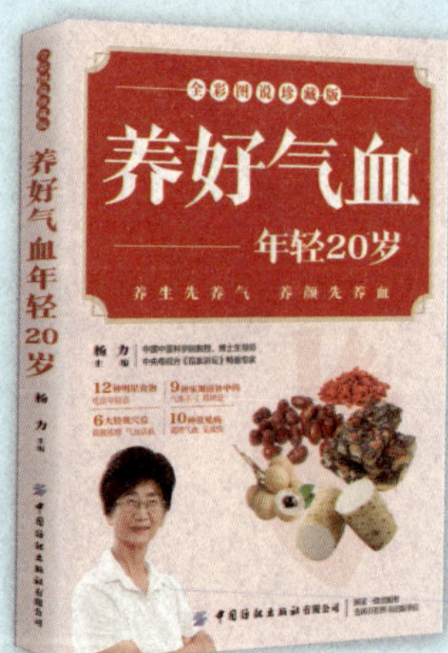